健康と医療福祉のための 栄養学

第2版

演習問題付き

身体のしくみと栄養素の働きを理解する

［編集］

渡邉早苗・寺本房子
土谷昌広・小野若菜子・坂本めぐみ

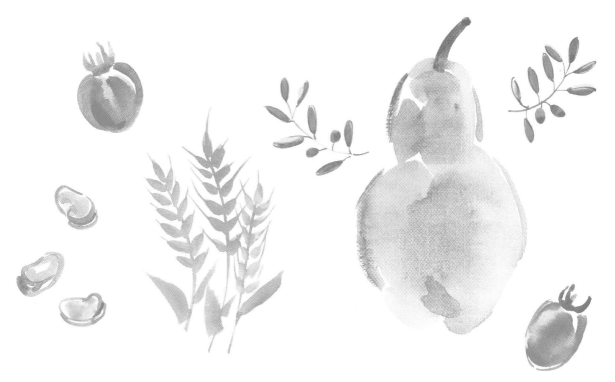

医歯薬出版株式会社

●執筆者一覧（掲載順）

渡邉　早苗	女子栄養大学 名誉教授	Ⅳ & Ⅴ & Ⅵ-Column，Ⅳ-1，Ⅳ-2
寺本　房子	川崎医療福祉大学 名誉教授	Ⅰ-1，Ⅰ-4，Ⅱ-5
土谷　昌広	東北福祉大学健康科学部保健看護学科 教授	Ⅰ-2，Ⅲ-1，
金澤　匠	千葉県立保健医療大学健康科学部栄養学科 准教授	Ⅰ-3，Ⅲ-6，Ⅲ-7
余語　典子	聖路加国際大学看護学部 非常勤講師	Ⅱ-1，Ⅱ-2
仲本　桂子	東京衛生アドベンチスト病院健康教育科 科長	Ⅱ-3，Ⅱ-4
伴場　裕巳	埼玉医科大学保健医療学部臨床検査学科 講師	Ⅲ-2
橋詰　和慶	戸板女子短期大学食物栄養科 准教授	Ⅲ-3
神田　裕子	東京医療保健大学保健学部 医療栄養学科 准教授	Ⅲ-4
高橋　東生	東洋大学食環境科学部健康栄養学科 教授	Ⅲ-5
橘　陽子	桐生大学医療保健学部栄養学科 講師	Ⅲ-5
武政　睦子	川崎医療福祉大学医療技術学部臨床栄養学科 教授	Ⅳ-3
北林　蒔子	山形県立米沢栄養大学大学院健康栄養科学研究科 教授	Ⅳ-4，Ⅳ-5
渡邊　慶子	高知学園大学健康科学部管理栄養学科 教授	Ⅴ-1，Ⅴ-2
梶井　文子	東京慈恵会医科大学医学部看護学科 教授	Ⅴ-3，Ⅵ-2
恩田　理恵	女子栄養大学栄養学部 教授	Ⅴ-4
小野若菜子	聖路加国際大学大学院看護学研究科 准教授	Ⅴ-5，Ⅵ-4
田中　弥生	関東学院大学栄養学部管理栄養学科 教授	Ⅵ-1
松崎　政三	前関東学院大学栄養学部 教授	Ⅵ-3
河邉　聡子	川崎医療福祉大学医療技術学部臨床栄養学科 講師	Ⅵ-5，Ⅶ-6
坂本めぐみ	公立小松大学保健医療学部看護学科 教授	Ⅶ-1
廣木　奈津	聖徳大学人間栄養学部人間栄養学科 准教授	Ⅶ-2
菊池　浩子	筑波学園看護専門学校 非常勤講師	Ⅶ-3
柳澤　三枝	桑園糖尿病内科クリニック（看護師長・管理栄養士） 北海道医療大学看護福祉学部看護学科 非常勤講師	Ⅶ-4
武部久美子	つくば国際大学医療保健学部保健栄養学科 教授	Ⅶ-5

This book is originally published in Japanese
under the title of：

KENKO TO IRYOFUKUSHI NOTAMENO EIYOGAKU
(The Dietetics for Health and Medical Welfare)

Editors：
WATANABE, Sanae et al.
WATANABE, Sanae
　Professor Emeritus, Kagawa Nutrition University

©2018　1st ed.
©2024　2nd ed.

ISHIYAKU PUBLISHERS, INC.
　7-10, Honkomagome 1 chome, Bunkyo-ku,
　Tokyo 113-8612, Japan

第2版の序

　健康と医療・福祉分野の一翼を担う専門職にとって，人々の健康の保持・増進や，疾病の予防と看護・介護・介助などを支援するうえで，栄養学を学び，その知識や手技を実践することは重要である．

　本書は，幅広い教養，高い倫理観，体系的な専門知識を身に付けた質の高い保健・医療・福祉分野の専門職養成のための栄養学教本として，2018年12月に初版を刊行した．すでに5年の歳月を経て，この間，世の中の人々は，コロナ禍やさまざまな災害を経験し，健康長寿で人生を全うすることの意義を再認識した．そのため多くの指針が見直され，新しい知識を反映した教本の刊行が必要となった．

　そこで，第2版では，従来通りの構成に新しい知見を加え，さらに巻末に演習問題を掲載して，実力を養えるように改訂した．

　栄養学を学ぶことは，食物を取り込む側の人体や，栄養素を含む食べ物の知識はもとより，生活者としての各ライフステージにある"人"を"人間として捉える"ことであり，栄養学の知識を実践して初めてその成果が得られる．

　本書が，専門職をめざす人々に，役立つ知識を提供することを願いつつ，読者からのご批判，ご教示をいただきながらさらに良いものにできればと願っている．

2024年2月

編者一同

はじめに

　近年の平均寿命の伸長は著しい．しかし，健康寿命は，男女とも平均寿命より約10年は短い．少子高齢化が急速に進む日本では，保健・医療の充実やさらなる発展が期待され，それにともなうチーム医療の普及が重要な課題となっている．保健・医療・福祉の総合的な取り組みのなかで，それぞれの専門職は互いの専門性を尊重し，最大限の能力を出し合うことで，患者や要支援・介護者のQOL向上へのニーズの多様化に応えていく必要がある．それには，疾病の予防や治療を目的として，食事や介護などの保健指導を行うために，個人の身体状況，栄養状態，食行動，その他の要因を総合的に判断できる能力が求められる．

　栄養学を学ぶことは，食物を取り込む側の人体や，栄養素を含む食物の知識はもとより，生活者としての各ライフステージにある"人"を"人間として捉える"ことである．健康と医療福祉分野の一翼を担う専門職にとって，疾病の予防・治療，看護・介護，健康の保持・増進をサポートするうえで栄養学は必須となる．

　すべての国民が，ライフステージに応じた健康で，心豊かな生活を送ることのできる社会の実現を期待している．高齢者や傷病・障がい者が，可能な限り住み慣れた地域で，自分らしい暮らしを人生の最期まで続けることができるような，態勢づくりが進みつつあるなかで，幅広い教養，高い倫理観，体系的な専門知識を身に付けた質の高い医療人の養成が必要である．

　そのために本書は，人体の構造を知り，その機能と栄養の関係を理解し（第Ⅰ章），栄養素を供給する食べ物を食事に整える知識（第Ⅱ章）や体内の栄養素の役割（第Ⅲ章），健康と栄養（第Ⅳ章），医療と栄養（第Ⅴ章），福祉と栄養（第Ⅵ章）との関係について詳細に記述した．さらに，母性を起点として乳幼児期，学童・思春期，成人・更年期，老年期，障がい者（児）の身体的・栄養的特性や発症しやすい疾病の栄養ケアについても記述した（第Ⅶ章）．本文中の耳慣れない語句については側注を活用して解説を加え理解を助けることとし，巻末には学生諸氏のさらなる勉学のために参考図書を掲載した．本文の理解を深めるための資料は，必要かつ十分にそろえた．

　なお，本書は旧版「保健・医療・福祉のための栄養学」（2000年第1版・2004年第2版・2005年第3版発行）の内容を踏襲しつつ，新たな項目を加えてリニューアル版として刊行した．

　将来，保健・医療・福祉分野の専門職をめざす多くの人々を養成する施設では，"栄養学"，"臨床栄養学"，"栄養ケアマネジメント"などを教授する専任教員は少ない．本書は，長年これらの教育に携わってきた管理栄養士，看護師・保健師，歯科医師などにより編集・執筆を試み，上梓した．これらの専門職をめざす人々に，役立つ知識を提供することを願いつつ，読者からのご批判，ご教示をいただきながらさらに良いものにできればこれ以上の喜びはない．

2018年11月

編者一同

目　次

Ⅵ 福祉と栄養 Column　　　　　　　　　　　　　　114

Ⅶ　ライフステージ別栄養管理　　133

資　料　189

I 人体の構造と機能

1 ── 人体の仕組み

　人体は，神経系・骨格系・消化器系などのように各系の集合であり，系は消化器系ならば胃・腸・肝臓・膵臓などの器官によって構成されている．各器官を構成しているのは組織と呼ばれ，上皮・筋・間質・腺組織などがある．これらの組織は細胞によってつくられている．脳や心臓，皮膚なども細胞の集まりで，脳は司令塔としての，心臓は生命維持の，皮膚なら体を保護するという役割を持っている．

▶ (1) 生命の維持

▶幹細胞
自己複製能力とさまざまな細胞に分化し補充する能力を持った細胞．

▶再生医療
細胞や組織を人工的につくり出し，病気やケガの治療に使う医療．

▶遺伝子治療
患者の細胞に遺伝子を導入することにより病気を治療する方法．

▶約 37 兆個
30 歳，身長 172 cm，体重 70 kg の場合，細胞数は 37 兆 2,000 億個と推定された（Bianconi E, et al. Ann Hum Biol 40：463-71：2013）．

　細胞の中には細胞をつくり出す役割をもつ細胞（**幹細胞**）もある．傷ついたり古くなったりした細胞を入れ替えるために，新しく細胞をつくり出すのである．病気やケガで失われた細胞を再生するのが幹細胞で，小さな傷が治るのはこのためで，肝臓なども一部切除しても再生する．しかし，現状のヒトの幹細胞研究でつくり出すことができるのは，数種類の細胞で，胃や腸，神経を組織レベルで再生できないし，トカゲやイモリのように切断後に手足などを新しくつくり出すことはできない．

　幹細胞研究の進歩は，再生医療の進歩であり，病気の仕組みを解明し，個人に合わせた病気の予防と治療，薬の開発や基礎科学の発展に寄与している．**再生医療**や**遺伝子治療**は臨床分野で大きな貢献が期待されている．

　人体を構成している細胞数は，諸説あるが，受精した 1 個の細胞が 46 回の分裂を繰り返した場合は**約 37 兆個**という試算がなされている．増殖して人体をつくっていくためには，分裂を繰り返すだけではなく，それぞれが機能をもつように変化しなければならない．これを分化といい，分化によってさまざまな種類の細胞がつくられ，270 種類にもなるといわれている．

▶ (2) 元素組成と物質組成

▶有機化合物
炭素原子が共有結合で結びついた骨格をもつ化合物．

　人体の元素組成をみると，90 ％以上は①炭素，②酸素，③水素，④窒素の 4 種の元素で占められ，それ以外の構成元素として必要なものを加えても 30 種類以下にすぎない．水と**有機化合物**が身体の大部分を占め，身体の重量の 50〜60 ％は水で占められている（図❶）．

　有機化合物は，25〜40 ％にあたるが，その主な部分は先に述べた 4 つと，⑤硫

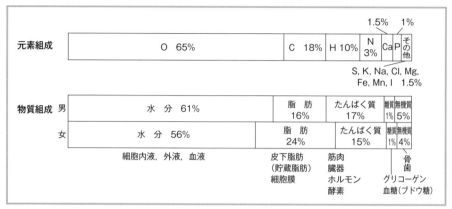

図❶ 人体の元素組成と性別物質組成

黄の5元素からなるたんぱく質で，男女とも全体重の約20％を占める．次いで，脂質が約15〜20％（女性のほうが男性より5％程度多い）を占めている．体脂肪率は個体差が大きく，肥満では60％という場合もあるが，るいそう（痩せ）では1％にすぎないこともある．女性と高齢者では，水分割合が少なくなる分，脂肪の割合が大きくなる．残りの有機化合物は糖質とビタミンであるが，糖質の体内量は肝臓や筋肉中の**グリコーゲン**と血液中のブドウ糖で，体重の1％にも満たない量であり，約半日分のエネルギー量にしかならない．ビタミンは極微量である．

無機質は，体重の約4％程度で，もっとも多いのは骨格の主成分であるカルシウムとリンである．硫黄はたんぱく質や多糖類の構成成分として，ナトリウムと塩素はイオンとして，血漿，リンパ液，組織間液の主な塩類となっている．カリウムは主に細胞内液に含まれ，細胞の機能と密接な関係がある．マグネシウム量は比較的少ないが，骨・細胞間液および細胞内の塩類の一部として広く分布して，細胞内の酵素の働きに関与している．

▶グリコーゲン
ブドウ糖を構成糖とする多糖．摂取された糖は肝臓や筋肉でグリコーゲンに変えられて貯蔵される．貯蔵されるグリコーゲンは，肝臓では約300〜400 kcal，筋肉で約1,000 kcalといわれている．

▶▶（3）栄養素のターンオーバー（代謝回転）

身体は，外見や体重の変化があまりみられなくても，体内では物質の交代が盛んに行われている．この交代を代謝回転という．食物を摂取しなくても代謝回転は行われており，栄養素や体成分の分解（異化）と体成分の合成（同化）がほぼ同じ速度で進行している．代謝とは，酵素が基質を一段ずつ変化させる過程（代謝経路）をいう．代謝回転の速度は，その物質が半分に減少する速度（半減期）で示され，細胞の主要成分であるたんぱく質を目安にすると，ヒトでは全身で約80日，肝臓で10〜15日，筋肉で約100日である．周術期管理に関する血清アルブミンは17〜27日，γ-グロブリンは約13日である．筋肉や肝臓中のグリコーゲン，肝臓の脂肪やリン脂質の半減期は1日である．病態時では代謝回転速度が栄養状態の評価に用いられる．

2 ― 体内代謝と栄養素

生き物は，外見上に変化を認めなくても，内部では分子レベルの化学反応が盛んに行われている．これを**代謝**（metabolism）といい，生命を維持するうえで重要な反応である．食事（栄養素）を摂取しない場合でも，体成分の分解（異化；catabolism）と合成（同化；anabolism）は常時，同時に進行している（図❶）．これらのバランスが崩れると，肥満や痩せ，代謝性疾患などさまざまな病態を生じる．

▶代謝
新陳代謝または代謝回転などをいう．異化作用は酸化反応，同化作用は還元反応である．

▶（1）エネルギー代謝と補酵素

▶ATP
アデノシンに3分子のリン酸が結合したヌクレオチドで，筋肉活動や細胞運動，細胞増殖などのエネルギー源となる化合物．

▶解糖系
グルコースをピルビン酸や乳酸などに分解し，細胞のエネルギー源となるATPを産生する化学反応で，細胞質で進行する．

▶クエン酸（TCA）回路
アセチルCoAが起点となり始まる回路．2分子のATP産生に加え，還元型のNADHやFAD合成にも利用される．

▶電子伝達系
クエン酸回路でつくられたNADHとコハク酸は酸化され，酸素に電子を伝えて水を生成する．

▶内呼吸
体液と細胞や組織間でのガス交換をさす．これに対し，酸素を取り入れ二酸化炭素を排出するガス交換を外呼吸と呼ぶ．

▶補酵素
酵素（アポ酵素）の働きを助ける酵素．代表的なものとしてビタミンがある．

異化作用は，栄養素（日常的には主としてグルコース）から高エネルギー化合物（**ATP**：アデノシン三リン酸）を産生する作用で，ATPはADP（アデノシン二リン酸）と無機リン酸に分解されるときに高エネルギーを生じる．高エネルギーの約半分は体温の保持に使われ，残りは体内の化学反応や細胞の活動，生活動作や運動などに利用される．

細胞内のグルコース代謝は，嫌気的な（酸素を必要としない）**解糖系**から好気的な（酸素を必要とする）**クエン酸（TCA）回路**と**電子伝達系**を経て，多くのATPが産生される（1分子のグルコースから38分子のATPが産生）．呼吸障害や血液の循環障害などでは，解糖系が盛んになり，乳酸を蓄積するが，呼吸（**内呼吸**）が十分に行われているときはクエン酸回路や電子伝達系がエネルギー供給の主体となる．グルコース代謝の過程で，ビタミンやミネラルは**補酵素**（コエンザイム）として作用している．水溶性ビタミンの大部分は補酵素の成分で，ビタミンB群，ナイアシン，パントテン酸，葉酸，コバラミンが知られており，ミネラルのなかでは銅，亜鉛，マグネシウム，鉄などが酵素作用を促進している（図❷）．

同化作用は，体内で産生されたATPと情報（DNA：デオキシリボ核酸）を使って，低分子の物質（グルコースや脂肪酸，アミノ酸）から，高分子の物質（グリコーゲン，リン脂質，脂肪，たんぱく質，核酸）を合成する作用である．同化作用により細胞や組織は成長，分化し，器官や個体は大きくなる．

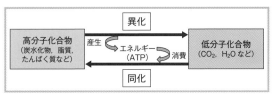

図❶ 同化と異化

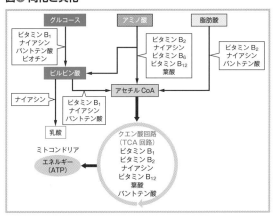

図❷ 代謝経路と補酵素

▶ (2) たんぱく質代謝

　　たんぱく質は，細胞，組織の主要な有機生体分子であり，体重の約15％を占めている．アミノ酸が特定の配列順序で結合したペプチドにより構成され，高次構造とそれにともなう多彩な種類と機能を特徴とし，すべての生命活動（代謝や物質輸送，貯蔵，物理的支持や免疫防御，運動，神経伝達，細胞の増殖・分化，ホルモンなど）において，重要な役割を果たしている．

　　たんぱく質の代謝回転（ターンオーバー）では，常に分子レベルで入れ替わりが起こり，たんぱく質の機能低下を防いでいる．組織の構成アミノ酸の半分が入れ替わる（つくり変えられる）期間を半減期といい，臓器の種類で異なる（肝臓では約2週間，筋肉で約80日，骨で約120日）．**アルブミン**は，代謝回転が速いたんぱく質であることから，身体の栄養状態の指標に用いられる．ヘモグロビンの半減期が約2～3か月であることから，HbA1c（**糖化ヘモグロビン**）が糖尿病の過去数か月間の**血糖**コントロールの指標として用いられている．

　　生体内には摂取したたんぱく質の消化・吸収により生じたアミノ酸と，代謝により生じたアミノ酸が混在した状態で存在しており，このような状態をアミノ酸プールという（図❸）．これらのアミノ酸は新しいたんぱく質の合成に約7～8割，エネルギー産生に約2～3割が使用され，生体内での**動的平衡**に関与している．日常生活では，摂取したたんぱく質がエネルギーとして利用されるのは炭水化物や脂質からのエネルギー供給が低下した場合である．運動や飢餓などでエネルギーの需要が増すと，血糖や肝臓のグリコーゲンが減少し，体たんぱく質の分解が促進される（図❹）．

▶アルブミン
血漿たんぱくの約60％を占め，血液の膠質浸透圧の維持に中心的な役割を担い，低下は浮腫の原因となる．

▶糖化ヘモグロビン
血液中のブドウ糖がヘモグロビンと結合したもの．過去1～2か月前の血糖値を反映する．

▶血糖
血液中のグルコース（ブドウ糖）のことで，その濃度を血糖値という．

▶動的平衡
食事中のたんぱく質がアミノ酸となって体たんぱくの合成に使われ，体内では同量のたんぱく質が分解して尿素として排出されることをいう．

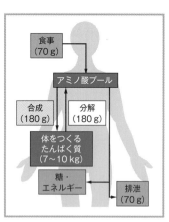

図❸ アミノ酸プール

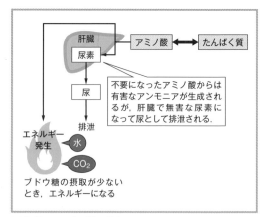

不要になったアミノ酸からは有害なアンモニアが生成されるが，肝臓で無害な尿素になって尿として排泄される．

ブドウ糖の摂取が少ないとき，エネルギーになる

図❹ 体たんぱく質の分解

▶ (3) 脂質代謝

▶メタボリックシンドローム
内臓脂肪型肥満（腹部肥満）に高血糖・高血圧・脂質異常症のうち2つ以上の症状が一度に出ている状態．

　　脂質は，単位重量あたりの熱量（エネルギー量）が9 kcal/gと高く（炭水化物やたんぱく質は4 kcal/g），非常に効率的なエネルギー貯蔵方法といえる．その反面，過剰なエネルギー摂取と運動不足が当然となった現代社会では，脂質の蓄積は顕著となり，**メタボリックシンドローム**が急増している．

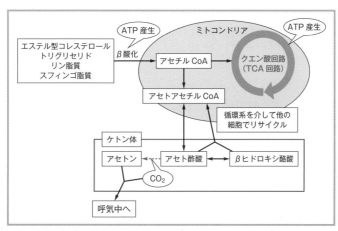

図⑤ 脂肪酸代謝経路

▶β酸化
脂肪酸代謝（分解）の最初の過程で，脂肪酸からアセチル CoA を取り出す代謝経路.

脂質は，食事から直接摂取されるほか，過剰に摂取したエネルギーを利用して，主として炭水化物から，体内で新たに合成される．このようにして得られた脂質は，脂肪組織を構成する脂肪細胞に貯蔵される．エネルギーを得るときには，加水分解により脂肪酸が産生し，β 酸化，クエン酸回路，電子伝達系へと代謝され，ATP が産生される（図⑤）.

▶▶（4）水分代謝

▶体水分割合
胎児期で8割，新生児・乳児期で7割，高齢者では5割程度といわれ，保水機能の低下は加齢変化の一つである.

▶不可避尿量
体内で生成される老廃物を腎臓から排泄するために必要な尿量.

▶尿毒症
余分なたんぱく質分解産物が体外へ排出されないために，頭痛・嘔吐・不眠などを生じ，進行すると昏睡状態になる．透析療法，輸液などが行われる.

▶水中毒
過剰の水分摂取により生じる中毒症状．重症では低ナトリウム血症や痙攣をともない，死に至る可能性もある．統合失調症の患者に多い.

水は，成人では人体の約5～6割（**体水分割合**）を占め，体内のほぼすべての機能，体液による循環・物質輸送，体温の維持・調節，代謝などにかかわっており，生命維持には不可欠である．そのための最低必要量は，安静にしている場合で1日あたり800～1,200 mL といわれているが，身体を動かしている場合は1,500 mL 以上が必要である．体内の水分は，細胞内液40 % と細胞外液20 %（細胞間質液15 %，血液4 %，リンパ液1 %）で，残りは消化液などである．1日の水分出納は，年齢や性別，身体活動レベル，環境（気温）などにより変化するが，成人男性で約2.5 L 程度とされ，バランスがとられている（表❶）.

水は，体内で利用された後，腎臓から尿として排出される．1日あたりの**不可避 尿 量**は，400～500 mL で，腎機能不全で排出すべき代謝産物を十分に体外に排出できなくなると，**尿毒症**を生じる（図❻）．脱水では，尿量の低下をはじめ，口渇や嘔吐，頭痛，倦怠感などの症状が現れる．浮腫や**水 中 毒**は，過剰な水分摂取などで生じる.

表❶ 水の出納

	水分出納（2,500 mL 程度）
IN	飲料水（1,200 mL）
	食事からの水（1,000 mL）
	代謝水（300 mL）
OUT	不可避尿（500 mL）
	糞便の水分（100 mL）
	不感蒸泄（800～1,000 mL）
	随意尿（900～1,200 mL）

＊代謝水は栄養素がエネルギーとして利用される際に発生する水のこと．100 g あたり，脂質100 mL，炭水化物5 mL，たんぱく質40 mL 発生するものとして計算.

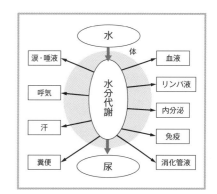

図❻ 水の体内代謝

3 ── 摂食から排泄まで

　栄養素の消化吸収は，口腔から大腸に至る消化管や唾液腺，肝臓などの消化腺により行われ，消化酵素による消化とホルモンによる調節が行われている．また，未消化物など吸収されなかった食品成分は糞便として排泄され，吸収された栄養素は体内での代謝を経た後，体外に排泄される．

▶（1）消化と消化酵素

①消化作用

　食物に含まれる栄養素を代謝するためには，まず体内に取り込む必要がある．しかし，糖類（少糖類や多糖類）やたんぱく質，脂質（**トリグリセリド**）はそのままの形では吸収できない．そこで，消化により低分子化してから吸収される．

　消化と吸収を行う器官を消化器系という．消化器系は消化管と消化腺からなる．

　消化管は，口腔，食道，胃，小腸（十二指腸・空腸・回腸），大腸（盲腸・結腸・直腸），肛門からなり，一つの長く連なった管である（図❶）．消化腺（付属器官）は，唾液腺，肝臓，膵臓，胆囊からなり，唾液や膵液，胆汁など消化に必要な分泌液（消化液）を生成・分泌する器官である．消化作用には以下の3つがある．

a. **機械的消化**；口腔内での咀嚼や消化管での**蠕動運動・分節運動**により，食物を細かくし消化液と混ぜ合わせる作用．

b. **化学的消化**：唾液や胃液，膵液に含まれる消化酵素による消化作用．

c. **生物学的消化**；大腸に存在する**腸内細菌**による未消化物（食物繊維など）の分解・発酵作用．

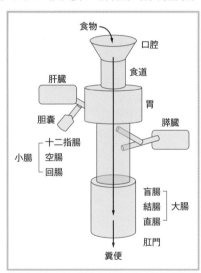

図❶ 消化器系の模式図

②栄養素の消化

a. **口腔内の消化**；摂取した食物はまず口腔内で咀嚼されることで唾液と混合される．唾液には**でん粉**の消化酵素である α-アミラーゼ（プチアリン）が含まれており，でん粉をマルトース（麦芽糖）などの少糖類に分解する．

b. **胃内での消化**：食道を通過し胃に到達すると，食物は胃液と混合される．胃液には胃酸やたんぱく質消化酵素であるペプシンが含まれている．胃酸は，塩酸を主成分とし，殺菌やペプシンの活性化を行う．ペプシンは，不活性型の前駆体であるペプシノーゲンとして分泌されるが，胃酸により活性型のペプシンになると，たんぱく質を低分子のペプチド（ペプトンなど）に分解する．

▶トリグリセリド
グリセロールに3分子の脂肪酸が結合した化合物．エネルギー源として重要な栄養素の一つ．

▶蠕動運動
消化管がくびれるように収縮する運動で，大腸へ向かって食物を輸送する運動．

▶分節運動
小腸において，一定の間隔でくびれを生じさせることで，食物を混ぜ合わせる運動．

▶腸内細菌
大腸内に常在する細菌類．未消化物の分解やビタミンの合成などにかかわっている．

▶でん粉
グルコースが α-1,4 結合したアミロースと α-1,6 結合で枝分かれしたアミロペクチンからなる多糖類．

▶モノグリセリド
トリグリセリドの1位と3位の脂肪酸が外れ，中央の2位の脂肪酸のみが残ったもの.

▶管腔内消化
口腔，胃および小腸の管腔内で行われる消化.

▶消化管ホルモン
消化管で生成され，内分泌されるホルモンで消化液の分泌，消化管の運動などを調節する.

・ガストリン：胃内のたんぱく質消化産物が刺激となり，胃幽門部から分泌され，胃酸やペプシノーゲン分泌を促進する.

・セクレチン：十二指腸のpH低下により十二指腸から分泌され，膵臓からの重炭酸イオンの分泌を促進し，ガストリンによる胃液の分泌を抑制する.

・コレシストキニン：小腸内の脂質やたんぱく質の消化産物が刺激となり，小腸上部から分泌され，胆汁や膵酵素の分泌を促進する.

▶膜消化
小腸上皮細胞膜上に存在する消化酵素により行われる消化.

▶カイロミクロン
血液を介して食事由来の脂質を輸送するためのリポたんぱく質の一つ.

脂質は，胃リパーゼおよび膵リパーゼにより分解される．胃では胃リパーゼが分泌されており，トリグリセリドを脂肪酸と2-モノグリセリドに分解する.

c．小腸内での消化・吸収；小腸は，十二指腸，空腸および回腸からなり，栄養素の消化吸収を行う主要な臓器である．腸の内腔表面には輪状ひだが存在し，輪状ひだの表面には突起状の絨毛がある．さらに，絨毛の表面は（上皮細胞がもつ）微絨毛により覆われている．この構造により小腸の表面積が広くなり栄養素の吸収をしやすくしている.

小腸では，膵液や胆汁，腸液が分泌されて胃から移動してきた胃内容物と混合される．**消化管ホルモン**により調節されている**管腔内消化**で，糖類やたんぱく質は低分子となる．その後，糖類は二糖類分解酵素による**膜消化**で単糖となり，ジペプチドやトリペプチドは，ペプチダーゼによる膜消化でアミノ酸となって吸収される.

脂質は，十二指腸で胆汁酸の乳化作用を受け，さらに膵リパーゼによって分解される．分解により生じた2-モノグリセリドと脂肪酸は他の脂溶性物質や胆汁酸と複合ミセル（胆汁酸ミセル）を形成することで吸収される．その後，トリグリセリドに再合成され，**カイロミクロン**に取り込まれてリンパ管へ入る．しかし，中鎖脂肪酸や短鎖脂肪酸は，親水性が高いためミセルに取り込まれず，そのまま吸収される（図❷）.

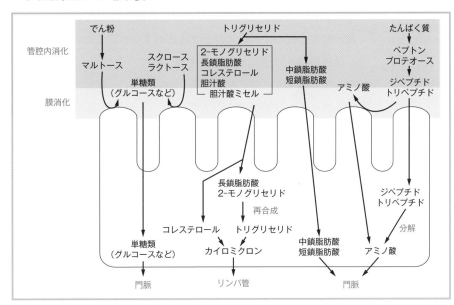

図❷ 栄養素の消化吸収機構

d．大腸内での吸収；大腸では主に水分および電解質の吸収が行われる．食物繊維のように消化されない成分は未消化のまま大腸に達し，腸内細菌による発酵を受ける．発酵により生成した短鎖脂肪酸は吸収されエネルギー源として利用される.

③消化液

a．膵液：膵α-アミラーゼ（アミロプシン）や膵リパーゼ，たんぱく質消化酵素（ト

リプシン，キモトリプシン，カルボキシペプチダーゼなど）が含まれている．

　膵液中のたんぱく質消化酵素は，不活性型の前駆体（トリプシノーゲン，キモ
トリプシノーゲン，プロカルボキシペプチダーゼ）として分泌されてから活性型
になり，プロテオースなどをさらに短いジペプチドやトリペプチドに分解する．

b. **胆汁**；肝臓でつくられる胆汁酸，ビリルビンなどを含む分泌液である．胆汁に
含まれる胆汁酸には乳化作用があり，リパーゼによるトリグリセリドの分解を受
けやすくする．また，ミセル形成により脂質の吸収を促進させる．

c. **腸液**；重炭酸イオン（HCO_3^-）を含むアルカリ性の分泌液で消化酵素は含まな
い．同じく重炭酸イオンを含む膵液とともに酸性の胃内容物を中和し，膵酵素の
至適 pH に近づける作用がある．

▶ (2) 吸収部位とメカニズム

　吸収とは，栄養素が消化管粘膜の上皮細胞内を通過することで体内に取り込まれ
ることである．栄養素が上皮細胞膜を通過するための輸送には，受動輸送と能動輸
送がある．

　受動輸送では，栄養素が濃度の濃いほうから薄いほうへ濃度勾配に沿って移動す
る．脂溶性栄養素のように細胞膜（脂質二重膜）を通過できるものによる受動輸送
を単純拡散という．水溶性栄養素のように細胞膜を通過できないものは，その栄養
素に結合する**輸送担体**を介して受動輸送される場合があり，促進拡散という（単
純・促進拡散のほか濾過および浸透の４つの形式がある）．

▶**輸送担体**
生体膜に存在し，特
定の物質と結合して
その物質を輸送する
（細胞膜などを通過
させる）．

　能動輸送では受動輸送とは逆に，濃度の薄いほうから濃いほうへ濃度勾配に逆
らって移動する．例として，Na イオン（Na^+）や K イオン（K^+）の輸送があり，ナ
トリウム－カリウムポンプと呼ばれる．輸送酵素（ポンプ）とエネルギー（ATP）
が必要である．

▶ (3) 排泄（糞便・尿・その他）

　大腸は盲腸，結腸，直腸からなる．大腸ではまず水分や電解質の吸収が行われ，
大腸の後半部において糞便の形成がなされる．糞便は消化吸収されなかった食物残
渣や剝離した上皮細胞，腸内細菌によって形成されている．

　尿の生成は腎臓において行われる．腎臓に送られた血液は糸球体で濾過された
後，尿細管において水やミネラルが再吸収され体内に戻される．一方で，代謝によ
り生じた尿素などの不要物は尿細管で相対的に濃縮され，体外に排泄される．

　尿排泄は体液量の調節にも重要である．体液量の低下は下垂体後葉でのバソプレ
シン（抗利尿ホルモン）の分泌を促す．バソプレシンは，腎臓での水の再吸収を促
進し，尿量を減少させることで体液量を増加させる．

4 ──ホメオスタシスとバイタルサイン

　人体は外部環境の変化があっても安定した活動ができるように，体内では常に一定の状態を保っている．体の外の状況が変わっても，体内の状況が一定の状態に保たれる働きのことを，生体におけるホメオスタシスという．健康な状態であれば，体液の量，温度，浸透圧，pH，イオン濃度などは，一定の範囲のなかで維持される．術後の身体的ケアにはホメオスタシスの援助が基本となる．

▶▶（1）ホメオスタシス（恒常性）の維持

▶間質液
細胞と細胞の間を満たす液体．組織の新陳代謝，栄養素の供給，排泄物の運搬などの役割がある．

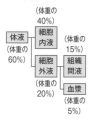

▶pH
水素イオン（H⁺）濃度で1〜14の数値で示される．H⁺の濃度によって酸性（pH＜7），中性（pH＝7），アルカリ性（pH＞7）となる．血液のpHは7.35〜7.45（弱アルカリ性）．
▶浸透圧
半透膜を挟んで，純溶媒から溶液へ溶媒が浸透するのを阻止する圧．
▶酸素吸入
空気よりも高濃度の酸素を人為的に吸入すること．医療や激しい運動時で利用される．
▶血液透析
機械を使って血液を循環させながら，血液中の老廃物や不要な水分を人工膜を介して透析液へ濾過し，血液を浄化する方法．腎不全の末期で低下した腎機能の代替手段として行われる．

　ホメオスタシスを一定に保つには，体の細胞が正常に機能する必要がある．細胞外液には恒常性維持作用があり，腎臓や肺などの諸器官が分担して，**間質液**のイオンの濃度，pHの値，**浸透圧**などが正しく保たれていることが必要となる．

　間質液は，体内の細胞の環境を維持している．また，体内の細胞を取り巻いている環境のことを内部環境といい，内部環境が適正に維持されることにより，ホメオスタシスが成立しているといえる．ホメオスタシスが正常に保てなくなると病気を生じやすくなる．病態時にはホメオスタシスの乱れと原因を知り，**酸素吸入**，輸液や**血液透析**などを行い，ホメオスタシスを維持することが重要である．

　外気温の寒さや暑さなど，また身体の内部での**血糖値**の低下など，あらゆるものがホメオスタシスに影響を与え，内部環境は絶えず乱されやすい状況に置かれている．乱れた内部環境を正常化し，内部環境のホメオスタシスの維持には神経系，内分泌系，免疫系などが相互に働いている（図❶）．

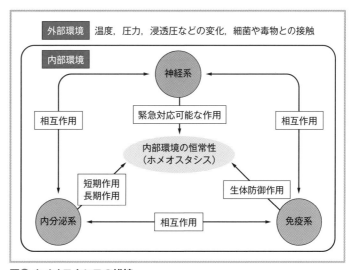

図❶ ホメオスタシスの維持

▶▶ (2) バイタルサインと救急対応

▶血糖値
血液内のグルコース
（ブドウ糖）の濃度.
健常者では，空腹時
の血糖値は80〜
110 mg/dL，食後は
120〜200 mg/dL とな
る.

　バイタルサインとは，患者が生きていることを示す証しで，体温，呼吸数，脈拍，血圧などをいう. 看護の基本として，患者と言葉を交わし，観察しながらバイタルサインを測定する. 手術直後は頻回にバイタルサインを測定して，異常があれば酸素や電解質の補充と与薬が行われる.

　また，救急のA，B，C（表❶）は一次救命処置の基本であり，溺水・交通事故などで呼吸や心臓が停止してしまったような場合では正しい処置が生死を左右する.

表❶ 救急のA，B，C

A：Airway	気道確保
B：Breathing	呼吸援助
C：Circulation	循環

　体温測定は，介護をするうえで重要である. ヒトの体温は午前6時〜7時頃に最低値を示し，午後5時〜7時頃に最高値を示すが，日内変動はわずかに1℃以内で，午前11時頃〜午後2時の成人の平均体温は，36.9（36.2〜37.6）℃である.

　一般に体温の上限は43.5℃，下限は30℃といわれている. 体温が41〜42℃に上昇し，体重の2％の水分が減少すると，渇感を覚え，7〜15％の減少で精神状態が侵され，生命が危険になる. 体温の低下は，骨格筋が不随意的に短時間の周期で収縮を繰り返す“ふるえ”を生じ，熱産生を高めるが，同時に血流が増加すると対流による熱放散が増し，皮膚温は低下する.

　呼吸は，救急医療や全身麻酔では重要視され，とくにバイタルサインの一つとして記録される. アシドーシスや発熱では呼吸数が多くなり，薬物中毒では少なくなるのが普通である. 正常血液は，pH 7.40±0.05に保たれているが，電解質バランスがくずれ，pH 7.40より低いとアシドーシスとなる. 呼吸不全によって二酸化炭素が体内に蓄積すると，呼吸性アシドーシスなどを生じる. 乳酸の蓄積や下痢などから生じるアルカリ喪失では，代謝性アシドーシスを引き起こす.

　心臓機能は生死にかかわるので，脈拍と血圧の測定は重要である. 脈拍は，通常安静時で60〜75拍/分であるが，個人差がある. 緊張で頻脈（100拍/分以上）となり，リラックスで徐脈（50拍/分以下）となる. 脈拍は，60拍/分以下，120拍/分以上では注意が必要である. 心臓が収縮するときに血圧がもっとも高く（収縮期血圧または最高血圧），弛緩するときにもっとも低い（拡張期血圧または最低血圧）. 血圧は上腕動脈の圧力をいい，一般には成人で，収縮期血圧が120〜130 mmHg，拡張期血圧が70〜80 mmHgである. 失血すると血圧は低下し，腎臓の血流が阻害されると血圧は高くなる. 収縮期血圧が90 mmHg以下または180 mmHg以上では注意が必要である.

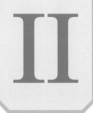

食品（食物）と栄養

1 ── 食品の分類と特徴

「日本食品標準成分表 2020 年版（八訂）」（文部科学省）に掲載されている食品数は 2,478 食品である．食品の分類は，①栄養素による分類，②動物性・植物性による分類，③生産様式による分類，④用途による分類，⑤成分表による分類などがある．ここでは成分表による 18 分類とその特徴を記す．

▶（1）穀類・いもおよびでん粉類・砂糖および甘味類

▶アマランサス
疑似雑穀で，エネルギー量は白米と同じ，鉄分，マグネシウム，カルシウム，亜鉛，カリウムが多い．米アレルギーの代替品．

▶アミノ酸価
特定の食品に対し，たんぱく質 1 g あたりに占める必須アミノ酸が，基準値と比較してどれだけ含有されているかを評価するもの．

▶甘蔗
さとうきびの別名．

▶甜菜
ビート（さとうだいこん）．根を搾ってその汁を煮詰めると砂糖がとれる．

▶人工甘味料
人工的に合成してつくった甘味料．アスパルテーム，スクラロースなど．

①穀類

米，小麦，大麦，あわ，きび，とうもろこし，そば，**アマランサス**などがある．炭水化物約 70 ％，たんぱく質約 10 ％を含有し主たるエネルギー源となる食品で，たんぱく質源でもある．**アミノ酸価**は，精白米は 93，食パンは 51 でいずれも第一制限アミノ酸はリシン（リジン）である．うるち米は，アミロースとアミロペクチンが約 2：8 の割合．もち米は，アミロペクチンが 100 ％のため，炊くと粘りが強く，餅や赤飯に用いられる．

②いもおよびでん粉類

植物の根や地下茎に栄養素を貯蔵し，肥大したものがいも類である．主成分はでん粉で，カリウムが多く，ビタミン C や食物繊維も含む．でん粉類を加工した食品には，じゃがいもからつくられるかたくり粉やとうもろこしからつくられるコーンスターチやコーンフレークがある．こんにゃくはこんにゃく芋からつくられ，成分は多糖類のグルコマンナンである．

③砂糖および甘味類

砂糖はグルコースとフルクトースが結合した二糖類で，原材料は**甘蔗**，**甜菜**，メープルなどである．**人工甘味料**は，高甘味度のものが多く，食品の低エネルギー化や虫歯予防効果などに利用されている．

▶（2）豆類・種実類

①豆類

大豆は，植物性たんぱく質の重要な供給源で，脂質も約 20 ％含み，大豆油やマーガリンの原料となる．そのほかにミネラルやビタミン，食物繊維の供給源ともなる．

大豆の加工品には，豆腐・納豆・みそ・しょうゆ・ゆば・おから・凍り豆腐・**テ**
ンペなどがある．搾油後の脱脂大豆たんぱく質は製菓，製パン，食肉代替品などの
原料として利用されている．

小豆（あずき）の主成分はでん粉 60 ％で，たんぱく質を約 20 ％含むが，必須ア
ミノ酸のトリプトファンが少なくアミノ酸価は 91 である．特殊な成分として**サポ**
ニンやフラボノイドなどを含んでいる．あんや甘納豆，大粒の大納言小豆は高級菓
子に利用されている．

②種実類

水分と炭水化物が比較的多いもの（くり・ぎんなんなど）と，たんぱく質と脂質
が多いもの（アーモンド・ごま・らっかせいなど）がある．

▶(3) 野菜類・果実類・きのこ類・藻類

①野菜類

ビタミン，ミネラル，食物繊維の供給源で，炭水化物は 5 ％以下，たんぱく質や
脂質の含量も少ない．

栄養指導では，**緑黄色野菜**とその他の野菜（淡色野菜）に区別して用い，それぞ
れの一定量の摂取が推奨されている．

②果実類

果実は，強い甘味を有し，調理せずそのまま食することができる．甘味の主成分
はブドウ糖や果糖である．果皮などに多いペクチンはジャムに利用される．生食す
ることでビタミン C やカリウムの供給源になる．

③きのこ類

食物繊維が豊富で，ビタミン B やビタミン D，旨味成分も含んでいる．しいた
け，エリンギ，まいたけ，えのき，しめじ，なめこ，きくらげなどが食用となる．

④藻類

藻類は色調の違いで褐藻類（こんぶ類・ひじき・もずく・ホンダワラ），紅藻類
（浅草のりやてんぐさ），緑藻類（あおのりやあおさ）に分けることができる．食物
繊維と無機質を多く含有している．とくに，ヨウ素を多く含むことが特徴である．

▶(4) 魚介類・肉類・卵類・乳類

①魚介類

魚類，貝類，甲殻類，いか・たこ類といった水産動物の総称である．たんぱく質を
約 15〜24 ％含み，多くの魚類のアミノ酸価は 100 である．脂質は季節変動が大きいも
のの，n-3（ω3）系脂肪酸を多く含む．えび類，たこ，魚卵などではコレステロール
が多い．貝類，えび・かに類，いか・たこ類は，タウリンを多く含む．魚介類の加工
品には，練り製品，乾燥品・塩蔵品，缶詰，冷凍品などがあり，その種類は多彩である．

▶テンペ
インドネシア発祥の
伝統的大豆加工品．
大豆をテンペ菌で発
酵させたもの．

▶サポニン
ポリフェノールの一
種．界面活性作用が
あるため細胞膜を破
壊する性質がある．

▶緑黄色野菜
カロテン含量が
600 μg/可食部 100 g
以上のもの，600 μg
未満でもトマトや
ピーマンなど一部の
野菜は摂取量・頻度
などから緑黄野菜と
して扱う．

▶n-3（ω3）系脂肪酸
n-3（ω3）系多価不飽
和脂肪酸．魚にはエ
イコサペンタエン酸
（eicosapentaenoic
acid：EPA）とドコサ
ヘキサエン酸（doco-
sahexaenoic acid：
DHA）が多く含まれ
ている．

②肉類

食肉とは，家畜肉（うし・ぶた・ひつじ・うまなど）や家禽肉（にわとり・しちめんちょう）とその内臓，およびそれらの加工品をいう．たんぱく質を約15〜24％含み，ビタミン，ミネラルも豊富である．食肉の脂質には飽和脂肪酸とコレステロール（とくに内臓）が多く含まれるが，鶏肉に含まれる脂質は皮以外の部位では少ない．加工品には，ハム・ソーセージ・ベーコン・コンビーフなどがある．

③卵類

卵類には，にわとり・うずら・あひるなどの卵がある．必須アミノ酸がバランスよく含まれ（アミノ酸価100），たんぱく質の栄養価は高い．卵黄には，コレステロールとリン脂質，ビタミン，ミネラルが多く含まれる．

④乳類

牛乳や乳製品にはたんぱく質，脂質，カルシウムが多く含まれる．牛乳は，乳糖やカゼインホスホペプチド（CPP）を含みカルシウムの吸収率は約40％である．ヨーグルトは，乳に乳酸菌や酵母を混ぜて発酵させた発酵食品で，乳酸菌は整腸作用をもつ．チーズは，乳に乳酸菌や酵素を加えて凝固させ，微生物によって発酵・熟成させた食品で，ナチュラルチーズとプロセスチーズに大別される．

▶▶ (5) 油脂類

▶牛乳 乳脂肪分を一定に調整していない生乳．
▶カゼインホスホペプチド casein phospho-peptide：CPP．カルシウムを溶けやすい状態に保ち，小腸からのCaの吸収を助ける．
▶乳酸菌 腸や膣内に常在して，腸内環境の恒常性維持に役立っている．

①油脂類

食品中の脂質は中性脂肪（トリグリセリド）で，長鎖脂肪酸が含まれている．油脂の特性は構成している脂肪酸により異なる．植物性油脂は主に**不飽和脂肪酸**が，動物性油脂は**飽和脂肪酸**，魚油は多価不飽和脂肪酸が多い．加工品は，マヨネーズ，ドレッシング，バターなどである．

▶不飽和脂肪酸 二重結合をもつ脂肪酸．リノール酸，α-リノレン酸，オレイン酸など．
▶飽和脂肪酸 二重結合をもたない脂肪酸．パルミチン酸，ステアリン酸など．

▶▶ (6) 菓子類・し好飲料類・調味料および香辛料類・調理済み流通食品類

①菓子類

砂糖・小麦粉・あん・バターなどを用いた加工食品のことで，和菓子に含まれる主成分は炭水化物である．洋菓子や中華菓子には，ほかに脂質が多く含まれる．

②し好飲料類

茶の旨味は**テアニン**，渋味と苦味は**カテキン**類である．茶・コーヒー・ココアはカフェインを含んでいる．「酒税法」では，アルコール1％以上の飲料を**酒類**（アルコール飲料類）としている．

③調味料および香辛料類

調味料には食塩・みそ・しょうゆ・酢・ソース・トマトケチャップ・マヨネーズ・ドレッシング・だし，香辛料にはこしょう・わさび・からし・とうがらしなどがある．

④調理済み流通食品類

缶詰，冷凍食品，半調理済み食品，インスタント食品，レトルト食品などがある．長期保存ができるものが多い．

▶テアニン 茶に多量に含まれるアミノ酸の一種で，グルタミン酸の誘導体．茶の旨味成分の一つで，乾燥茶葉中に1〜2％含まれる．
▶カテキン類 抗酸化作用，殺菌・抗菌作用・動脈硬化予防などが，緑茶の効用として明らかにされている．
▶酒類 発泡性酒類（ビールや発泡酒），醸造酒類（ワイン・ビール・清酒），蒸留酒類（しょうちゅう・ウイスキー・ブランデー），混成酒類（リキュール・梅酒・本みりん）．

2 ──食品の機能と種類

▶三次機能
1980年代文部省（当時）の特定研究「食品機能の系統的解析と展開」の成果として提唱された.

　一次機能（栄養機能），二次機能（感覚機能），**三次機能**（生体調節機能）の3つの機能に分類される食品の種類は，一般的な食品のほかに，健康増進法や食品衛生法などで規定された種類がある.

▶ (1) 食品の機能

　一次機能は，人の生命維持のために必要な栄養素を供給するために食品がもっている機能である. 二次機能は，感覚・嗜好機能で，食物の味やおいしさに関する5原味（甘味・酸味・塩味・苦味・旨味）は，食品が生体にとって有用かどうかを分別するシグナルになる. 三次機能は生体調節機能で，生体防御・体調リズムの調節・疾病の予防や回復に関与している.

▶ (2) 特別用途食品

▶低たんぱく質食品
摂取するたんぱく質を制限するために，米や小麦粉などからたんぱく質を減じた加工食品. 腎疾患，フェニルケトン症の食事療法に用いる.
▶無乳糖食品
ラクターゼ（乳糖分解酵素）が不足することで，下痢などの症状が出る乳糖不耐症の乳児に使用する食品.
▶特定保健用食品
food for specified health uses. 保健の用途には，お腹の調子を整える，コレステロールが気になる方になど食品の三次機能を強調した加工食品である.

　「健康増進法」により規定されている食品で，「乳児の発育，妊産婦，病者などの健康の保持・回復などに適するという特別の用途について表示」するものである.

　特別用途食品は，病者用食品（**低たんぱく質食品**，**無乳糖食品**など），妊産婦・授乳婦用粉乳，乳児用調製乳，えん下困難者用食品，**特定保健用食品**に分類され，消費者庁が許可した食品としてマークがついている（図❶）.

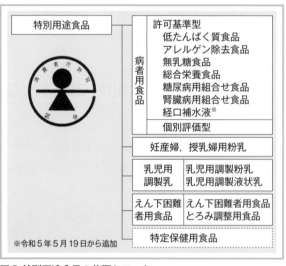

図❶ 特別用途食品の分類とマーク
（消費者庁. 特別用途食品とは (https://www.caa.go.jp/policies/policy/food_labeling/foods_for_special_dietary_uses/assets/food_labeling_cms206_230519_01.pdf)）

　病者用食品は医師に指示された場合に管理栄養士と相談のうえで用い，総合栄養食品（濃厚流動食）は経口摂取が不十分な療養者の食事代替え品として，液状または半固形状で適度な流動性を有し，在宅療養も含めた病人の栄養管理に適している.

　特定保健用食品は，科学的試験結果に基づいて食品に添加された成分が，健康に有用な機能を示すと認められ，「保健の用途・効能」

▶保健機能食品
food with health claims. 多種多様に販売されていた「いわゆる健康食品」のうち，国が設置した規格基準を満たす食品.

の表示を食品に記載することを消費者庁が許可した食品である. また，「保健機能食品制度」の創設にともない，さらなる安全性や有効性を確保する観点から，「食品衛生法」に基づく**保健機能食品**の一つとしても位置づけられているが，形態は錠剤やカプセル剤なども認められるようになった.

▶ (3) 保健機能食品

保健機能食品制度は，食品衛生法によって施行された制度である．国が定めた安全性や有効性などの一定の条件を満たした食品に「保健機能食品」と称することを認めている．

保健機能食品には，国への許可の必要性や食品の目的や機能などにより，①特定保健用食品，②**栄養機能食品**，③**機能性表示食品**に分類される（図❷）．

栄養機能食品は，1日に必要な栄養成分を摂れない場合に，その補給・補完のために利用する食品で，多量摂取による疾病の治癒やより健康が増進する食品ではない．

現在栄養成分の機能を表示ができる食品は，13種類のビタミン（ビタミン A，D，E，ビタミン B_1，B_2，B_6，B_{12}，ナイアシン，葉酸，ビオチン，パントテン酸，ビタミン C，ビタミン K）と6種類のミネラル（亜鉛，カルシウム，鉄，銅，マグネシウム，カリウム），および n-3 系脂肪酸である．

機能性表示食品は，事業者の責任において，科学的根拠に基づいた機能性を表示し，消費者庁に届け出・受理された食品．機能性を表示できる食品は，特定保健用食品と栄養機能食品に限られていたが，機能性表示食品が加わった．背景には，国民の食品に対する選択肢を増やすことにより，健康の維持増進を図る目的がある．

▶栄養機能食品
food with nutrient function claims. 栄養成分の摂取目安量（1日あたり）は，国が定めた下限・上限の基準に適合し，摂取における注意喚起も表示する．

▶機能性表示食品
foods with function claims. 国が安全性と機能性の審査を行うものではない．

▶ (4) サプリメント

サプリメントは，Dietary supplement（健康補助食品または栄養補助食品）の日本語訳であり，法令により定められたものではない．「**栄養補助食品**」と同義語で使われることが多い．国民の健康への関心が高まるなか，普及するようになったが，日本では，食品分類における「**いわゆる健康食品**」には明確な定義や規格・基準がなく，保健機能食品と異なるものである．利用する際には，食品表示の内容をよく確認することが大切である．（公財）日本健康・栄養食品協会では，独自に審査を行って合格したものには"認定健康食品"として認定マーク，JHFA（ジャファ）の表示を許可している（図❸）．

▶栄養補助食品
カプセル剤，粉末剤，錠剤などの医薬品的形状をした食品．

▶いわゆる健康食品
栄養補助食品，健康補助食品，サプリメントなどの名称で販売されている食品．販売業者などが独自の判断で，健康食品と称している．

▶JHFA
Japan Health Food Authorization.

図❷ 保健機能食品の分類
（森田潤司，ほか，編．食べ物と健康1食品学総論（第3版）：化学同人；2016より一部改変）

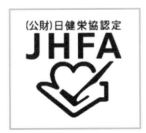

図❸ JHFA マーク

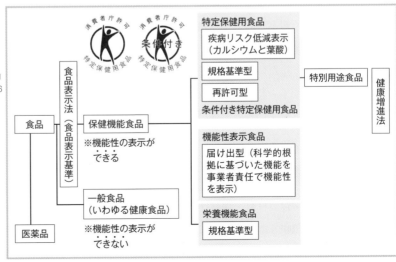

3 —食品の調理と加工

　　調理では，切り方，加熱法，調味法をバランスよく選択し料理や食事が単調にならないようにする．食品加工には，品質・栄養価の低下防止，外観・嗜好性の向上，消化吸収の向上，栄養強化などの付加価値がある．食品の保存性を高め，食品を食べやすくし，消化しやすく栄養価の高いものにし嗜好に合うようにするとともに，副産物としての有効利用（おからなどを家畜飼料とする）も考えられる．

▶（1）食品の調理

①切り方

　　不可食部分を除去し，食品を切り整えることにより，食べやすく，見栄えよく，表面積を大きくすると，調味料が食材にしみ込みやすくなる．

　　フードカッターやハンドブレンダーなどを利用すると調理時間を短縮できる．

②加熱

　　でん粉やたんぱく質は加熱により消化しやすい状態となる．加熱には以下がある．

a. 湿式加熱（ゆでる・煮る・蒸す）；蒸す調理はゆでたり，煮たりするよりも水溶性の栄養素や無機質の汁中への流出が少なく，食品の風味も失われにくい．

b. 乾式加熱（焼く・炒める・揚げる）；水溶性の栄養素の損失が少なく，油脂で調理することで脂溶性ビタミンの吸収が良くなる．表面を高温で焼くことで，水分が減少し素材の風味が濃縮され，焦げの風味が良くなる．

c. マイクロ波加熱；加熱時間が短く，水溶性ビタミンの損失が少ない利点の反面，電子レンジで加熱したでん粉は**老化**しやすく，加熱むらができやすい．

d. 電磁誘導加熱；**IH 調理器**は，温度管理が容易で安定した加熱管理ができる．

▶老化（でん粉の）
加熱により糊化（α
でん粉）するが，冷
めると老化（βでん
粉）して粘性を失い，
消化性が悪くなる．

▶IH 調理器
induction heating.
内部のコイルに流れ
る電流による誘導加
熱により，金属製の
調理部分を自己発熱
させる器具．

③調味

　　味には酸味，塩味，苦味，甘味，旨味，辛味，渋味があり，これらをバランスよく組み合わせて味付けする．

④盛りつけ

　　冷たい料理と温かい料理は同じ皿に盛りつけない．水分を吸収して食感が変化しやすい料理（めん類など）は，食べる直前に盛りつける．食器の形や重さ，質は食べやすいものを選び，色は料理を引き立たせておいしくみえるものを選ぶ．食する人に応じた量を盛りつけるなどに留意する．

▶（2）食品の加工

▶保蔵技術
食品の品質が変わら
ないように積極的に
保持する技術．

　　包装材料・**保蔵技術**・加工技術・流通システムの発達などにより，加工食品の種類が急増し消費も拡大している．食品の加工法には以下がある．

a. 乾燥・真空凍結乾燥法；自然乾燥法（切り干しだいこん・干し柿・めんなど）

または人工乾燥法（熱風；粉乳，加圧；スナック菓子，真空凍結；スープ，燻煙（くんえん）；ハム・ソーセージなど）で食品を乾燥させる．

b. **冷蔵・冷凍**；冷蔵は 0〜10℃で保存，チルドは−5〜5℃，冷凍は急速凍結して−18℃以下に保持した食品（アイスクリーム・野菜類・果物類など）をいう．

c. **加熱処理**；缶詰，**アルミパウチ**，フィルム，ビンなどの容器に調理済み食品を入れ，熱水や蒸気，マイクロ波，電流，赤外線などで食品を殺菌する（野菜類・魚の缶詰・ビン詰，ハンバーグ・カレーなどの**レトルト食品**）．

d. **塩蔵・糖蔵・酢漬け**；食塩や砂糖を加えて水分を除去することにより微生物の繁殖や酵素反応を抑制し，保存効果を高める（塩蔵品・糖蔵品・酢漬けなど）．

▶アルミパウチ
アルミニウムで作られた小型の袋の意味．
▶レトルト食品
レトルトは圧力釜の意味．加工ずみ食品を高圧高温で殺菌，密封したもの．

▶ (3) 食品の流通

▶フードマイレージ
食料の輸送量に生産地からの輸送距離を乗じた指標で，生産地と消費地が近ければ小さい．
▶地産地消
地域で生産された農作物や水産物，資源をその地域内で消費すること．
▶POS システム
point of sale system.
販売時点でその商品に関する情報を収集し管理する仕組み．

食品は，供給（生産）→流通→需要（消費）という過程を経て人々に届けられる．生産者と消費者の仲立ちをするのが問屋，卸売業，小売業である．市場流通では，流通業者が多数存在するため，商品のコストアップにつながるが，生産者から消費者に直接配送するより，物流費を抑える役割を果たしている．

近年，食品を輸送する際に排出される二酸化炭素が地球温暖化の要因となる点に着目し，**フードマイレージ**（食料の輸送距離）を小さくするため，**地産地消**が推奨されている．**POS システム**は，商品に付いているバーコードをレジの末端で読み取り，商品の売れ行き情報や在庫管理をコンピュータで瞬時に把握することで，販売流通の効率化に役立っている．

▶ (4) 食品の安全性

▶牛海綿状脳症
牛の脳に空洞ができ，スポンジ状になる病気．人への影響は明確ではない．
▶環境ホルモン
環境中に存在し生物に対してホルモンのような影響を与える．PCB（ポリ塩化ビフェニール）やダイオキシンなど．

食品の安全性は，食中毒の防止や調理中の衛生管理，食品添加物などの問題と関連している．近年，**牛海綿状脳症（BSE）**，**環境ホルモン**・放射性物質による食品汚染，遺伝子組み換え食品など食品の安全性に関する問題は多様化している．

食中毒発症の時期は，夏は細菌性，冬はウイルス性が多い．原因食品は魚介類が最多で，自然毒（毒きのこ・ふぐ毒）やウイルス（ノロウイルス），細菌（**カンピロバクター**，ブドウ球菌・サルモネラ属菌・ウェルシュ菌・腸管出血性大腸菌）などによる．

最近では，HACCP（ハサップ．危害分析・重要管理点）方式や ISO（国際標準化機構）を取得し，食品の安全管理をしている企業も増えている．

▶ (5) 消費期限と賞味期限

▶カンピロバクター
代表的な細菌性食中毒の原因菌．生食や加熱が不十分な鶏肉に多い．

消費期限は「安全に食べられる期限」で，賞味期限は「おいしさなどの品質が保たれる期限」をいう．一般に，消費期限は品質が急速に劣化する食品（弁当，調理総菜，生菓子など）に，賞味期限は比較的傷みにくい食品（缶・瓶詰め，スナック菓子など）に表示される．2001（平成 13）年に消費者庁によりすべての加工食品に期限表示が義務付けられた（JAS 法）．

4 ―食事計画

食べたい物を食べたいときに食べるような食生活は，いずれ健康を害し，ひいては生活の質も低下する．食事計画とは，1回の食事に主食，主菜，副菜をそろえて献立を考えることで，1日でバランスのとれた食事とする．

▶▶（1）食品構成

食品構成とは，1日に必要なエネルギーや栄養素を摂取するために，どの食品（種類）をどれだけ摂取（量）すれば良いかの目安を示すものである．

栄養素成分含有量の特徴により分類した，三色食品群，4群点数法，6つの基礎食品などがあり，健康保持のための食育教材として使われている（表❶）．

表❶ 食品群の特徴

名　称	食品の群分けと食品群					
三色食品群[注1]	赤　色		緑　色		黄　色	
	魚介類，肉類，卵類 豆，牛乳・乳製品		緑黄色野菜，淡色野菜 果実類，海藻類		穀類，いも類，砂糖類 油脂類	
4群点数法[注2]	1群	2群	3群		4群	
	牛乳・乳製品 卵類	魚介類，肉類 豆・豆製品	緑黄色野菜，淡色野菜 果実類，いも類		穀類，砂糖類 油脂類	
6つの基礎食品[注1]	1群	2群	3群	4群	5群	6群
	大豆・大豆製品 魚介類，肉類 卵類	牛乳・乳製品 海藻類，小魚類	緑黄色野菜	淡色野菜 果実類	穀類 いも類 砂糖類	油脂類
食事バランスガイド[注1]	主菜	牛乳・乳製品	副菜	果物	主食	菓子・嗜好飲料（ヒモ）[注3]

注1　農林水産省ホームページ．https://www.maff.go.jp/j/syokuiku/zissen_navi/balance/guide.html より改変．
注2　香川明夫．八訂食品成分表 2021：女子栄養大学出版部；2021．
注3　油脂・調味料は料理に含まれているとして，別立てして記載はない．

表❷ 種々の食品交換表と特徴

種　類	特　徴
糖尿病の食品交換表[注1]	炭水化物を多く含む食品（表1～2），たんぱく質を多く含む食品（表3～4），脂質を多く含む食品（表5），ビタミン・ミネラルを多く含む食品（表6），調味料に分類．エネルギー80kcal（1単位）を含む食品の重量が示されている．
腎臓病の食品交換表[注2]	たんぱく質を含む食品（表1～4），たんぱく質を含まずエネルギー源となる食品（表5～6），別表1～5，治療用特殊食品に分類．たんぱく質3g（1単位）を含む食品の重量が示されている．
糖尿病腎症の食品交換表	分類は糖尿病の交換表と同じであるが，食品のエネルギーとたんぱく質含量を考慮して食品を細区分．
PKUの食品交換表[注3]	フェニルアラニンを多く含む食品＜できるだけ食べるのを控える食品＞とフェニルアラニンが少ない食品＜利用すると便利な食品＞に分類．たんぱく質の多い食品の平均フェニルアラニン含有量はたんぱく質の約5％．

注1　日本糖尿病学会，編．糖尿病食事療法のための食品交換表第7版：文光堂；2013．
注2　黒川清，監，中尾俊之，ほか編．腎臓病食品交換表―治療食の基準第9版：医歯薬出版；2016．
注3　特殊ミルク共同安全開発委員会第二部会，編．2016年度改訂食事療法ガイドブック―アミノ酸代謝異常症・有機酸代謝異常症のために「フェニルケトン尿症（PKU）の食事療法」：恩賜財団母子愛育会；2016．

▶治療用特殊食品
腎臓病などで低たんぱく質・高エネルギー食などにする場合に用いられる食品．
▶フェニルアラニン
phenylalanine；Phe.
必須アミノ酸の一つで，酵素によりチロシンに代謝される．

▶PKU
phenylketonuria.
Phe を代謝する酵素の働きが生まれつき不十分で，フェニルケトンなどが体内に蓄積し，脳の発育に障害をきたす.

そのほかに，患者用の栄養教材として，糖尿病の食品交換表，腎臓病の食品交換表，糖尿病腎症の食品交換表，PKU（フェニルケトン尿症）の食品交換表などがあり，対象者や栄養管理の目的に応じた食品構成となっている（**表❷**）.

食品構成を利用することで，食事計画における食品の組み合わせと量の目安がわかる.食品成分表での栄養計算をしなくても，食事摂取基準をおおむね満たしたり，指示栄養量に準じて食事療法を容易に実践することができる.

▶▶（2）食事計画の実際

▶BMI
body mass index.
体重（kg）÷身長（m）^{2} で算出される値.肥満や低体重（痩せ）の判定に用いる.
▶P：F：C 比率
Protein（たんぱく質）：Fat（脂質）：Carbohydrate（炭水化物）のエネルギー構成比率.成人の望ましい比率は，13～20（65歳以上は 15～20）：20～30：50～65.

健常者の食事計画では，対象者の年齢・性別・身体活動レベル・BMI（体格指数）を把握して，食事摂取基準（**別添冊子**参照）を参考にエネルギー必要量を算出する.**P：F：C 比率**を考慮して食品構成を作成し，朝食，昼食，夕食，必要に応じて間食に食品を配分する.

1 回の食事には主食，主菜，副菜，汁などを含み，量は 1 日量を 3 等分した量を目安に，種類・量ともに，3 食のバランスを考慮する.

対象者の健康状況，生活環境，家族構成，経済状況，調理能力，嗜好（しこう）などをできるだけ考慮する.

▶▶（3）食事バランスガイド

食育基本法に基づいて，2005（平成 17）年に厚生労働省・農林水産省により策定された.望ましい食生活についてのメッセージを示した「食生活指針」（巻末の**資料**[3] 参照）を具体的な行動に結びつけるものとして，1 日に「何を」「どれだけ」食べたら良いかの目安がわかりやすくイラストで示されている（**図❶**）.

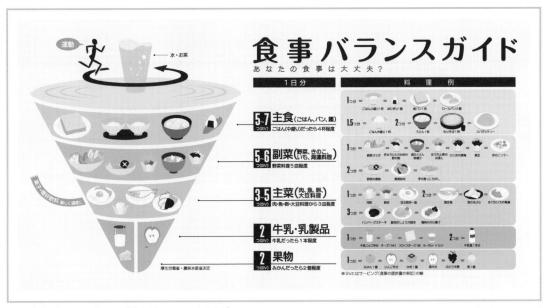

図❶ 食事バランスガイド（基本形 2,200±200）　　　　　　　　（厚生労働省・農林水産省，2005）

　　従来の食品群による区分ではなく，主食，副菜，主菜，牛乳・乳製品，果物の5つの料理区分で構成され，どの料理をどれだけ食べたら良いかをこま形のイラストで示している．

　　各料理区分の主材料の量的な基準は，主食：炭水化物が約40 g，副菜：主材料の重量が約70 g，主菜：たんぱく質が約6 g，牛乳・乳製品：カルシウムが約100 mg，果物：主材料の重量が約100 gである．

　　食事バランスガイドでは，「日本人の食事摂取基準（2010年版）」の数値が活用されている．また，10項目からなる「食生活指針」の"主食，主菜，副菜を基本に食事のバランスを"，"ご飯などの穀類をしっかりと"，"食塩や脂肪は控えめに"などをわかりやすく具体的に実践できるようにつくられている．

　　実際の食事計画の際，1日に摂取する量は年齢，性別，活動量によって異なるため，摂取するサービング数（SV＝つ：各料理区分の料理を数える単位）の目安は異なる（図❷）．

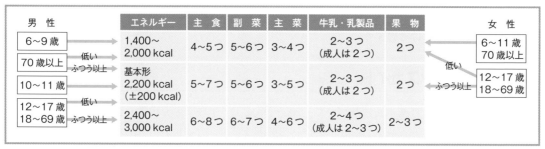

図❷ 摂取目安のSV数の調べ方

（厚生労働省・農林水産省，2010年改訂）

▶ (4) 栄養成分表示

　　栄養成分表示制度は，食品表示基準に基づき規定された制度である．容器包装に入れられた一般用加工食品および添加物に，栄養成分の量および熱量（エネルギー量）の表示が義務づけられている．栄養成分表示は，エネルギー量，たんぱく質，脂質，炭水化物，ナトリウムの順で，必ず表示しなければならない．ただし，ナトリウムについては食塩相当量で表示することとされている．

　　また，栄養成分の量およびエネルギー量について「○○含有」，「低○○」などのような強調表示を行う場合には，含有量が一定の基準を満たすことが必要である．

　　栄養成分表示によって，食品に含まれる栄養成分に関する情報を明らかにし，消費者の適切な食生活の実践を促す目的がある．

5 ── 食品と薬の相互作用

　食品中の成分が，薬の吸収・分布・代謝・排泄の過程で影響を及ぼして薬の効き方を増強したり，減弱したりする場合がある．逆に薬が栄養素の消化吸収・代謝の過程に影響を及ぼし，食品の栄養価値を変化させることがある．この作用を食品と薬の相互作用という．

▶（1）食品が医薬品に及ぼす影響

①グレープフルーツジュース

▶拮抗薬
ある物質の働きを阻害し，相反する働きのある薬物．

　グレープフルーツジュースの成分であるフラノクマリン類が，カルシウム**拮抗薬**（血圧を下げる薬）の効果を増強する（血圧を下げすぎる）ことが明らかにされている．その他，免疫抑制薬（タクロリムス，シクロスポリン），抗血小板薬（プレタール）などでも報告されている．

②コーヒー・紅茶・緑茶

　貧血の予防・治療薬には鉄が含まれている．コーヒー・紅茶・緑茶に含まれるタンニンが，鉄と結合して吸収を妨げるが，この量はごくわずかであり，薬効にはほとんど影響しないことが明らかとなっている．

③納豆・クロレラ・青汁

▶クロレラ
淡水産のクロレラ属の緑藻の総称．単細胞からなり，球状でクロロフィルや良質のたんぱく質を多く含む．
▶抗菌薬
細菌の発生や増殖などを抑える薬品．細菌性感染症の治療に使用される．
▶抗真菌薬
真菌（カビ）に作用し，生育阻止作用，殺菌作用を示す物質．

　ビタミンKは，ワルファリン（抗血液凝固薬）と拮抗して，その作用を減弱する．ビタミンKは緑黄色野菜に多く含まれるが，日常の摂取量については，問題とはされていない．常用摂取量でビタミンKの大量摂取となる納豆・**クロレラ**・青汁は摂取を禁止する．ビタミンKは人の体内において，腸内細菌でも産生される．納豆に含まれる納豆菌は，腸内でのビタミンKの生合成を促進する．

④牛乳・乳製品

　牛乳や乳製品に含まれるカルシウムは，**抗菌薬**の成分と結合して小腸からの吸収を阻害し，作用を低下させる．一方，脂肪に溶ける性質をもつ一部の**抗真菌薬**や抗精神病薬（催眠鎮静薬）は，牛乳や乳製品の脂肪に溶けて吸収が促進され，作用が増強する．また，消化性潰瘍治療薬や骨粗鬆症治療薬などカルシウムを多く含む薬と乳製品を同時に摂取すると，高カルシウム血症などの副作用を発現する可能性がある．

⑤ハーブ類

▶HIV
human immunodeficiency virus（ヒト免疫不全ウイルス）．
T細胞に感染する．後天性免疫不全症候群（AIDS）は，細胞障害により後天的に免疫不全が起こされた疾患をという．

　抗うつ，抗ストレス効果があるとされるセント・ジョンズ・ワート（セイヨウオトギリ草）は，強心薬（ジゴキシン），免疫抑制薬（シクロスポリン），気管支拡張薬（テオフィリン），抗血液凝固薬（ワルファリン），経口避妊薬，抗HIV薬（インジナビル）などを服用している場合は，一緒に摂取すると，これらの薬剤の効果が減少する可能性がある．

イチョウ葉エキスは，認知機能を改善するといわれているが，糖尿病の経口血糖降下薬を服用している場合は，併用すると血糖低下作用が減弱するとの報告がある．ハーブ類と薬との相互作用については不明な場合も多く，服薬している場合には，ハーブ類を継続的に多量に摂取しないように注意する．

⑥アルコール飲料

飲酒直後に薬を服用すると薬の血中濃度が高くなり，経口血糖降下薬，**催眠薬**，精神安定剤（抗不安薬）などの効果が強く出すぎる**相加作用**がある．かぜ薬，花粉症治療薬，睡眠改善薬などでは，同時にアルコールを摂取すると，眠気・精神運動機能低下などの副作用が強く表れる可能性がある．

▶催眠薬
眠りを誘発する薬．不眠症の治療に用いる．
▶相加作用
同様の効果をもつ2種以上の薬品を同時に投与したとき，累加的に顕著な薬効または副作用が認められること．

▶(2) 医薬品が栄養代謝に及ぼす影響

①栄養素の吸収を遅くする

α-グルコシダーゼ阻害薬（糖尿病治療薬）は，消化管からの炭水化物の吸収を遅らせることで，食後血糖値の急激な上昇を抑える．陰イオン交換樹脂系の薬は，コレステロールの吸収を阻害し，血中コレステロール濃度を低下させる．ほかにも胃腸の pH を変化させて，栄養素の吸収を阻害する薬がある．

②栄養素の吸収を促進する

消化薬は，たんぱく質，脂質，炭水化物などに対応した消化酵素が含まれており，栄養素の吸収を促進する．食後すぐに服用することが肝要で，時間を空けるとあまり効果が期待できなくなる．

③味覚変化を起こす

D-ペニシラミン（免疫抑制薬）は，亜鉛と結合して尿中に排泄されるので，副作用として亜鉛欠乏から生じる味覚障害（味を感じない）を発症する．その他，利尿薬，抗腫瘍薬（メトトレキサート），パーキンソン病治療薬などがある．

④食欲を増進・低下させる

抗アレルギー薬やステロイド薬は，食欲を増進させる．カルニチン塩化物を含む胃腸薬やドリンク剤は，食欲亢進作用がある．食欲抑制薬（マジンドール）は，食欲調節中枢に作用して食欲を低下させる．BMI 35 以上の高度肥満症の患者では，治療薬として用いられる．

⑤胃粘膜を刺激する

一般に空腹で薬剤を服用すると，胃粘膜が刺激されて胃炎や胃潰瘍を誘発する場合があるので，多くの薬は食後に服用するように指示されている．薬剤の服用指示と時間を表❶に示す．

表❶ 服薬時間

①食前：食事前約 30 分以内	②食直前：食事を摂る直前	③食直後：食事後すぐ
④食後：食事後約 30 分以内	⑤食間：食事後約 2 時間以内	⑥寝る前：寝る 30 分前

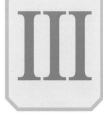

III 栄養素の役割

　私たちは食物に含まれる栄養素を摂取し，体内で分解し，エネルギーの産生や生体成分の合成を行っている．人が必要とする栄養素はたんぱく質，脂質，炭水化物（糖質・食物繊維），ビタミン，ミネラル，水やその他の成分などがある．

1 ──たんぱく質

▶プロテイン
「蛋白質」はドイツ語のEiweisskorper(卵(蛋)白体)を訳したもので，本書ではたんぱく質と表記．

　たんぱく質の英語名は**プロテイン**（protein）といい，語源はプロテオウス（第一義的の意味）で，窒素を含む食品成分が生命維持や体構成成分として重要であることを意味する．人体を構成するたんぱく質の約50％は，骨格筋に存在している．体内でアミノ酸に分解され，それらを材料にして，骨格筋をはじめ血清たんぱく質，酵素，免疫体やホルモンなどがつくられる．

▶▶ （1）アミノ酸

▶遊離アミノ酸
たんぱく質と結合せずにアミノ酸の状態で体内中に存在している．オルニチンやシトルリンなどがある．
▶アミノ基
(-NH₂) 塩基性．
▶カルボキシ基
(-COOH) 酸性．
▶L型
α-アミノ酸は，光学異性体でα炭素を中心に鏡像の関係となり，回転では重ね合わせることのできない構造でD型とL型がある．
▶α-アミノ酸
α炭素（カルボキシ基が結合している炭素）にアミノ基も結合しているアミノ酸で，RCH(NH₂)COOHの構造をもつ．

NH₂
｜
H－C－R（側鎖）
｜
COOH
プロリンを除く

　アミノ酸は，生命の源といわれ，自然界には500種類以上もあるが身体を構成しているたんぱく質（約10万種類）は，わずか20種類のアミノ酸のさまざまな組み合わせでつくられている．体内では，たんぱく質に再合成されるアミノ酸以外に，細胞や血液中などに蓄えられている**遊離アミノ酸**もあり，生体を維持するのに重要な役割を担っている．

①種類

　アミノ酸は，**アミノ基**，**カルボキシ基**をもつ有機化合物で，生体のたんぱく質は基本的には**L型**のみの**α-アミノ酸**の重合体である（図**❶**）．側鎖によってさまざまな種類に分けられ，アルファベットの1ないしは3文字の略語で記される．20種類のうち11種類は，アミノ酸または中間代謝物から体内で合成することができるので可欠（非必須）アミノ酸といい，合成されない不可欠（必須）アミノ酸は9種類で毎日の食事から必ず一定量以上を摂ることが必要となる（表**❶**）．また，食事による摂取は必要ではないが，生合成量が不足したときは，十分な量を摂取しなければならない**準必須アミノ酸**がある．

②性質

　アミノ酸はその側鎖によって分子量や性質が異なり，それらで構成されるたんぱく質の物性や機能に違いを及ぼしている．水になじみやすい性質（親水性）となじみにくい性質（疎水性）があり，親水性アミノ酸はさらに酸性，中性，塩基性に分

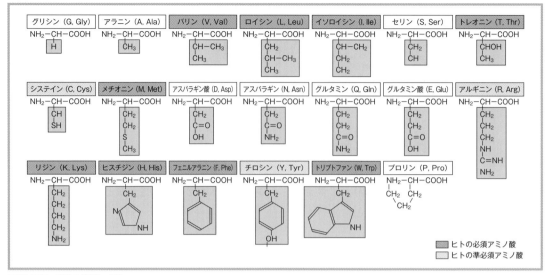

図❶ アミノ酸の構造一覧

▶準必須アミノ酸
システイン, アルギニン, チロシン.
▶分枝（分岐鎖）アミノ酸
バリン, ロイシン, イソロイシン（必須アミノ酸の約35〜40％を占める）.
▶芳香族アミノ酸
フェニルアラニン, チロシン, トリプトファン.
▶含硫アミノ酸
メチオニン, システイン.
▶糖原性アミノ酸
アラニン, アルギニン, アスパラギン酸, アスパラギン, システイン, グルタミン酸, グルタミン, ヒスチジン, メチオニン, プロリン, セリン, ステオニン, バリン.
▶ケト原性アミノ酸
イソロイシン.
▶糖原性・ケト原性アミノ酸
イソロイシン, リシン, フェニルアラニン, トリプトファン, チロシン.
▶翻訳
RNAの情報に基づいて, アミノ酸を配列し, たんぱく質を合成する反応.

けられる. 疎水性アミノ酸には, 側鎖に枝分かれした炭素鎖をもつ**分枝（分岐鎖）アミノ酸（BCAA）**, 芳香族基（ベンゼン環など）をもつ**芳香族アミノ酸（AAA）**, 硫黄原子を含む**含硫アミノ酸**がある. また, 体内でグルコースを産生する**糖原性アミノ酸**とケト酸を産生する**ケト原性アミノ酸**, 両方に属する**糖原性・ケト原性アミノ酸**にも分けられ, それぞれのアミノ酸は体内でさまざまな役割を果たしている.

表❶ 各年齢における必須アミノ酸の推奨摂取量 (mg/kg/日)

アミノ酸	6か月	1〜2歳	3〜10歳	11〜14歳	15〜18歳	18歳以上
ヒスチジン	22	15	12	12	11	10
イソロイシン	36	27	23	22	21	20
ロイシン	73	54	44	44	42	39
リシン	64	45	35	35	33	30
メチオニン+システイン	31	22	18	17	16	15
フェニルアラニン+チロシン	59	40	30	30	28	25
トレオニン	34	23	18	18	17	15
トリプトファン	9.5	6.4	4.8	4.8	4.5	4
バリン	49	36	29	29	28	26

(WHO, FAO, UNU. Protein and Amino Acid Requirements in Human Nutrition. WHO Press, 2007)

③代謝

　アミノ酸代謝の主要な臓器は, 肝臓・筋肉・小腸・腎臓で, 食後消化管から吸収されたアミノ酸は門脈を経て肝臓に運ばれる. 肝臓では, 大部分のアミノ酸が**翻訳**によって, 体たんぱく（細胞, 血液成分, 酵素, ホルモンなど）の合成に使われるが, BCAAは筋肉に運ばれ分解されてエネルギー源になる. アミノ酸からエネルギーが生成されるのは, 低栄養・疾病などで血糖の維持が必要な場合である. 摂取されたアミノ酸は, 日常ではほとんどエネルギーにはならず, 運動時に消費されるエネルギーの約10〜15％を供給するに過ぎない.

　アミノ酸の代謝は, アミノ酸からアミノ基を外して（脱アミノ反応）, グルタミ

ン酸の生成（アミノ基転移反応）と同時にアンモニアを遊離させる過程と，残った炭素骨格の代謝に分けることができる．遊離のアンモニアは毒性が強いので，肝臓の尿素回路（オルニチンサイクル）により毒性の低い尿素へと変換され，最終的には腎臓から排出される．

　炭素骨格は，主に肝臓で分解され，ピルビン酸とアセチルCoAやクエン酸（TCA）回路の中間代謝産物に変換される．これらのアミノ酸は糖原性アミノ酸といい，アセチルCoAからケト酸を生じるアミノ酸はケト原性アミノ酸という．

　また，アミノ酸はカルボキシル基の脱炭酸により，アミンへと転換される．これらのアミンには強い**生理活性**をもつものが多い．

④栄養学的意義

a. **窒素出納**；食事中のたんぱく質（窒素を約16%含む）摂取量と，尿や糞便中に排泄される排泄量の差を窒素出納（Nバランス）という．健常な成人では平衡状態（摂取量＝排泄量）であるが，飢餓やストレス状態では負（摂取量＜排泄量）となり，成長期や妊娠中は正（摂取量＞排泄量）となる．

b. **筋たんぱく質の代謝回転**；尿中の**3-メチルヒスチジン**やクレアチニンは，筋肉中のたんぱく質の指標となるので栄養状態を知ることができる．

c. **食品の栄養的価値**；体たんぱく質合成に理想的なアミノ酸組成（アミノ酸評点パターン；表❷）と比較して，食品や食事の栄養的価値（**アミノ酸スコア**）を評価する．アミノ酸スコアは，80以上（鶏卵，牛乳，ぶた肉，あじ，大豆など）が理想的である．

表❷ アミノ酸評点パターン

	ヒスチジン	イソロイシン	ロイシン	リシン	含硫アミノ酸	芳香族アミノ酸	トレオニン	トリプトファン	バリン
1〜2歳	18	31	63	52	25	46	27	7.4	41
18歳以上	15	30	59	45	22	38	23	6.0	39

注）たんぱく質・アミノ酸の必要量　WHO/FAO/UNU合同専門協議会報告（2007年）による

d. **疾病の栄養・食事療法**；先天性代謝異常のフェニルケトン尿症は，**新生児マススクリーニング**の対象疾患で，出生早期から栄養管理が必要となる．また，肝性脳症では，**フィッシャー比**（Fisher比）が栄養評価に用いられ，分枝アミノ酸輸液での治療法が有効である．

e. **旨味や甘味，苦味の成分**；グルタミン酸は旨味，グリシンやアラニンは甘味，ロイシンは苦味をもっている．アスパルテーム，フェニルアラニンとアスパラギン酸を結合してつくられた人工甘味料は，砂糖の約200倍の糖度である．

▶ (2) たんぱく質

①種類

　たんぱく質は，体重の15〜20%を占め，一般に，アミノ酸が鎖状に50個以上結合したものをいう．分解過程で2〜50個未満のアミノ酸が結合したものをペプチド

▶生理活性
生体内のさまざまな生理活動を調節したり，活性化したりする性質．

▶3-メチルヒスチジン
アミノ酸の一種で，ヒスチジンのイミダゾール基の1の位置もしくは3の位置がメチル化されている．たんぱく質合成に利用されずに尿へ排泄される．

▶クレアチニン
アルギニンとグリシンからクレアチンリン酸が合成され，脱リン後クレアチンとATPになる．クレアチンの代謝産物がクレアチニンである．

▶アミノ酸スコア
特定の食品について必須アミノ酸の含有割合を評価するうえでの指標として用いる．

▶新生児マススクリーニング
新生児における先天性代謝異常などの疾患を早期発見することを目的とした検査．

▶フィッシャー比
アミノ酸の分岐鎖/芳香族の比で，低下時には治療が必要となる．

と呼ぶが，科学的な境界は設定されていない．たんぱく質は窒素原子を有し，身体（細胞）をつくるために多くの役割をもち，構造が複雑で多種である．

ほぼすべての生命活動（代謝，酵素，物質輸送や貯蔵，物理的支持や免疫防御，運動，神経伝達，細胞の増殖・分化，ホルモンなど）に関与する．体内での機能による種類を以下に示す（表❸）．

表❸ たんぱく質の体内の機能による種類

酵素	細胞の内外で代謝反応に関与する．情報伝達も担う（キナーゼやホスファターゼなど）．
構造たんぱく質	コラーゲンやケラチンなどの細胞外基質を形成する．
輸送たんぱく質	ヘモグロビン（酸素）やアルブミン（薬物や脂質）などの運搬機能をもつ．
貯蔵たんぱく質	カゼインや鉄イオンを貯蔵するフェリチンなど，栄養貯蔵に関与する．
収縮たんぱく質	アクチンやミオシンなどの運動に関与する．
防御たんぱく質	抗体（免疫グロブリン）やサイトカインなどの免疫機能に関与する．
調節たんぱく質	インスリン・アドレナリン（血糖），レニン（血圧）などの調節に関与する．

②性質

たんぱく質の立体構造と機能（性質）は，密接な関係をもつ．それぞれの立体構造の解析は機能を解明するうえで非常に重要であり，医療や創薬分野を中心に活発な研究が行われている．たんぱく質の構造は，一次構造（**アミノ酸配列**），二次構造（**αヘリックス，βシート**），三次構造（**立体構造**），四次構造（**多量体**）の高次構造をもち，同じアミノ酸で構成されるたんぱく質でも構造（形態）により機能が変わる．

a.　変性：熱（高温，極度の低温や凍結），酸・アルカリ，界面活性剤，有機溶媒などでたんぱく質は変性する．熱傷などによる皮膚や細胞の損傷を認める．

b.　凝固；血液凝固は，複数のたんぱく質やカルシウムが関与している．血液凝固因子（プロトロンビンやフィブリノーゲン）が活性化され，最終的にフィブリノーゲンがフィブリンに転換されて血液はゲル化する．

c.　収縮；筋原線維の中には，線維の細いアクチン（アクチンフィラメント）と，線維の太いミオシン（ミオシンフィラメント）というたんぱく質があり，筋肉の収縮はアクチンフィラメントがミオシンフィラメント間へ滑走することによって起こる．

d.　抗体；免疫の主体は，外から侵入した異物（抗原）を排除する働きをする抗体である．抗体は免疫グロブリン（IgG）というたんぱく質である．

e.　レセプター（受容体）；物質特異的に接することで生理的反応を引き起こす．ホルモンレセプター，抗体のレセプター，味覚レセプターなどの種類がある．

③代謝

摂取したたんぱく質は，それぞれに特異性のある分解酵素により，胃や小腸で低分子ペプチドまで分解されトリペプチド，ジペプチドの形で吸収されて肝臓に運ばれ，アミノ酸となり，体たんぱく質の生合成に利用されたり血中に放出されたりする．たんぱく質の生合成は，**転写，翻訳**を経てペプチド鎖の延長により行われる．外因性（食事）たんぱく質約100 gに内因性（腸管内消化液，剥離した腸細胞や漏出血

▶アミノ酸配列
アミノ酸同士の結合による1本鎖に近い配列で，ほぼ遺伝情報（DNAの塩基配列）に従った形である．

▶αヘリックス，βシート
一次構造で並んだ側鎖が相互作用（主として水素結合や分子間力）で結びつき，ヘリックス（らせん）やシート（折り畳）状の構造．

▶立体構造
二次構造の特定の組み合わせで形成され，二次構造間は側鎖間の相互作用により安定する．

▶多量体
複数のたんぱく質（異種を含む）が非共有結合でまとまって複合体（会合体）を形成し，特定の空間配置をとる構造．

▶レセプター（受容体）
外界や体内からの何らかの刺激を受け取り，情報として利用できるように変換する仕組みをもった構造で受容体という．例）インスリンレセプター．

▶転写，翻訳
DNAからたんぱく質が合成される過程において，DNAからRNAが産生される過程を転写，RNAからたんぱく質が生成される過程を翻訳という．

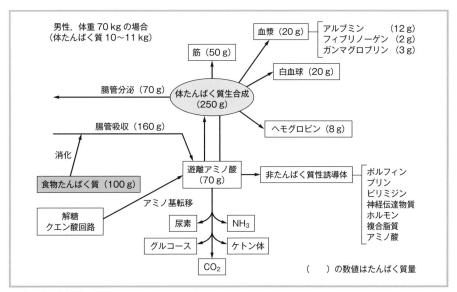

図❷ たんぱく質の代謝
（標葉隆三郎．ナーシングケアQ＆A（8）：総合医学社；2005より一部改変）

漿たんぱく質など）たんぱく質約60gが消化管から吸収され，喪失分は糞便から
1.6g（たんぱく質として10g），尿から12.8g（80g），皮膚から0.32g（2g）が窒素
として排泄される．体たんぱく質（約10kg）の約3％（250～300g）が毎日入れ替
わり，生合成されたたんぱく質（約250g）は，筋肉・血漿・白血球・ヘモグロビ
ンなどの合成に使われる（図❷）．

④栄養学的意義

a. **栄養状態の指標**；血清中の総たんぱく（TP 6.5g～8.0g/dL），アルブミン値
（Alb 4.2～3.8g/dL）が用いられ，低値は総じて栄養状態が悪いことを示す．

　半減期の短いプレアルブミン（トランスサイレチン，3～4日），レチナール結
合たんぱく質（12～16時間），トランスフェリン（約8日）は短期間の栄養状態の
評価に用いられる．

b. **食物アレルギー**；乳幼児期にみられる疾患で，抗原は主にたんぱく質（卵，牛
乳，小麦など）である．除去療法，代替食品の利用などが必要となる．

c. **成長への影響**；成長期では重要なたんぱく質不足によるクワシオルコルがみら
れ，足の浮腫，腹部の膨張，肝臓の肥大，肌の脱色および皮膚炎がみられる．

d. **食事療法**；慢性腎不全，肝硬変非代償期，糖尿病腎症などでは，肝臓や腎臓の
機能低下に対応したたんぱく質制限食が治療に用いられる．低栄養状態や食欲不
振，褥瘡（床ずれ）のある高齢者などでは，高たんぱく質食を提供することで，
栄養状態の改善を促す．

e. **各疾患の検査指標**；貧血では，血中のトランスフェリンやヘモグロビン濃度が
低下する．肝機能低下は血中酵素が高値を示す．尿中の微量アルブミンは糖尿病
腎症の進展の早期発見に用いられる．

▶（3）その他の窒素化合物

①種類

a. **核酸**；すべての生物の細胞内に存在し，たんぱく質合成および遺伝現象に関与している物質（ヌクレオチドの**ポリマー**）で，デオキシリボ核酸（DNA）とリボ核酸（RNA）の2種がある（図❸）．DNA は細胞核の染色体に局在し，遺伝子の本体である．RNA は遺伝子の情報を伝える設計図である．

▶ポリマー
多数が結合し，構造単位の繰り返しによって構成される重合体．

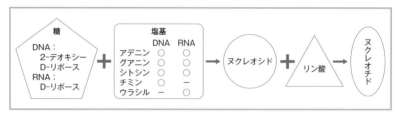

図❸ 核酸の構造

b. **高エネルギーリン酸化合物**；ATP は，解糖系やクエン酸回路でつくられるエネルギー源である．クレアチンリン酸は筋組織における ATP の貯蔵形態で，分解されてクレアチニンになる．

c. **補酵素**；NAD や FAD として生体内の酸化・還元反応に関与し，触媒機能をもつ．

▶NAD, FAD
酸化還元系で水素伝達の作用をする酵素．この一部が H と置換したのが $NADH_2$ と $FADH_2$．

d. **窒素化合物**；たんぱく質代謝における尿素，尿酸，クレアチニン，アンモニアなど．

②性質

核酸は，アミノ酸からたんぱく質がつくられるときに役割を担い，新しい細胞をつくり出すために必要不可欠である．適切な量を摂取することで全身の細胞を活性化させ，免疫力や基礎代謝を高める．

ATP は，体内で必要なエネルギー供給物質で血管拡張作用などもある．脳血管や内耳微小血管の血流増加，胃の運動改善などさまざまな作用をもつ．

③代謝

▶ドゥノボ合成
de novo. プリンヌクレオチドは，5-ホスホリボシル-1a-二リン酸（5-phosphoribosyl 1-diphosphate：PRPP）を土台に，プリン骨格を次々と組み立てていく合成．

▶サルベージ合成
脳や赤血球などはドゥノボ合成能が低いため，ヌクレオチド（プリンとピリミジン）の分解経路の中間体からふたたびヌクレオチドを合成する．

核酸には，肝臓でアミノ酸やビタミンから合成（**ドゥノボ合成**）する過程と，骨髄や腸粘膜などで核酸の分解物を使って合成（**サルベージ合成**）する過程がある．ヌクレオチドは分解されて，プリン塩基は尿酸になり腎臓から排泄され，ピリミジン塩基はアラニンに変えられる．リボース部分は糖の代謝経路に入り利用される．

④栄養的意義

a. **高尿酸血症（痛風）予防**；血清尿酸値 7.0 mg/dL 以上を高尿酸血症といい，プリン体を多く含む食品（レバー，魚類の内臓，魚類の干物など）の過剰な摂取が原因の一つである．

▶バイオテクノロジー
生物ないし生命現象（バイオ）を生産に応用する技術（テクノロジー）．

b. **腎機能・肝機能検査指標**；血中・尿中尿酸，尿素窒素，クレアチニンの上昇は腎機能低下を，アンモニアの上昇は肝機能低下を示唆する．

c. **新品種の開発**；**バイオテクノロジー**により別の物質につくり変えることで，作物の風味を改善したり，栄養価を高めたりできるが，健康被害の報告もある．

2 —脂質

▶有機溶媒
ベンゼンやクロロホルムなど，水と馴染まない溶媒（非極性溶媒）のことをいう．

栄養素として摂り入れる有機化合物のうち，水に不溶で**有機溶媒**に可溶な化合物の総称である．炭素と水素を中心とした長鎖または環状構造をもち，人体内では貯蔵エネルギー，生体膜の構成成分，ホルモンなどの生理活性シグナル分子として存在する．

▶（1）脂肪酸

▶炭化水素鎖
炭素と水素だけからなる（-CH_2-）直鎖の骨格．端はメチル基（-CH_3）となる．

▶遊離脂肪酸
生体がエネルギーを使うときに，血中に遊離してくるエステルを形成しないで存在している脂肪酸．

▶SCFA
short chain fatty acid．酪酸，プロピオン酸，酢酸など．

▶MCFA
medium chain fatty acid．カプリル酸，カプロン酸など．

▶LCFA
long chain fatty acid．イコサペンタエン酸，リノール酸，オレイン酸など．

脂肪酸は，**炭化水素鎖**の末端に酸の性質を示すカルボキシ基（-COOH）が一つ結合した構造をもつ．生体内ではグリセロールをエステル化した状態で存在するが，血漿中ではアルブミンと結合し，**遊離脂肪酸**として存在しているものもある．

①種類

a. **炭素数**；脂肪酸の構造内で鎖状に複数結合している炭素の数により分類すると，短鎖脂肪酸（**SCFA**；炭素数2〜5個以下），中鎖脂肪酸（**MCFA**；炭素数6〜10個），長鎖脂肪酸（**LCFA**；炭素数12個以上）に分類できる．

b. **二重結合の有無**；炭素鎖が水素で飽和されて，炭素間に二重結合のない飽和脂肪酸と，二重結合（-CH=CH-）のある不飽和脂肪酸に分類できる（表❶，図❶）．

表❶ 脂肪酸の分類

脂肪酸分類		脂肪酸名称	炭素数	二重結合数	系列	構造			カルボキシ基	融点（℃）
						炭化水素鎖				
						メチル基	各脂肪酸特有の構造（融点に影響を与える構造）			
飽和脂肪酸		酪酸	4	0		CH_3	$-(CH_2)_2-$		COOH	-7.9
		ラウリン酸	12	0		CH_3	$-(CH_2)_{10}-$		COOH	44.2
		ミリスチン酸	14	0		CH_3	$-(CH_2)_{12}-$		COOH	53.9
		パルミチン酸	16	0		CH_3	$-(CH_2)_{14}-$		COOH	63.1
		ステアリン酸	18	0		CH_3	$-(CH_2)_{16}-$		COOH	69.6
不飽和脂肪酸	一価	パルミトレイン酸	16	1		CH_3	$-(CH_2)_5-CH=CH-(CH_2)_7-$		COOH	-0.5
		オレイン酸	18	1	n-9	CH_3	$-(CH_2)_7-CH=CH-(CH_2)_7-$		COOH	13.4
	多価	リノール酸	18	2	n-6	CH_3	$-(CH_2)_4-(CH=CH-CH_2)_2-(CH_2)_6-$		COOH	-5
		α-リノレン酸	18	3	n-3	CH_3	$-CH_2-(CH=CH-CH_2)_3-(CH_2)_6-$		COOH	-11.3
		γ-リノレン酸	18	3	n-6	CH_3	$-(CH_2)_4-(CH=CH-CH_2)_3-(CH_2)_3-$		COOH	-26.3
		アラキドン酸	20	4	n-6	CH_3	$-(CH_2)_4-(CH=CH-CH_2)_4-(CH_2)_2-$		COOH	-49.5
		イコサペンタエン酸	20	5	n-3	CH_3	$-CH_2-(CH=CH-CH_2)_5-(CH_2)_2$		COOH	-54
		ドコサヘキサエン酸	22	6	n-3	CH_3	$-CH_2-(CH=CH-CH_2)_6-(CH_2)_2-$		COOH	-44

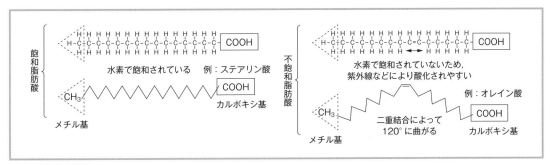

図❶ 脂肪酸の構造

▶MUFA
monounsaturated
fatty acid.
▶PUFA
polyunsaturated
fatty acid.

▶*n*-6 系脂肪酸
n-6 系多価不飽和脂
肪酸.

c. 二重結合の個数：不飽和脂肪酸のうち，二重結合が一つあるものを一価不飽和脂肪酸（**MUFA**），2つ以上あるものを多価不飽和脂肪酸（**PUFA**）という．

d. 二重結合の位置：不飽和脂肪酸は，末端メチル基からの二重結合のある位置で*n*-3 系（イコサペンタエン酸やドコサヘキサエン酸など），*n*-6 系（リノール酸やアラキドン酸など）と分けることができる．最初の二重結合の位置から*n*-3 系もしくは*n*-6 系脂肪酸と呼ぶ（表❷）．これらは脂肪酸のなかでも摂取量の推奨基準を有し，*n*-3 系のみが健康促進効果から，積極的な摂取が推奨されている．

表❷ 脂肪酸表記

脂肪酸表記のいろいろ	起　点	数え方	構　造					
			炭化水素鎖					カルボキシ基
			メチル基					
炭素数（自然数表記）	カルボキシ基側	カルボキシ基の "C" から数える				4	3	2	1
炭素の位置（ギリシャ表記）	カルボキシ基側	カルボキシ基が結合している "C" から数える				γ	β	α	
末端表記（自然数表記）	メチル基側	メチル基炭素を*n*-1 とする	*n*-1	*n*-2	*n*-3			
末端表記（ギリシャ表記）	メチル基側	メチル基炭素をωとする	ω1	ω2	ω3			

②性質

脂肪酸の融点は，炭素数の増加にともなって高くなる．逆に，二重結合の数に比例して融点は低くなり，かつ生体膜に**流動性**を与える．多価不飽和脂肪酸は酸化されやすく，体内でも**過酸化脂質**を生じ，生体膜の維持や疾病に影響を与える．

▶流動性
流動性は生体膜の機能の柔軟性に関与する．生体膜の流動性は膜の構成物質で決まり，リン脂質を構成する不飽和脂肪酸の二重結合が多いほど流動性が増し，コレステロールが多いほど流動性が低くなる．
▶過酸化脂質
多価不飽和脂肪酸が，酸素と反応し，分子内に-O 結合をもつ脂質のことをいう．

③代謝

血漿中では，遊離状態の脂肪酸はアルブミンと結合し，アルブミンとともに代謝される．脂肪酸は，ミトコンドリアに取り込まれ，マトリックス内で β 酸化を受ける（図❷）．

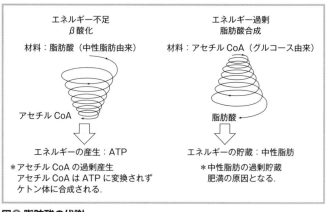

図❷ 脂肪酸の代謝

β 酸化によって生じたアセチル CoA は，TCA 回路を経て電子伝達系で ATP に変換される．グルコースが余ると，グルコースからアセチル CoA を経て脂肪酸が合成される．

④栄養学的意義

a. エネルギー産生：遊離状態の脂肪酸は，エネルギー産生に使用される．体内に蓄えられている主な脂肪酸は，パルミチン酸，オレイン酸，リノール酸である．

b. 心疾患の危険因子；不飽和脂肪酸は，異性体として**シス型とトランス型**が存在するが，生体内に存在する脂肪酸はすべてシス型である．トランス型は虚血性心疾患のリスクを高める．

シス型
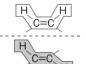
トランス型
二重結合のシス型とトランス型

▶シス型とトランス型
二重結合を挟んだ炭素に結合している2つの水素原子が，同側に存在するものをシス型，反対側はトランス型．

c. **生理活性物質の供給源**；アラキドン酸は，生体をコントロールする生理活性物質（**イコサノイド**）の供給源となる.

▶イコサノイド
炭素数20の多価不飽和脂肪酸から生成される生理活性物質.

d. **不可欠脂肪酸の摂取**；生体内で合成できないリノール酸や α-リノレン酸と必要量が合成できないアラキドン酸は，食事から摂取しなければならない.

e. **ビタミン B_1 の節約効果**；β酸化が優位になると，解糖系のピルビン酸からアセチル CoA が産生される際に必要なビタミン B_1 が節約される.

▶ (2) トリアシルグリセロール (triacylglycerol：TG)

▶エステル結合
酸とアルコール性ヒドロキシ基の間で，水がとれてできた結合.
▶リポたんぱく質
リポ (lipo-) とは「脂肪」を意味する接頭語. 水に不溶な脂質と親水性をもつたんぱく質が結合し, 複合体として生合成された粒子.

　TG は，3価のアルコールであるグリセロールの3つのヒドロキシ基（-OH）に，3分子の脂肪酸が**エステル結合**したもので，一般に中性脂肪（脂質）と呼ばれる. 生体内では脂肪組織や血漿中に**リポたんぱく質**（34 頁参照）として多量に存在する（図❸，❹）.

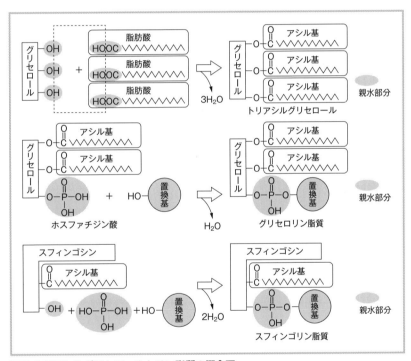

図❸ トリアシルグリセロールとリン脂質の概念図

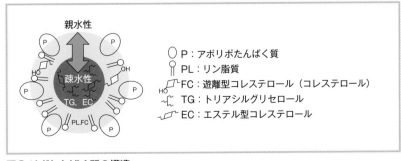

図❹ リポたんぱく質の構造

①種類

　血漿中の中性脂肪の 95 ％は TG で，食事由来（外因性）の TG と肝臓で合成された内因性 TG が存在する．外因性 TG はカイロミクロンの，内因性 TG は超低密度リポたんぱく質（**VLDL**）の主な構成成分である．

②性質

　電荷をもたず，電気的に中性であることから中性脂肪という．グリセロールのヒドロキシ基のすべてに脂肪酸が結合して**アシル基**（RCO-）となり疎水性である．グリセロールに結合する脂肪酸の種類によって化学的性質が異なる．

③代謝

　食事中の TG は胆汁酸によって**乳化**され，膵液中のリパーゼにより，グリセロールと脂肪酸に分解される．小腸の粘膜上皮細胞に吸収された後は，細胞内で再合成され，他の食事由来の脂質とともにリポたんぱく質を形成し，リンパ管（**乳び槽**）や門脈を経て肝臓や全身へと運搬される．

④**栄養学的意義**

a. **エネルギー源の貯蔵と供給**；生体内でのエネルギー源として貯蔵（最大 60 ％程度の体脂肪率まで可能）に適している．糖の供給が不足すると貯蔵 TG が分解され，エネルギーを供給する．脂肪組織に存在する TG は，**ホルモン感受性リパーゼ**により脂肪酸とグリセロールに分解される．脂肪酸は β 酸化によりアセチル CoA に変換され，最終的には電子伝達系において ATP の産生に利用される．グリセロールは解糖系や糖新生に使われる（36 頁参照）．

b. **エネルギー量**；1 g あたり 9 kcal のエネルギーを供給する．

c. **保護や保温効果がある**；皮下に貯えられるので，臓器の保護や身体の保温効果をもつ．

d. **ケトン体の生成**；β 酸化によるアセチル CoA の産生が亢進すると，余剰のアセチル CoA がケトン体に変換される．飢餓時の脳や筋肉などのエネルギー源になるが，大量に産生されると体内 pH が酸性に傾き，ケトアシドーシスを生じる．

▶ (3) リン脂質

　脂質にリン酸が結合したものをリン脂質といい，生体膜の構成成分となっている．グリセロリン脂質とスフィンゴリン脂質に大別される．

①種類

a. **グリセロリン脂質**；グリセロールに 2 分子の脂肪酸と 1 分子のリン酸が結合したものをホスファチジン酸といい，これを基本骨格とする．ホスファチジン酸のリン酸に置換基としてコリンがエステル結合したものをホスファチジルコリンという．ホスファチジルコリンは生体内にもっとも多いリン脂質で，血漿中のリン脂質の 68 ％を占める．

b. **スフィンゴリン脂質**；**スフィンゴシン**を骨格とし，脂肪酸，リン酸，および置換基が結合したものである．代表的なものは，置換基がコリンとなっているスフィンゴ

▶VLDL
very low density lipoprotein.

▶アシル基
脂肪酸のカルボキシ基から OH が外れた残基をさす．

▶乳化
脂肪を小滴にして分散させ，水に混ざりやすい形に変える働き．

▶乳び槽
「乳び」とは，脂肪あるいは遊離脂肪酸が乳化し，リンパ液に混ざった乳白色の体液を指す．乳び槽とは，下半身，骨盤，腸のリンパ液が交わる場所で，腸からの脂質がはじめて流れ込む場所．

▶ホルモン感受性リパーゼ
脂肪組織に存在し，脂肪組織中の TG をグリセロールと遊離脂肪酸に加水分解する．その活性は血糖を調節するホルモンの影響を受ける．

▶スフィンゴシン
アミノ酸であるセリンのカルボキシ基と脂肪酸であるパルミチン酸のカルボキシ基が縮合したもの．

ミエリンである.

②性質

▶両親媒性物質
1分子の中に親水基と疎水基の両方の部分をもっている化合物である.

グリセロリン脂質, スフィンゴリン脂質のどちらも **両親媒性物質**で, これらの分子の脂肪酸の部分が疎水性, リン酸と置換基の部分が親水性である. 水中では, 親水性の部分を外側に疎水性の部分が内側になることによって安定した構造を形成している. 互いに疎水部分で向き合い, 二重の層を形成したのが生体膜の基盤となっている.

③代謝

グリセロリン脂質は, ホスホリパーゼによって分解され, アラキドン酸が切断・遊離される. 末梢組織で余剰となったコレステロールを高密度リポたんぱく質

▶HDL
high density lipo-protein.

（HDL）によって肝臓に輸送する際, グリセロリン脂質から遊離した脂肪酸（アシル基）はコレステロールに転移され, エステル型コレステロールとして HDL の核となり輸送される.

④栄養学的意義

a. **細胞膜の成分**；細胞膜の大部分はリン脂質で, これにより柔軟性・流動性に富んだ性質をもつ.

b. **生理活性物質の材料**；グリセロリン脂質からホスホリパーゼによって遊離した脂肪酸は, イコサノイドの原料やエステル型コレステロールとなる.

c. **自然治癒力の強化**；脂質で構成されている膜が酸化ストレスでダメージを受けていると, 細胞の働きが悪くなる. 膜が酸化しないようにすることで, ヒトが本来もつ自然治癒力を高める.

▶ (4) ステロール

▶ステロイド骨格
A 環, B 環, C 環という六員環と3つ五員環一つからなる特有の分子構造をいう.

構造中に**ステロイド骨格**をもち, 3位の炭素にヒドロキシ基が, 17位の炭素には脂肪族側鎖が結合した化合物を, 総称してステロールという（図 **⑤**）.

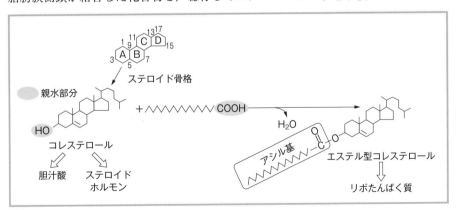

図⑤ ステロールの構造と代謝

①種類

体内には, エステル型と遊離型があり, 血漿中のコレステロールは 2/3 がエステ

ル型コレステロールとして存在し，残りの1/3が遊離型コレステロールとして存在する．

②性質

　　遊離型コレステロールは，両親媒性物質であり，エステル型コレステロールは疎水性が強く，TGとともにリポたんぱく質の中心部分（核）の成分となっている．

③代謝

　　コレステロールは，糖質や脂肪酸由来のアセチルCoAから生合成され，肝臓で1日あたり約0.8gが生合成される．これらはATP産生には用いられず，肝臓で胆汁酸へと変換され，糞便中に排泄される．食事由来のコレステロールにより，生合成は阻害される．

④栄養学的意義

a.　**エネルギー**；エネルギー源にはならない．

b.　**生体膜の構成成分**；コレステロール（遊離型コレステロール）はリン脂質とともに細胞膜の構成成分であり生体膜を強靱にしている．

c.　**神経伝達**；神経細胞の**髄鞘（ミエリン鞘）**に多く含まれ，神経伝達に寄与する．

d.　**ホルモンの材料**；コレステロールは，胆汁酸，ステロイドホルモン（性ホルモン，副腎皮質ホルモン）の原料となる．

▶髄鞘（ミエリン鞘）
ニューロンの軸索の周りに存在する絶縁性のリン脂質の層．跳躍伝導を支持する．

▶▶(5) リポたんぱく質

　　脂質は，血漿中においてたんぱく質との複合体であるリポたんぱく質という形で存在する．リポたんぱく質は，循環血液中の脂質を輸送する．

①種類

　　リポたんぱく質は，球状の凝集体である．核となる中心部に疎水性のTGやエステル型コレステロールが存在し，それが両親媒性であるリン脂質とコレステロール，および数種類の**アポリポたんぱく質**により構成される"表層"によって包みこまれた粒子である（図❹）．この表層により，リポたんぱく質は血液に馴染む輸送体となっている．リポたんぱく質は，含まれる脂質の組成やアポリポたんぱく質の量により比重（密度）が異なる．比重の軽いものから順にカイロミクロン，VLDL（超低密度リポたんぱく質），**IDL**（中間密度リポたんぱく質），**LDL**（低密度リポたんぱく質），HDL（高密度リポたんぱく質）の5種類に大別される（表❸）．

▶アポリポたんぱく質
アポ（apo-）とは「分離」を意味する接頭語．リポたんぱく質を構成しているたんぱく質のみをさす．

▶IDL
intermediate density lipoprotein.
▶LDL
low density lipoprotein.

②性質

　　リポたんぱく質に含まれるTGの量が多いほど，粒子が大きく，比重（密度）が小さい．一方，アポリポたんぱく質が多いと，比重（密度）は大きい．また，アポリポたんぱく質は，リポたんぱく質の代謝調節機能をもつ．

③代謝

a.　**食事由来（外因性）ルート**；食事から体内に取り込まれたTGは，その他の脂質とともに小腸でカイロミクロンに合成される．カイロミクロンは，リンパ管を経由して血中を移動しながらリポたんぱく質リパーゼの作用を受け，TGが分解

表❸ 各種リポたんぱく質の組成と役割

リポたんぱく質	カイロミクロン	VLDL	IDL	LDL	HDL
大きさ (径)	大				小
比　重	低				高
TG (%)	多				少
Chol (%)	<	<	<	多	>
リン脂質 (%)	少				多
たんぱく質 (%)	少				多
起源 (合成場所)	小腸	肝臓	VLDL の代謝産物		小腸・肝臓
役　割	食事由来の TG を運搬する	肝臓で生合成された TG を末梢組織へ運搬する	VLDL と LDL の中間代謝体	肝臓で生合成された Chol を組織に運搬する	余剰の Chol を末梢組織から回収し，肝臓へ運搬する

VLDL：超低密度リポたんぱく質，IDL：中間密度リポたんぱく質，LDL：低密度リポたんぱく質，HDL：高密度リポたんぱく質，TG：中性脂肪，Chol：コレステロール.

▶レムナント
リポたんぱく質が分解され生じる残り屑．内臓脂肪の蓄積にともなって血液中に増え，動脈硬化や血栓症のリスクを高める.

される．遊離したグリセロールと脂肪酸は末梢組織に分配される．TG が減り，小さくなったカイロミクロンは，**レムナント**（残物）として最終的には肝臓に取り込まれる.

b. **組織由来 (内因性) ルート**；肝臓に貯蔵されていた TG とその他の脂質は，VLDL に合成され，血中に放出される．血中で運搬される間にリポたんぱく質リパーゼの作用を受け，TG が分解されることによって，末梢組織にグリセロールと脂肪酸を分配する．保持する TG 量が減ると IDL となり，ふたたび肝臓に取り込まれる．IDL はコレステロールを主成分とする LDL となり，末梢組織に取り込まれ，コレステロールを供給する．一部の LDL は肝臓にも取り込まれる.

c. **コレステロール逆転送ルート**；HDL は，肝臓や小腸で合成され，末梢組織で余剰となったコレステロールを抜き取り，最終的には肝臓に輸送する.

④栄養学的意義

a. **カイロミクロン**；食後の血漿の乳びは，カイロミクロンの増加を反映する.

b. **脂質異常症の診断**；特定のリポたんぱく質の量的質的変動は，脂質異常症の診断に応用されている.

c. **動脈硬化の指標**；LDL は肝臓から末梢組織にコレステロールを輸送するので，LDL により必要以上にコレステロールが細胞内に蓄積されてしまうと，血管を硬化させ，動脈硬化を促進する．したがって，LDL は悪玉リポたんぱく（通称悪玉コレステロール）と呼ばれる．一方，HDL は血管壁などの細胞膜に過剰に存在するコレステロールを肝臓に転送するため，血管壁中のコレステロールの蓄積を阻止する．したがって，HDL は善玉リポたんぱく（通称善玉コレステロール）と呼ばれる．LDL の増加と HDL の減少は，心・脳血管疾患の危険因子の一つと考えられている.

3 ── 炭水化物

▶神経組織
ガラクトースを含むガラクトセレブロシド（糖脂質の一種）は脳や神経細胞に多く含まれる.

　人は，1日に必要なエネルギー量の半分以上を，炭水化物（穀類，いも類，果物など）から摂取している．炭水化物は，単糖類・少糖類・多糖類に分類され，体内では血糖，グリコーゲン，核酸，**神経組織**，ATPなどの構成成分として重要である．

▶▶ (1) 単糖類

①種類

　炭素の数により，三炭糖，五炭糖，六炭糖などに分類される．体内の単糖類は，広義にはグリセロール（図❶），乳酸・ピルビン酸（三炭糖），リボース・デオキシリボース（五炭糖）（図❷），グルコース（図❸）・フルクトース・ガラクトース（六炭糖）などが存在する．

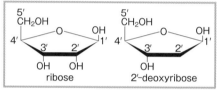 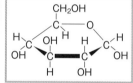

図❶ グリセロールの構造　**図❷** リボース・デオキシリボースの構造　**図❸** グルコースの構造

a. **グリセロール（$C_3H_8O_3$）**；貯蔵脂肪からエネルギーをつくる際に脂肪酸とグリセロールに分解される．グリセロールは，リン脂質や糖脂質の構成材料になる．

▶ピルビン酸
グルコースの解糖によって生じ，嫌気的条件下では乳酸となるが，好気的条件下ではピルビン酸となる.

b. **ピルビン酸（$CH_3COCOOH$）**；グルコースの**嫌気性代謝**生成物で，グルコース1分子はピルビン酸2分子へと分解される．糖新生に利用される．

c. **乳酸（$C_3H_3O_3$）**；急激な運動を行うと，筋肉の細胞内でエネルギー源として糖が分解され，ピルビン酸を経て乳酸が蓄積する．糖新生に利用される．

▶嫌気性代謝
酸素を必要としない反応経路.

d. **リボース（$C_5H_{10}O_5$）**；リボ核酸（RNA）の構成成分として細胞中に存在する（28頁参照）.

e. **デオキシリボース（$C_5H_{10}O_4$）**；デオキシリボ核酸（DNA）の構成成分として細胞中に存在する（28頁参照）.

▶縮合
グリコーゲンはアミロペクチン（グルコースの1,4結合と1,6結合がある）に似た構造で，アミロペクチンはグルコースが多数結合（縮合）したもの.
▶異性体
分子式は同じであるが，原子の結合状態や立体配置が違うため，異なった性質を示す化合物.

f. **グルコース（$C_6H_{12}O_6$：ブドウ糖）**；摂取した炭水化物が分解され，産生される．細胞の主要なエネルギー源であり，血糖として血液中を循環している．グルコース-6-リン酸へ変えられ，解糖系に入る一方で，余剰な場合は脱水**縮合**（グリコシド結合）して貯蔵炭水化物（グリコーゲン）として肝臓や筋肉に蓄えられる．

　食後数時間が経過し，腸管からの単糖類の供給（吸収）がなくなると，肝臓に貯蔵されていたグリコーゲンがグルコースに分解され，これがグルコースとして血液中に放出されて血糖となる．血糖値は，空腹時では一般的に血液100 mL中に80〜100 mg（0.08〜0.1 ％）の範囲で維持されている．

g. **フルクトース（$C_6H_{12}O_6$）**；グルコースの**異性体**．グルコースよりもすみやか

に分解して解糖系に入る.

h. **ガラクトース（$C_6H_{12}O_6$）**：脳や神経組織にある糖脂質（セレブロシド）の重要な構成成分で，ガラクトースは**ウリジンニリン酸（UDP）誘導体**を経由し，グルコース-6-リン酸へ変えられ解糖系に入る.

▶ウリジンニリン酸（uridine diphosphate）誘導体
ガラクトースが UDP-ガラクトース-4-エピメラーゼでグルコース-6-リン酸へ変えられる経路（ルロワール経路）に働く.

②性質

単糖は，それ以上加水分解されない糖類で単純糖ともいう.一般に水溶性で，結晶性の無色固体である.複数の単糖が結合（脱水縮合）して多糖を形成する.構造中にアルデヒド基（-CHO）をもつものをアルドース（リボース・グルコース・ガラクトース）といい，ケト基（>C=O）をもつものをケトース（フルクトース）という.アルデヒド基やケトン基を総称してカルボニル基（-C(=O)-）という.

単糖には，分子内の一部が変化し生成したアルドン酸（D-グルコン酸），ウロン酸（D-グルクロン酸），糖アルコール（キシリトールなど）のような誘導体がある.単糖は，通常，炭素，水素，酸素しか含まれないとされるが，アミノ糖のように窒素を含むものや，ほかにもリン，硫黄などを含む誘導体もある.

③代謝

食物として体内に摂取された炭水化物（主にでん粉）は，唾液，膵液アミラーゼによる管腔内消化で少糖類に分解され，腸液の作用による膜消化を経て単糖に加水分解され，小腸壁から細胞膜中の膜たんぱく質を経由して吸収される（表❶）.

表❶ 糖類の消化と吸収

糖類分解酵素	分泌器官	働く場所	含まれる液	基　質	→	生成物	
α-アミラーゼ（プチアリン）	唾液腺	口腔	唾液	でん粉	→	デキストリン，マルトトリオース（グルコースが3つ結合），マルトース	管腔内消化
α-アミラーゼ（膵液アミラーゼ）	膵臓の外分泌腺	十二指腸	膵液	デキストリン	→	マルトース（麦芽糖）	
グルコアミラーゼ（マルターゼ）				マルトース，マルトトリオース	→	グルコース（ブドウ糖）　＋　グルコース	膜消化
イソマルターゼ				イソマルトース	→	グルコース（ブドウ糖）　＋　グルコース	
スクラーゼ	腸腺	小腸	腸液	スクロース（しょ糖）	→	フルクトース（果糖）　＋　グルコース	
ラクターゼ				ラクトース（乳糖）	→	ガラクトース（脳糖）　＋　グルコース	

これらの単糖は，門脈を経由して肝臓に運ばれ，フルクトースとガラクトースはグルコースに変換される.グルコースはリン酸化され解糖系・酸化的脱炭酸反応・クエン酸（TCA）回路で完全分解されて，最終的には水と二酸化炭素になる（図❹）.

a. **解糖系**：グリコーゲンまたはグルコースからグルコース-6-リン酸を経て，ピルビン酸または乳酸を生じる代謝経路.嫌気的に酸素を消費しないで行われる.

b. **酸化的脱炭酸反応**：ピルビン酸が細胞質基質からミトコンドリア内へ輸送される過程で，アセチル CoA を生じる代謝経路であり，好気的環境で進行し，補酵素としてビタミン B_1 を必要とする.

c. **クエン酸（TCA）回路**：アセチル CoA がオキサロ酢酸と結合してクエン酸となり，順次分解されながら ATP を産生して，最終的に二酸化炭素と水になる好気

的代謝経路である.

d. **コリ回路**；嫌気的条件下の筋肉で産生された乳酸を肝臓でグルコースに戻し（糖新生），血糖を筋肉に供給するエネルギー循環経路である.

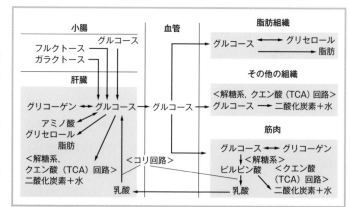

図❹ 糖質の代謝

e. **グルコース‐アラニン回路**；筋肉にてグルコース由来のピルビン酸からつくられたアラニンを血中に放出し，これを肝臓でグルコースに戻し（糖新生），血糖を筋肉に供給するエネルギー循環経路である.

④**栄養学的意義**

a. **エネルギー源**；1gあたり約4kcalのエネルギーとなる.

b. **ATP産生**；理論値ではあるが，グルコース1分子から38分子のATPが産生される.

c. **糖尿病の血糖コントロール状態**；血糖値やHbA1c（糖化ヘモグロビン）などは血糖コントロールの状態，ひいては糖尿病の進行状態を評価する指標となる.

d. **吸収が速い**；分子量が小さいので吸収が速く，グルコース，グリコアルブミンは低血糖症状からの回復に役立つ.

e. **疲労回復効果**；食品中のグルコースやフルクトースは甘味を有し摂取することで，精神的慰労感が得られ，かつ，エネルギー源として疲労回復効果がある.

▶▶ (2) その他の糖類

①種類

　食物中のでん粉が分解する過程で主として腸内に短時間存在し，酵素によって2個の単糖類になるラクトース・スクロース・マルトース（二糖類）と単糖類が数個結合したオリゴ糖（少糖類），グルコースの貯蔵形態として，多数縮合したグリコーゲン（多糖類）がある（図❺〜❽）.

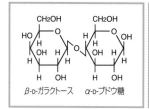

図❺ ラクトースの構造

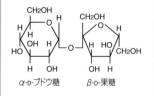

図❻ スクロースの構造

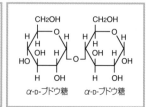

図❼ マルトースの構造

a. **ラクトース（乳糖）**；腸液のラクターゼによりグルコースとガラクトース1分子ずつに分解する．

b. **スクロース（蔗糖）**；腸液のスクラーゼによりグルコースとフルクトース1分子ずつに分解する．

c. **マルトース（麦芽糖）**；腸液のマルターゼによりグルコース2分子に分解する．

d. **オリゴ糖**；単糖類が3～8個結合したもの．そのうち，難消化性オリゴ糖は，腸内細菌により利用され，これから短鎖脂肪酸が産生される．

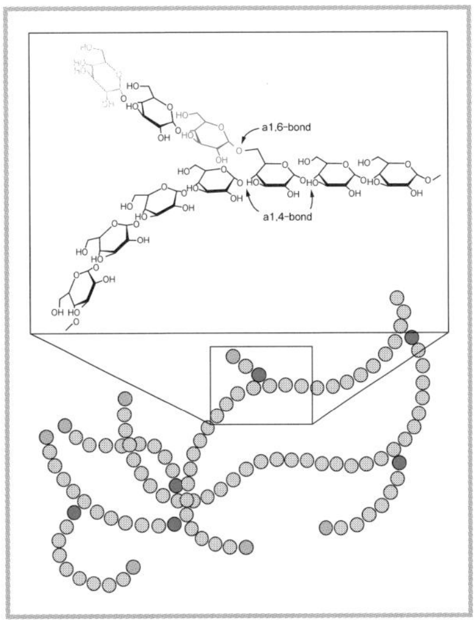

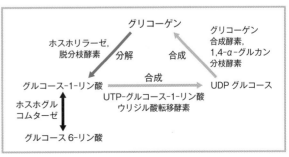

図⑧ グリコーゲンの構造

e. **グリコーゲン**；グルコースが多数縮合した動物性の貯蔵炭水化物で筋肉や肝臓に蓄えられる．

②性質

ラクトースは，でん粉の分解産物以外には乳腺でもつくられ，母乳中（約7％）に存在する．ラクターゼ活性の少ない成人では**乳糖不耐症**を起こす．ラクトースが分解されて生じるグルコースはエネルギー源に，ガラクトースは神経細胞などの構成成分となる．分解されなかったラクトースは，大腸で**プロバイオティクス**（例，乳酸菌）の作用を受けて乳酸になる．カルシウムや鉄分の吸収を助け，整腸作用などの働きがある．

プレバイオティクス（例，難消化性オリゴ糖）は，腸内細菌により利用され，乳酸菌やビフィズス菌の増殖因子になるとともに，**有害菌（悪玉菌）**を減らして腸内環境を整える作用がある．

グリコーゲンは，食直後の成人の肝臓には約8％（100 g＝600 kcalのエネルギーになる）含まれている．骨格筋（筋肉）中では，骨格筋重量の1～2％程度（約300 g）しか貯蔵できないものの，総量では筋肉中のもののほうが肝臓のそれより多くなる．

③代謝

グリコーゲン代謝・分解は，**グリコーゲン合成酵素**と**グリコーゲンホスホリラーゼ**の活性によって調節されている（図⑨）．ホスホリラーゼで分解されたグリコーゲンは，グルコース1-リン酸になり，さらにグルコース6-ホスファターゼ（G6-Pase）の作用でグルコース6-リン酸をグルコースに代謝する．肝細胞は，G6-Paseが存在するためグリコーゲンを分解して血糖として放出するこ

図⑨ グリコーゲンの合成と分解

ホスホリラーゼ，脱分枝酵素　分解
グリコーゲン
合成　グリコーゲン合成酵素，1,4-α-グルカン分枝酵素
グルコース-1-リン酸
合成
UTP-グルコース-1-リン酸ウリジル酸転移酵素
UDPグルコース
ホスホグルコムターゼ
グルコース6-リン酸

▶乳糖不耐症
乳糖（ラクトース）を摂取した後で，水様下痢，腹痛，腹鳴などが起こる状態．
▶プロバイオティクス
人体に良い影響を与える微生物（善玉菌），または，それらを含む製品，食品のこと．
▶プレバイオティクス
プロバイオティクスの増殖を促進する物質．オリゴ糖・食物繊維．
▶有害菌（悪玉菌）
身体に悪い影響を及ぼすとされるウェルシュ菌・ブドウ球菌・大腸菌（有毒株）など，病気の引き金や，老化を促進するなど健康を阻害する．
▶グリコーゲン合成酵素
グリコーゲンシンセターゼ．UDPグルコースからグリコーゲンを合成し，炭水化物の貯蔵を促す酵素．
▶グリコーゲンホスホリラーゼ
グリコーゲンの分解を触媒するアロステリック酵素で，H⁺供与体としてピリドキサールリン酸（ビタミンB₆）を必要としている．

とができる．一方，筋肉には G6-Pase が存在しないので，低血糖時でも筋肉中のグリコーゲンをピルビン酸（さらに還元して乳酸になる）に分解してエネルギーを生成させるのみで，血糖を放出することはできない．

　肝臓のグリコーゲンは，主に食間期における血糖値の維持（低血糖の回避）のために蓄積されているのに対し，筋肉のグリコーゲンは，全力疾走のような激しい運動も含め筋収縮によるエネルギー不足を補うことに貢献する．

④栄養学的意義

a. **血糖値の維持**；飢餓などで栄養素の補給がない場合は，肝臓のグリコーゲンが分解されて血糖値を維持する．

▶ガラクトース血症
ガラクトースを代謝する酵素を欠くために生じる遺伝的疾患で，血中のガラクトース量が増大する先天性炭水化物代謝異常症の一つ．

b. **エネルギーの蓄積**；肝臓や筋肉組織のグリコーゲン貯蓄量には限界があり，過剰に摂取した炭水化物は，脂肪組織で中性脂肪となり，体脂肪として皮下や腹腔内に蓄えられ，この状態が長時間続くと肥満となる．

c. **疾病との関連**；ラクターゼ活性が低いと乳糖不耐症となり下痢などを生じる．糖代謝の遺伝的な異常症である**ガラクトース血症**の患者は，ラクトースの摂取を控える必要がある．

▶▶ (3) 食物繊維

①種類

▶陽イオン交換能
陽イオンを吸着・保持する能力．食物繊維がマイナスに荷電していることで，陽イオンを引き付け，保持できる能力のことで，Na^+を吸着できる場合には，高血圧を緩和させる効果が期待できる．

　水溶性と不溶性食物繊維に大別される．水溶性のなかでも難消化性糖質は，比較的低分子で，難消化性オリゴ糖と糖アルコールのことをさすことが多い（表❷）．

②性質

　食物繊維は，水分を吸収する作用が強く，数倍から十数倍に膨潤する．**陽イオン交換能**，有機化合物の吸着能や**ゲル形成能**がある．水溶性食物繊維は粘度の強い**ゾル**を形成し，コレステロールの吸収を抑制させるほか，食物成分を拡散する速度を遅らせ，食後血糖値の急激な上昇を抑える．

▶ゲル形成能
食物繊維でよくみられ，その濃度の増大によって粘度が上昇し，ゲル化（ゼリー化）する性質．分子同士が絡まり合い網目のような構造がつくられ，その隙間には多量の水を保持することができる．

③代謝

　食物繊維は，消化酵素では分解されないため，小腸で吸収されないが，大腸で腸内細菌によって分解（発酵）される．水溶性食物繊維は微生物の発酵によりガス（二酸化炭素，水素，メタンなど）や短鎖脂肪酸（酢酸，プロピオン酸，酪酸など）を産生する．短鎖脂肪酸は，大腸で吸収されエネルギー源として利用される．

▶ゾル
ゲルに対する語．液体の分散媒中に主に固体の分散質が均一分散し，かつ流動性を保持しているもの．

④栄養的意義

a. **整腸作用**；有用菌（善玉菌）を増殖させ，有害菌の増殖を抑制することで，**腸内細菌叢**を改善し，大腸の蠕動運動を促進して排便回数と便量の増加から便秘を予防する．

　　その一方で，過剰な摂取は，腸管運動の低下した患者でイレウス（腸閉塞）のリスクを高める．

b. **う歯（虫歯）の予防**；不溶性食物繊維は口腔内で咀嚼回数を増やし，唾液の分泌量を増加させる．

表❷ 食物繊維の分類と主な成分

ここでの食物繊維は"ヒトの消化酵素で消化されない食物中の難消化性成分の総体"として，広義に捉えられている.

物質の性質		物質の状態		物質名	主な含有食品
非でん粉性	不溶性（水に溶けない）	植物の細胞壁		セルロース	ごぼう，穀類のふすま，玄米，大豆
				ヘミセルロース	
				リグニン	豆類，ごぼうなどの根菜類，ココア
				ペクチン（低分子だと水溶性）	かんきつ類（とくに果皮，熟すと水溶性），だいこん，キャベツ
		菌類の細胞壁		β-グルカン	干ししいたけ，きくらげ，パン酵母
		甲殻類の殻や菌類の細胞壁		キチン，キトサン	かにの甲羅，えびの殻，いかの軟骨，きのこ類
	水溶性（水に溶ける，高分子）	植物の粘性物質		アラビアガム	アラビアゴムノキの樹脂
				グァーガム	グァー豆の胚乳
				グルコマンナン	こんにゃく
				イヌリン	きくいも，ゆりね，ごぼう
		海藻の粘性物質		アガロース，アガロペクチン	寒天
				フコダイン	昆布，わかめ，もずく
				アルギン酸ナトリウム	褐藻類
				カラギーナン	紅藻類
		動物の粘性物質		ムチン	動物の上皮細胞
				コンドロイチン硫酸	動物の軟骨
	水溶性（水に溶ける，低分子）	植物の粘性物質		ポリデキストロース	グルコース，ソルビトール，クエン酸を混合し高温で重合させた人工物
		難消化性糖質	難消化性オリゴ糖	メイオリゴ（フラクトオリゴ糖）	たまねぎ，にんにく，バナナ
				オリゴガラクトース（ガラクトオリゴ糖）	母乳や乳製品
				ラフィノース（ビートオリゴ糖）	てんさい（砂糖大根）
				スタキオース（大豆オリゴ糖）	大豆
				セロビオース（セロオリゴ糖）	とうもろこしの茎
				キシロビオース（キシロオリゴ糖）	たけのこやとうもろこし
			糖アルコール	エリトリトール	メロン，ブドウや梨などの果実や醤油・味噌・清酒などの発酵食品
				キシリトール	いちご，カリフラワー
				ソルビトール	じゃがいも，とうもろこしなどのでん粉から製造する添加物
				マンニトール	こんぶ類やきのこ類
				ボレミトール	紅藻，菌類，蘚類など
でん粉性		レジスタントスターチ（難消化性でん粉）			雑穀や豆
		難消化性でん粉（水溶性である）			とうもろこしのでん粉分解物から製造．天然では熟した果実にも存在

▶腸内細菌叢
腸内フローラ，ヒトなど動物の腸内で一定のバランスを保ちながら共存している多種多様な腸内細菌の集まり.

c. 血糖上昇の遅延；ペクチンやグルコマンナンは，グルコースの吸収を遅らせ，食事成分の消化吸収能力の低下させることで血糖値上昇を遅らせるとともに，インスリンの分泌減少をもたらす.

d. 血圧上昇抑制；アルギン酸カリウム塩は，腸内で Na^+ と K^+ との交換反応によって，ナトリウムの便中への排泄を促進し，血圧上昇を抑制する.

e. コレステロール排泄作用；胆汁酸やコレステロールを吸着させて，小腸における吸収を阻害し，体外への排泄を促す.

f. がん発症の予防；不溶性食物繊維は，保水性やゲル形成能により，発がん物質や発がん促進物質が腸内を通過する時間を短縮させ，がんの発生を予防する.

g. エネルギー源；食物繊維全体としては，0〜2 kcal/g のエネルギーを産生する．短鎖脂肪酸は 4 kcal/g，難消化性炭水化物は 3 kcal/g，そのほかは 0 kcal/g とされる.

4 —ビタミン

　　必要量は微量であるが，生命維持のために重要な働きをする生体に不可欠な栄養素である．体内ではほとんど合成されないか，合成されても必要量に満たされないために，食事などから摂取しなければならない．脂溶性ビタミンと水溶性ビタミンがある．

▶ (1) 脂溶性ビタミン

　　脂溶性ビタミン4種類とその特徴を表❶に示す．

表❶ 脂溶性ビタミン

名　称	化合物名	機　能	欠乏症・過剰症	主な供給源	腸内細菌合成その他	血中輸送その他
ビタミンA	レチノール，レチナール，レチノイン酸	ロドプシンの成分，細胞の増殖や分化の調節	欠乏症：夜盲症，皮膚・粘膜の角化異常 過剰症：頭蓋内圧亢進	にんじん，かぼちゃ，レバー	×	レチノール結合たんぱく質
ビタミンD	エルゴカルシフェロール，コレカルシフェロール	血中カルシウム濃度の調節，骨代謝	欠乏症：くる病，骨軟化症，骨粗鬆症 過剰症：高カルシウム血症，腎不全	魚類，きのこ類	×	ビタミンD結合たんぱく質
ビタミンE	トコフェロール	過酸化脂質の生成抑制	欠乏症：溶血性貧血 過剰症：なし	アーモンド，だいこん葉	×	VLDL，LDL
ビタミンK	フィロキノン，メナキノン	血液凝固因子の合成	欠乏症：血液凝固障害 過剰症：なし	しゅんぎく，納豆	○	VLDL，LDL

①ビタミンA（レチノール，カロテノイド）

a. **種類**；レチノール，レチナール，レチノイン酸に分類され，これらを総称してレチノイドという．カロテノイド（プロビタミンA）は，カロテン類（$\alpha \cdot \beta$カロテン）とキサントフィル類（**ルテイン**など）に分類される．

b. **性質・含有食品**；ビタミンAは，免疫機能，視覚，生殖，細胞情報伝達などさまざまな生体機能に関与している．レチノールは，主に動物性食品（レバー・魚介類）に含まれており，体内ではレチノール，レチナール，レチノイン酸の3種の活性型で作用している．β-カロテンはもっともビタミンA活性が高く（ビタミンAの約1/12の作用），緑黄色野菜に多い．

c. **代謝**；小腸で吸収されたレチノールは，胆汁酸と**ミセル**を形成し，脂肪と一緒に吸収され，血液中に入る．カロテノイドは，小腸で分解されレチナールとなり，酸化されレチノイン酸となり，さらに還元されてレチノールとなる（図❶）．血液中のレチノールは，アルブミンと結合して各組織に運ばれ，細胞内に取り込まれる．

▶VLDL
very low density lipoprotein. 超低密度リポたんぱく質. 肝臓から組織へコレステロールを運ぶ役割がある.

▶LDL
low density lipoprotein. 低密度リポたんぱく質. 血清リポたんぱく質の主要分画の一つで，肝臓でつくられたコレステロールを運ぶ働きをする.

▶ルテイン
ほうれんそうやケールなどの緑葉野菜，卵黄，動物脂肪に含まれる．生体内では酸化防止剤として作用する.

▶ミセル
溶液中で，界面活性剤などの分子がある濃度以上になると，急に集合して生じるコロイド状の粒子.

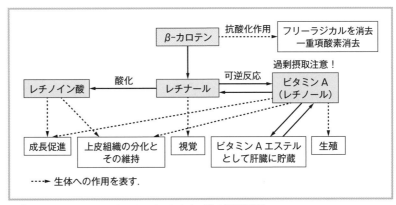

図❶ レチノール，レチナール，レチノイン酸の相関関係

レチナールは，**オプシン**と結合して**ロドプシン**をつくり，網膜の視細胞で光認識の初期段階として働く．

d. **栄養的意義**；ビタミン A 量は，レチノール活性当量表示（μgRAE）で示される．欠乏は先進国ではまれであるが，小児（早産児）や妊婦でリスクが高く，**夜盲症**になり，角膜乾燥症や成長障害がみられる．また，開発（発展）途上国では，ビタミン A 欠乏による易感染性と下痢の重症化，麻疹による死亡率の上昇が報告されている．

②ビタミン D（カルシフェロール）

a. **種類**；側鎖構造の違いでビタミン D_2 からビタミン D_7 の 6 種類がある．高い生理活性を示すのは，ビタミン D_2（エルゴカルシフェロール）とビタミン D_3（コレカルシフェロール）の 2 種類である．

ビタミン D_2 は，植物性食品に由来し，ビタミン D_3 は動物性食品に由来するが，天然食品では限定されており，近年はサプリメントとして多くの食品に添加されている．

ビタミン D に変化するものをプロビタミン D といい，皮膚への**紫外線**曝露により体内で合成が促進される．

b. **性質・含有食品**；ビタミン D_2 は酵母・きのこ類，ビタミン D_3 は動物性食品（さけ，さんま，いわしなど）に多く含まれる．

c. **代謝**；脂肪の吸収と同様に小腸上部で吸収され，カイロミクロン中をリンパ管経由で体内循環系へ入り，脂肪や肝臓に貯蔵される．これらは生物学的に不活性で，ビタミン D は，肝臓で 25 位が活性化され，腎臓で 1 位が水酸化され，1-25 ジヒドロキシカルシフェロールとなる．これが活性型ビタミン D と言われ生理活性をもつ（図 ❷）．

活性型ビタミン D は，カルシウム代謝において，腸からの吸収促進と尿への排泄抑制により，血中濃度を高め，骨形成を促進し骨密度を高める．

d. **栄養的意義**；ビタミン D 量は，重量（μg）で表示し，1 IU＝0.025 μg に相当する．また，過剰症は存在するものの，健常成人では活性型を 250 μg/日までの摂取は安全とされ，転倒や骨折のリスクを低下させることから，高齢者では，サプリメ

▶カルシジオール
通常は 25-ヒドロキシコレカルシフェロールと呼ばれる.
▶カルシトリオール
通常は 1,25-ジヒドロキシコレカルシフェロールと呼ばれる.

▶α-トコフェロール
生理作用を 100 とした場合, β-トコフェロールの生理作用は 40, γ-トコフェロールは 10, δ-トコフェロールは 1 とされている.
▶活性酸素
大気中に含まれる酸素分子が, より反応性の高い化合物に変化した酸素で, ヒドロキシルラジカルや過酸化水素などである. 細胞内の DNA を損傷する.

ント摂取が推奨されている.

③ビタミンE（トコフェロール）

a. **種類**；8 種類の同族体があるが, 組織に取り込まれて利用されるのは, **α-トコフェロール**である.

b. **性質・含有食品**；抗酸化作用を特徴とし, 光・熱, **活性酸素**といった酸化刺激から細胞を保護する. 主に種実類・魚介類・植物油脂類などに多い.

c. **代謝**；摂取したビタミン E は, 胆汁酸によってミセル化され小腸から吸収され, カイロミクロンに取り込

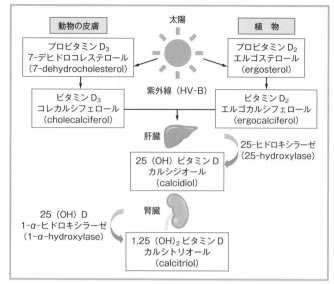

図② ビタミンDの合成・代謝

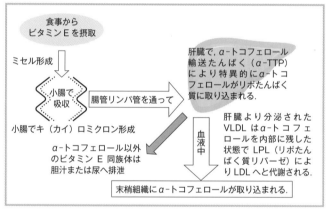

図③ 生体内のビタミンE代謝

まれて肝臓に運ばれる. 肝臓では, ビタミン E 同族体のうち, α-トコフェロールが優先的に輸送たんぱく質に結合し, 肝細胞内を輸送され, VLDL に取り込まれて血流中に移行し, LDL に変換されて各組織に運搬される（図③）. 他のビタミン E 同族体は, 肝細胞内で代謝される.

d. **栄養的意義**；ビタミン E 量は, α-トコフェロール重量（mg）で示される. ビタミン E は生体膜に存在し, 不飽和脂肪酸の酸化を防ぐ働きがある. 不足により, 神経や筋障害の症状がみられる. 過剰摂取は, 一般的な食事ではみられない. 抗酸化作用から健康増進効果は高いとされるが, 生活習慣病の予防効果については, 明確なエビデンスは得られていない.

④ビタミンK（フィロキノン, メナキノン）

a. **種類**；天然に存在するビタミン K は 2 種類あり, 食品中のビタミン K_1（フィロキノン）と, 腸内細菌によって合成されるビタミン K_2（メナキノン）がある. ビタミン K_2 には 11 種類の同族体があるが, このなかで食品に多く含まれるのは, 動物性食

品に広く分布するメナキノン-4と，納豆菌によって産生されるメナキノン-7である．フィロキノン・メナキノン-4・メナキノン-7を総称してビタミンKと呼ぶ．

b. **性質・含有食品**；空気と熱に対して安定だが，アルカリや紫外線に対しては不安定である．ビタミンK_1は，緑黄色野菜・藻類・緑茶類・植物油脂類・納豆類に多く含まれる．

c. **代謝**；摂取したビタミンKは，胆汁酸や膵液と混合され，小腸で吸収された後，カイロミクロンに取り込まれて肝臓に運ばれる．その後，肝臓でリポたんぱく質に取り込まれて血中を介して末梢組織へ運搬される．

▶血液凝固の遅延
ビタミンKは血液凝固を促進する働きと抑制する働きの両方に関与し，血液凝固の促進因子と抑制因子の両方を活性化させる働きがある．

d. **栄養的意義**；ビタミンKは，グルタミン酸をγ-カルボキシグルタミン酸に変換するときの補酵素であり，血液凝固を促進する．そのためワルファリン（抗凝固薬）服用者では，ビタミンK含量の多い食品の摂取が禁止される．一方，不足では，鼻血，胃腸からの出血，月経過多，血尿，**血液凝固の遅延**などの症状が現れる．成人での不足はまれであるが，新生児や乳児では消化管からの出血（新生児メレナ）がみられる．

▶(2) 水溶性ビタミン

水溶性ビタミン9種類とその特徴を表❷に示す．

表❷ 水溶性ビタミン

名称		化合物名	機能	欠乏症・過剰症	主な供給源	腸内細菌合成 その他	血中輸送 その他
ビタミンB群	ビタミンB_1	チアミン	炭水化物代謝の補酵素	欠乏症：脚気，疲労感，ウェルニッケ-コルサコフ症候群 過剰症：なし	ぶた肉，はいが精米，にんにく	×	
	ビタミンB_2	リボフラビン	フラビン酵素の補酵素	欠乏症：口角炎，口唇炎，皮膚炎 過剰症：なし	乳製品，卵類	○	
	ビタミンB_6	ピリドキシン，ピリドキサール，ピリドキサミン	アミノ酸代謝の補酵素	欠乏症：口角炎，口唇炎，皮膚炎 過剰症：知覚神経障害	ピーマン，鳥肉類	○	
	ビタミンB_{12}	コバラミン	メチル基転移酵素の補酵素	欠乏症：巨赤芽球性貧血（悪性貧血） 過剰症：なし	かき（貝），魚類	○	トランスコバラミン（吸収時は内因子と複合体を形成する）
	ナイアシン	ニコチン酸，ニコチンアミド	酸化還元反応の補酵素	欠乏症：ペラグラ 過剰症：消化管および肝臓障害	牛肉，魚類	×（トリプトファンから合成）	
	パントテン酸	パントテン酸	炭水化物代謝，脂質代謝，アミノ酸代謝の補酵素	欠乏症：成長障害 過剰症：なし	米，小麦，鳥肉類	○	
	葉酸	プテロイルモノグルタミン酸	核酸合成の補酵素	欠乏症：巨赤芽球性貧血，高ホモシステイン血症（動脈硬化） 過剰症：なし	レバー，えだまめ，キャベツ	○	
	ビオチン	ビオチン	炭酸固定反応の補酵素	欠乏症：皮膚炎 過剰症：なし	卵類，乳製品	○	
ビタミンC		アスコルビン酸	抗酸化，コラーゲン合成	欠乏症：壊血病 過剰症：なし	果実類，野菜類，じゃがいも	×	

▶TMP
thiamine monophosphate.
▶TPP
thiamine pyrophosphate.
▶TTP
thiamine triphosphate.

①ビタミンB_1（チアミン）

a. **種類**；チアミン1リン酸（TMP），チアミン2リン酸（TPP），チアミン3リン酸（TTP）の3種類のリン酸エステルがある．

b. **性質・含有食品**；酸性では安定であるが，アルカリ性，熱には不安定である．含有食品は，ぶた肉，豆類，種実類，穀類などである．

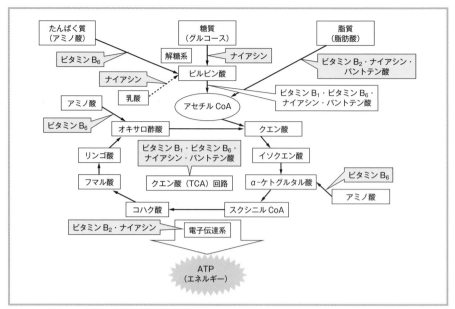

図❹ ビタミン B 群の補酵素と活性エネルギー代謝

c. **代謝**；摂取したビタミン B_1 は，小腸から吸収され，補酵素（図 ❹）として利用され，その後は，尿中や糞便中に排泄される．

d. **栄養的意義**；ビタミン B_1 のリン酸エステルは，体内でいったんビタミン B_1 となって吸収されるが，ふたたびリン酸化される．歴史的には白米食によるビタミン B_1 不足で脚気が流行し，国民病として取り上げられ，近年でも若年者の高炭水化物食による発症が問題となっている．ほかに腱反射減弱，四肢脱力，運動神経障害や**ウェルニッケ（Wernicke）脳症**，**コルサコフ症候群**なども生じる．

②ビタミン B_2（リボフラビン）

a. **種類**；体内に吸収されると，フラビンモノヌクレオチド（**FMN**），およびフラビンアデニンジヌクレオチド（**FAD**）に変換される．体内では主に電子伝達系の補酵素（$FADH_2$）の形で存在する（図 ❺）．

▶ウェルニッケ脳症
ビタミン B_1 欠乏症により，記憶障害をともなう運動失調や眼球運動障害を起こす．外側に目を動かせなくなり，寄り目になってしまう．

▶コルサコフ症候群
健忘症候群．失見当識，記銘力障害，健忘，作話を主症状とする．慢性アルコール中毒，頭部外傷，一酸化炭素中毒などでみられる．

▶FMN
flavin mononucleotide.

▶FAD
flavin adenine dinucleotide.

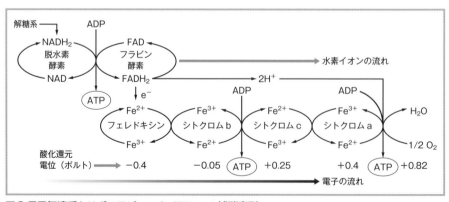

図❺ 電子伝達系とリボフラビン・ナイアシンの補酵素型

b. **性質・含有食品**；黄色〜橙黄色で，水には溶けにくく，エタノール，エーテルに

は不溶である. 中性, 酸性, 酸素には安定, アルカリや光には不安定である. 含有食品は, レバー・魚類・牛乳および乳製品・卵類・きのこ類・納豆類などである.

c. 代謝；摂取したビタミン B_2 は, 小腸から吸収され, 細胞内で酵素によって FMN や FAD になる. リボフラビンは, 主要臓器で一定量保持される.

d. 栄養的意義；三大栄養素の代謝にかかわる補酵素として働く（図❹）. 成長促進, 皮膚や粘膜の保護作用がある. 不足の場合, 成長障害, 脂漏性皮膚炎, 口内炎などを起こす.

③ナイアシン（ニコチン酸）

a. 種類；遊離型としてニコチン酸, ニコチン酸アミド（Nam）がある. 生体内では, 補酵素型のヌクレオチド（$NADH_2$）やニコチンアミドアデニンジヌクレオチドリン酸（NADP）として存在する（図❺）.

b. 性質・含有食品；ナイアシンは, 中性, 酸性, アルカリ性, 酸素, 光, 熱に対して安定である. ニコチン酸や Nam は熱水にはきわめて溶けやすい. 動物性食品・ひらたけ・らっかせいに多い.

c. 代謝；植物性食品中ではニコチン酸, 動物性食品中では Nam として存在し, どちらも小腸ですみやかに吸収される.

　　ニコチン酸は肝臓に取り込まれた後, Nam に変換され, 各組織に放出される. 肝臓ではトリプトファンから Nam を合成することができる（トリプトファンの 1/60 が転換される）. ヒトではニコチン酸や Nam は代謝されて尿中に排泄される.

d. 栄養的意義；**酸化還元反応**に関与する酵素の補酵素として働く（図❹）.
　　ナイアシン不足の疾患として**ペラグラ**があり, 皮膚炎, 下痢, 精神神経障害が生じる. ペラグラはアルコール依存症患者でもみられ, たんぱく質やビタミンとともに, ナイアシンも不足することがある. 過剰摂取により皮膚に紅潮や痒疹がみられ, 重症化すると肝機能障害が起こる.

④ビタミン B_6（ピリドキシン）

a. 種類；ピリドキシン, ピリドキサール, ピリドキサミンがある.

b. 性質・含有食品；白色から微黄色で水に溶けやすく, エタノールには溶けにくい. また, 光に対して不安定である. 肉類や魚類, 種実類, 野菜類などに含まれる.

c. 代謝；摂取したビタミン B_6 は, 小腸で吸収される. 吸収されたビタミン B_6 は, 肝臓に運ばれ, 肝臓の細胞中でピリドキサールキナーゼにより, リン酸化される.

d. 栄養的意義；さまざまな代謝において補酵素として作用する. とくにアミノ酸代謝におけるアミノ基転移反応は, **生理活性アミン**の合成に働き, 神経伝達にかかわる（図❹）. また, ピリドキサールには, ホルモンの作用を調節する働きがある.
　　不足により湿疹, 口角炎, 舌炎, 脂漏性皮膚炎, 貧血, 麻痺性発作, 聴覚過敏, 脳波異常, 免疫力低下などが起こる.

⑤パントテン酸

a. 種類；パントテン酸誘導体のほかに, **パンテテイン誘導体**と**コエンザイム A**

▶酸化還元反応
電子が供与体分子から受容体分子に転移する反応.
▶ペラグラ
皮膚炎, 下痢が主な症状で, 顔面, 頸部や手足などの日光に当たる部分に両側性, 左右対称性に発赤, 水疱, かさぶたの形成や褐色の色素沈着などが生じる.
▶生理活性アミン
体内でたんぱく質やアミノ酸などから合成され, わずかな量で生物の生理や行動に何らかの特有な作用を示し, 身体の働きを調節する物質. セロトニン, ドーパミン, アドレナリン, ヒスタミンなど.
▶パンテテイン誘導体
パントテン酸にシステインが付加したもの.
▶コエンザイム A
(CoA) 誘導体
パンテテインがアシル化されたもの.

（CoA）**誘導体**がある．

b. **性質・含有食品**；黄色の粘性液状物質で，水によく溶けるが，酸，アルカリにより分解される．鶏肉やきのこ類に多い．

c. **代謝**；食品中のパントテン酸は，CoAやホスホパンテテイン誘導体として存在し，CoAやホスホパンテテイン誘導体はパントテン酸となり吸収される．

d. **栄養的意義**；食事から摂取するほか，腸内細菌叢によってもわずかに合成される．CoAやホスホパンテテインは補酵素の構成成分として，生体内では糖代謝や脂肪酸代謝において重要な働きをする（図 ❹）．欠乏症では，エネルギー代謝やコレステロール生合成の低下による成長障害がみられる．

⑥葉酸

a. **種類**；葉酸活性をもつ構造類似体の総称で，生体内や食品中では多様な形態で存在する．食品中では多くが**ポリグルタミン酸型葉酸**で，加工食品などに添加されている葉酸は**モノグルタミン酸型葉酸**である．

> ▶**ポリグルタミン酸型葉酸**
> 通常の食品中葉酸（プテロイルグルタミン酸）は，ほとんどが複数のグルタミン酸が結合した形の葉酸である．
> ▶**モノグルタミン酸型葉酸**
> グルタミン酸が一つ結合した形の葉酸．

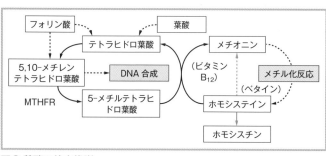

図❻ 葉酸の体内代謝

b. **性質・含有食品**；酸やアルカリには溶けるが，純水やエタノールにはほとんど溶けず，アセトン，エーテル，クロロホルム，ベンゼンに不溶である．光に対して不安定である．レバーや緑黄色野菜・あまのりに多い．

c. **代謝**；摂取された葉酸は小腸で加水分解酵素により，モノグルタミン酸型になり，吸収されて補酵素として働き，DNA合成などにかかわる（図 ❻）．血漿中では主にメチルテトラヒドロ葉酸として存在している．肝臓などの臓器では，脱メチル化とグルタミン酸などの修飾を受けポリグルタミン酸型として存在する．また，葉酸は主に胆汁，膵液中に排出され，**腸肝循環**し，一部は尿から排泄される．

> ▶**腸肝循環**
> 体内の生体物質などが，胆汁とともに胆管を経て十二指腸管内にいったん分泌された後，腸管から再吸収され門脈を経て肝臓に戻る循環のこと．
> ▶**神経管閉鎖障害**
> 胎生期の神経組織との分離障害のため起こる神経障害．二分脊椎などがある．

d. **栄養的意義**；妊娠初期は，胎児の脳や神経，心臓などの器官がつくられる時期で，細胞の増殖に必要なDNAの合成を促す葉酸が必要とされる．妊娠初期に葉酸不足または葉酸の吸収・代謝を妨げるアルコールを大量に摂取していると，細胞の増殖が停滞し，**神経管閉鎖障害**（二分脊椎症・無脳症）の発症リスクが高まる．また，成人では造血作用に関与することから欠乏によって貧血が生じる．

⑦ビタミンB₁₂

a. **種類**；アデノシルコバラミン，メチルコバラミン，スルフィトコバラミン，ヒドロキソコバラミン，シアノコバラミンがある．

b. **性質・含有食品**；赤色を呈し，水溶性ビタミンに分類されるが，水にやや溶けにくい．中性，弱酸性には安定で，強酸またはアルカリ環境下では，光によって分解反応が促進される．魚介類，肉類，乳類などの動物性食品に含まれる．臨床

では，以前から神経障害への投与薬として用いられている．

c. **代謝**；食品中のビタミン B_{12} は，たんぱく質と結合しており，摂取されて胃に入ると胃酸やペプシンによって遊離状態となる．遊離したビタミン B_{12} は，胃壁細胞から分泌される**キャッスル内因子**と結合し，回腸で吸収される．

d. **栄養的意義**；メチルコバラミンは，ホモシステインからメチオニンへの変換を触媒し，アデノシルコバラミンは赤血球のヘモグロビン産生に関与している．胃の全摘術後は，キャッスル内因子が分泌されないため，**悪性貧血**を生じる．動物性食品にのみ含まれることから，厳格な菜食主義者ではビタミン B_{12} の欠乏に注意を払う必要がある．

⑧ビオチン

a. **種類**；天然には D 型のみで，L 型ビオチンは補酵素活性をもたない．

b. **性質・含有食品**；酸，熱，光には安定である．レバー，種実類，豆類に多い．

c. **代謝**；生体内では，酵素たんぱく質のリシン残基と結合した形で存在し，カルボキシラーゼの補酵素としての役割をもつ．

d. **栄養的意義**；腸内細菌によっても合成されるため，欠乏症はほとんどみられないが，抗生物質の服用により腸内細菌叢に変調をきたすと欠乏症を生じる．

⑨ビタミン C（アスコルビン酸）

a. **種類**；通常は還元型アスコルビン酸（ASA）であり，そのほかに酸化型のデヒドロアスコルビン酸（DASA）がある．

b. **性質・含有食品**；水によく溶けるが，エーテル，エタノールなどの有機溶媒に不溶である．熱に弱い．野菜類，じゃがいも，果実類に多い．

c. **代謝**；小腸から吸収され血液より各臓器，組織に移行する．体内では ASA と DASA が可逆的に反応し，両方が存在する．DASA は加水分解されて，2,3-ジケト-L-グロン酸となり，尿中に排泄される．鳥類以外の人や多くの動物では，進化の過程で合成機能を失ったため，生体内で合成できない（図 ❼）．

図❼ アスコルビン酸合成経路

d. **栄養的意義**；生体内における抗酸化作用としての酸化防御に重要な役割があり，活性酸素の消去作用がある．また，**プロリン**を水酸化して**コラーゲン**の合成に関与するため，老化防止（アンチエイジング）を目的とした使用が認められている．チトクロム C を介した解毒や薬物代謝への関与に加え，鉄の吸収促進や免疫増強作用も有する．不足すると疲労や出血しやすくなり，重症では壊血 病となる．

▶**キャッスル内因子**
胃から分泌される糖たんぱく質で，ビタミン B_{12} と結合して腸でのビタミンの吸収を促進する機能がある．

▶**悪性貧血**
胃粘膜の萎縮による内因子の低下によりビタミン B_{12} が欠乏することで生じる貧血．巨赤芽球性貧血の一種．

▶**プロリン**
アミノ酸の一つで，環状アミノ酸，脱アミノ化を受けた後，炭素骨格が糖新生に用いられ，グルコース合成の前駆体となりうる糖原性アミノ酸．

▶**コラーゲン**
主に脊椎動物の真皮・靱帯・腱・骨・軟骨などを構成するたんぱく質の一つで，体内のコラーゲン総量は全たんぱく質のほぼ 30 ％を占めている．

5 —ミネラル

　地球上に存在する元素のうち，水素，炭素，窒素，酸素を除いたものをミネラル（無機質）という．人体に存在し栄養素として欠かせないミネラルは，現在16種類（Na，Mg，P，S，Cl，K，Ca，Cr，Mn，Fe，Co，Cu，Zn，Se，Mo，I）であるが，日本人の食事摂取基準に定められているのは，S，Cl，Coを除く13種類で，これらは食べ物から摂取する必要がある．

▶ (1) 多量ミネラル

　人体での存在割合や1日あたりの必要量（日本人の食事摂取基準）が比較的多いものは，多量ミネラルといわれる．

①ナトリウム・クロール（Na・Cl）

▶ナトリウムポンプ
細胞外にNa⁺を汲み出し，細胞内にK⁺を取り込むことで，細胞内外のイオン濃度が一定に保たれる仕組み．

a. **存在**：Naは，約50％が細胞外液に存在し，細胞膜にある**ナトリウムポンプ**の働きで細胞外液中の濃度が一定に保たれている．また，約40％は骨に，約10％は細胞内液に存在している．Clは，約70％が細胞外液，約30％が細胞内液に存在している（図❶）．

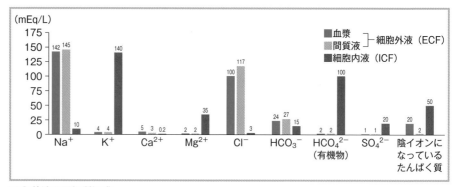

図❶ 体液の電解質組成
（Gerard J, et al. 佐伯由香，ほか編訳．トートラ人体解剖生理学原著9版：丸善出版；2011より）

b. **性質**：Naは，主要な陽イオン（Na⁺）として，細胞外液の浸透圧維持，酸塩基平衡の調節，細胞内外の電位差の維持などの役割を果たしている．

　Clは，主要な陰イオン（Cl⁻）で，浸透圧の維持，酸塩基平衡の調節などに関与しているほか，胃酸，とくに塩酸（HCl）の構成成分でもある．

▶レニン・アンギオテンシン・アルドステロン系
血圧，体液量および血清電解質の調節にかかわる，内分泌系の調節機構．生体内のナトリウム（Na）量調節にかかわる．

c. **代謝**：血清Naの基準値は，138〜146（mEq/L）である．Na代謝の一連の機構を**レニン・アンギオテンシン・アルドステロン系**という．Naは，小腸で吸収され，大部分が尿中に排泄されるが，一部は便や汗からも排泄される．

　Naの喪失や水分の喪失で腎血流量が減少すると，腎臓が血圧低下に反応しレニンを分泌する．レニンはアンギオテンシノーゲンをアンギオテンシンⅠに変換する．アンギオテンシンⅠは，アンギオテンシン変換酵素（**ACE**）により，アンギオテ

ンシンⅡ（血管収縮作用をもつ）に変換される．アンギオテンシンⅡは副腎皮質に作用し，**アルドステロン**の分泌を促す．アルドステロンは，尿細管に作用し，Naと水の再吸収を促進し，Kの再吸収を抑制する．これらの作用により血圧が上昇し，腎血流量が増加する．Clは，ほぼ全量が小腸から吸収され，尿中へ排泄される．

▶アルドステロン
副腎皮質の球状帯から分泌されるホルモン．鉱質コルチコイドの一種で，コレステロールから合成される．

d. 栄養的意義；通常の食事では，食塩（NaCl）や調味料としてNaとClを摂取しており，欠乏することはまれであるが，熱中症や脱水症のケアにおいてはNaを中心とした電解質補給の知識は必要である．

食塩の過剰摂取は，高血圧の主要因でもあり，慢性腎臓病（CKD）や胃がんの発症とも関係していることから，注意する必要がある．

②カリウム（K）

a. 存在；約90％が細胞内液に，約2％が細胞外液に存在する（図❶）．また，残りは骨中に存在する．

b. 性質；細胞内液の主要な陽イオン（K^+）として，細胞内液の浸透圧の維持，酸塩基平衡の調節のほか，神経や筋肉の興奮伝導にも関与している．

c. 代謝；空腸や回腸で吸収され，一部は肝臓に貯蔵されるが，大部分は尿中に排泄される．血清Kの基準値は3.6〜4.9（mEq/L）である．副腎皮質から分泌されるアルドステロンはKの排泄を促す．

d. 栄養的意義；KはNaと拮抗的な働きをもち，Naを排泄する作用があるので，Kの摂取量が増加するとNaの排泄が増す．Na/K比（ナトカリ比；通常約2）を低下させることは血圧低下につながる．

通常の食生活でカリウムが欠乏することはないが，日本人の食生活では，食塩を摂り過ぎる傾向にあるため，野菜類・果実類・いも類を十分に摂取する必要がある．

腎障害では，Kの摂取過剰により高カリウム血症をきたし，疲労感，不整脈，心電図異常などを生じる．重度の下痢，多量の発汗，利尿薬服用では，K欠乏を生じ，脱力感，不整脈，心電図異常などを引き起こす．

③カルシウム（Ca）

a. 存在；生体内にもっとも多く存在するミネラルで，体重の1〜2％を占める．約99％が骨や歯などに**ハイドロキシアパタイト**として存在し，残りの約1％は血液・組織液・細胞内に分布する（図❶）．

▶ハイドロキシアパタイト
骨や歯を構成する基本物質である水酸化リン酸カルシウム．化学式は$Ca_{10}(PO_4)_6(OH)_2$.

b. 性質；硬組織の構成成分となるほか，神経の刺激伝達，血液凝固因子の活性化，筋肉の収縮などに関与している．

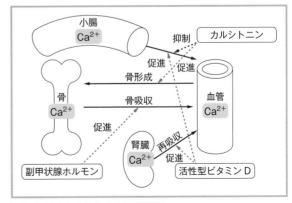

図❷ 生体内のカルシウム調節機構

▶カルシトニン
32個のアミノ酸から構成されるペプチドホルモンで，甲状腺から分泌される．

▶テタニー
低カルシウム血症や低マグネシウム血症を原因とする痙攣．

c. **代謝**：血中 Ca 濃度は約 10 mg/dL で，血中 Ca 濃度の低下は副甲状腺ホルモン（PTH）の分泌を亢進し，上昇は**カルシトニン**の分泌亢進を誘導することで，血中濃度は厳密に維持されている（図❷）．血中濃度の低下により**テタニー**を生じる．

　骨組織は，吸収と形成を常に繰り返している（リモデリング）．成長期には骨形成が骨吸収を上回り骨量が増加し，ピークを迎える（最大骨量：ピークボーンマス）が，加齢や閉経にともない，骨吸収が骨形成を上回り骨量は低下する．

d. **栄養的意義**：わが国の食生活においては，Ca の摂取不足が懸念されている．Ca の吸収率は，牛乳は約 40 %，小魚は約 30 %，野菜類は約 20 %である．野菜に含まれるシュウ酸，穀類・豆類に含まれるフィチン酸，食物繊維は，Ca 吸収を阻害する．P の過剰摂取も Ca 吸収を阻害するので，Ca と P の望ましい摂取比率は 1：1～1：2 とされている．一方，成長期には Ca の必要量が増大するので，吸収率は高まる．

▶くる病
骨や軟骨の石灰化障害により生じる乳幼児の骨格異常．頭蓋の軟化，低身長，下肢の変形などがみられる．

▶骨軟化症
骨組織へのカルシウム沈着障害により生じる成人の骨格異常．骨痛，筋力低下，脊柱の変形などがみられる．

▶骨粗鬆症
→165 頁参照

　Ca 欠乏では，乳幼児では**くる病**，成人期では**骨軟化症**，閉経後の女性や高齢者では**骨粗鬆症**が起こる．Ca やビタミン D の十分な摂取とともに，運動習慣により骨量を保つことが重要である．

　一方，サプリメントの使用に当たって適正でない場合は，Ca が過剰になり，泌尿器系結石等のリスクが高まるとされる．

④マグネシウム（Mg）

a. **存在**：約 50～60 %が骨に存在し，そのうち約 75 %は Ca 同様にハイドロキシアパタイト内にある．残りの約 20～30 %は，筋肉に存在するほか，腎臓や細胞内液にも分布している（図❶）．

b. **性質**：骨や歯の形成，酵素の活性化，筋肉収縮，エネルギー産生に関与している．

c. **代謝**：主に空腸や回腸で吸収される．腸管での吸収率は成人で約 30～50 %程度で，摂取量が少ないと吸収率は上昇する．Mg が欠乏すると，腎臓での再吸収亢進，骨からの Mg 遊離が起こり，血中濃度は一定（約 2.0 mg/dL）に保たれる．

d. **栄養的意義**：通常の食生活で Mg が不足する可能性は低いが，飢餓，吸収不良，大量飲酒，下痢などで Mg 欠乏の場合は，低マグネシウム血症を生じ，吐き気，嘔吐，脱力感，痙攣などが起こる．

　Mg は Ca の作用と密接な関係があり，Mg が長期間不足すると，骨粗鬆症などのリスクを上昇させる．一方，Mg を過剰に摂取すると，浸透圧維持のために腸壁から水分が奪われ，下痢を生じる．

⑤リン（P）

a. **存在**：生体内で約 85 %がハイドロキシアパタイトとして骨組織に存在するほか，約 14 %が軟組織や細胞膜に，約 1 %が細胞外液に存在する．

b. **性質**：骨や歯の形成のほか，ATP の形成，核酸や細胞膜リン脂質の合成，細胞内リン酸化を必要とするエネルギー代謝などに重要な役割を果たす．

c. **代謝**：血中 P 濃度（約 2～410 mg/dL）は，広い範囲で変動し，摂取量が血中濃

度と尿中排泄量に直結する．主に十二指腸と空腸で吸収され，活性型ビタミンD で吸収が促進される．一方，腎臓では，副甲状腺ホルモンなどによりPの再吸収が抑制され，尿中P排泄量が増加する．

d. **栄養的意義**；Pは，さまざまな食品に含まれ，とくに加工食品では食品添加物として使用されているため，不足や欠乏の予防よりも，過剰摂取に注意が必要である．

透析患者では，高リン血症による障害を防ぐために，たんぱく質の多い食品は制限する必要がある．

▶▶ (2) 微量ミネラル

ミネラルのうち生体内にごくわずかしか存在せず，1日あたりの必要量（日本人の食事摂取基準）が比較的少ないものは，微量ミネラルといわれる．

①鉄（Fe）

a. **存在**；体内に約 3,000～4,000 mg 存在し，その約 60～70 ％はヘモグロビン（Hb）として血液中に，残りは肝臓，脾臓，骨髄に存在する．

b. **性質**；赤血球中の Hb や筋肉中のミオグロビンの構成成分で，機能鉄として組織に酸素を運搬している．また，各酵素の構成成分として，電子伝達系や ATP 合成にも関与している．肝臓，脾臓，骨髄中の貯蔵鉄は，機能鉄が不足した際に血中に移行し，これを補う役割を果たす．

c. **代謝**；食品中の Fe は，ヘム鉄と非ヘム鉄があり，ヘム鉄はそのままの形で腸管から吸収され，細胞内で2価鉄イオン（Fe^{2+}）に変換される．非ヘム鉄は，3価鉄イオン（Fe^{3+}）がビタミンCや鉄還元酵素などにより還元されて Fe^{2+} となり，腸管から吸収される．

吸収された Fe は，腸管細胞内で**フェリチン**として貯蔵されるか，血液中に移行して**トランスフェリン**と結合した血清鉄として全身に運搬され，骨髄で赤血球の産生に利用される．

Fe は，腸管上皮細胞の剥離により消化管内に排泄される一部を除き，ほとんど排泄されない．赤血球産生に利用された後は，**マクロファージ**により捕食され，トランスフェリンと結合し，Hb の合成に再利用される（図❸）．

d. **栄養的意義**；Fe の吸収率は，非ヘム鉄（1～8 ％）よりもヘム鉄（10～30 ％）のほうが良い．ヘム鉄は赤身の魚や肉類などに多く含まれ，鉄の吸収を阻害する物質の影響を受けにくいが，豆類や緑黄色野菜に多く含まれる非ヘム鉄は，フィチン酸，タンニン，シュウ酸などにより吸収が阻害される．一方，たんぱく質やビタミンCは，鉄の吸収率を高める．

体内の Fe が減少すると Fe の吸収率は高まり，同時に排泄量も少なくなる．Fe 欠乏では**鉄欠乏性貧血**が引き起こされる．わが国の食生活では摂取不足が懸念されており，とくに，月経のある女性，成長期，妊娠・出産・授乳期，がんな

▶フェリチン
鉄結合性たんぱく質の一種．細胞内において鉄と結合し，必要なときに鉄を放出する．

▶トランスフェリン
血漿に含まれるたんぱく質の一種．鉄と結合し，その輸送を担う．

▶マクロファージ
白血球の1種．体内の食細胞で死んだ細胞やその破片，体内に侵入した細菌などの異物を，捕食して消化する．外傷や炎症の際に働く．

▶鉄欠乏性貧血
体内の鉄が不足し，十分にヘモグロビンを生産できなくなることで生じる貧血．小球性低色素性．

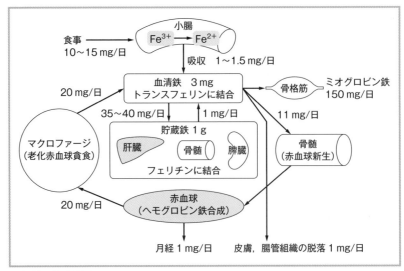

図❸ 鉄の代謝機構

どによる消化管出血時などによる需要増大時には十分摂取する必要がある.

　一方，通常の食事で過剰摂取が生じることはないが，サプリメント等の利用者には過剰摂取に気をつけることを促す必要がある.

②亜鉛 (Zn)

a. **存在**；ほとんどがたんぱく質と結合して，骨格筋，骨，皮膚，脳，肝臓，腎臓などに存在する.

b. **性質**；200種以上の酵素の構成成分として機能している．また，インスリンなどの合成や分泌の調節，皮膚たんぱく質やコラーゲンの合成，免疫反応の調節などの役割を果たしている.

c. **代謝**；摂取したZnは，アミノ酸や有機酸などと複合体を形成して小腸から吸収される．小腸での吸収率は，約30％とされているが，摂取量に影響される．また，同じ2価の陽イオンである鉄や銅などと拮抗する.

　Znの排泄は，未吸収のZn，腸管粘膜の脱落，膵液分泌などにより糞便中に排泄され，尿中排泄量は少ない.

d. **栄養的意義**；Znが不足すると，皮膚・粘膜炎，味覚障害，慢性下痢，成長遅延，性腺発育障害などが起こる．Zn欠乏症は，高齢者の低栄養で認められ，Zn非添加の高カロリー輸液，吸収障害をともなう疾患に対する経腸栄養などの施行で発生する可能性がある.

　通常の食生活では，過剰摂取の可能性はないが，サプリメント等の利用者では注意が必要である.

　Zn自体の毒性はきわめて低いが，多量のZnの継続的摂取は，銅や鉄の吸収阻害につながり，それにともなう貧血や神経障害などが起こる可能性がある.

③銅（Cu）

a. 存在；骨格筋中に約 50 %，肝臓中に約 10 %存在する．イオンとして酵素に含まれる（表❶）．

b. 性質；酵素の活性中心に結合し，活性酸素除去やエネルギー生成などに関与している．血漿中では**セルロプラスミン**として存在し，Fe の代謝に関与している．

c. 代謝；主に小腸や十二指腸で吸収され肝臓へ取り込まれる．ほとんどは肝臓から胆汁を介して糞便へ排泄

▶セルロプラスミン
血清グロブリンに含まれる銅たんぱく質．

表❶ ミネラルイオンとそれを含む酵素

イオン	そのイオンを含む酵素の例
銅（Cu）	シトクロム c オキシダーゼ
鉄（Fe）	カタラーゼ
	シトクロム
	ニトロゲナーゼ
	ヒドロゲナーゼ
マグネシウム（Mg）	グルコース-6-ホスファターゼ
	ヘキソキナーゼ
マンガン（Mn）	アルギナーゼ
モリブデン（Mo）	硝酸還元酵素
ニッケル（Ni）	ウレアーゼ
セレン（Se）	グルタチオンペルオキシダーゼ
亜鉛（Zn）	アルコールデヒドロゲナーゼ 炭酸脱水酵素 DNA ポリメラーゼ

されるが，尿中排泄の経路もある．過剰の Cu は毒性を示すため，Cu の体内濃度は吸収量と排泄量の調節で厳密に維持されている．

d. 栄養的意義；Cu の欠乏症には，先天性疾患である**メンケス病**がある．そのほか，鉄投与に反応しない貧血，白血球数の減少，脊髄神経系の異常，Cu 非添加の高カロリー輸液・低 Cu 濃度のミルク・経腸栄養などで Cu 欠乏がみられる．

　一方，通常の食生活では過剰摂取の可能性はないが，サプリメント等の利用者では注意が必要である．また，先天的な銅代謝異常症として，**ウイルソン病**がある．

▶メンケス病
銅欠乏により重篤な中枢神経障害をきたす先天性の疾患．生後 3 か月頃より低体温，痙攣，発達遅延などが生じる．

▶ウイルソン病
胆汁への銅の排泄障害およびセルロプラスミンへの銅の取り込みの障害をきたす疾患．肝機能障害などが生じる．

④マンガン（Mn）

a. 存在；生体内組織にほぼ一様に存在しているが，ミトコンドリア内にとくに多い．

b. 性質；酵素の構成成分として，骨代謝や糖脂質代謝などに関与している．

c. 代謝；食事由来の Mn は，胃酸によって 2 価イオン（Mn^{2+}）として溶け，腸管細胞の酸化機構で 3 価イオン（Mn^{3+}）となって吸収される．消化管からの吸収率は 3〜5 %程度と低く，同時に摂取する鉄の含有量が多いほど Mn 吸収率は低下する．

　吸収された Mn は，門脈を経て肝臓に運ばれ，主に胆汁として腸管に分泌され，大半が糞便として排泄される．体内の Mn 量は胆汁排泄により調節されている．

d. 栄養的意義；Mn は，必要量が微量で，しかも植物性食品を中心として広く含有されていることから，通常の食生活で過不足が生じることはない．中心静脈栄養施行患者（小児）では，欠乏症として成長抑制，びまん性の骨の脱石灰化などが起こる可能性がある．

　厳密な菜食主義者，サプリメントなどの利用者では，過剰摂取が生じる可能性がある．経静脈栄養での過剰な Mn 投与では，脳蓄積と**パーキンソン病**（様）の症状が報告されている．

▶パーキンソン病
原因不明で，中脳の神経伝達物質であるドパミンの産生が減少し，手足が震える，筋肉がこわばる，動作が遅くなる，歩きづらくなるなどの症状が出る疾患．

⑤ヨウ素（I）

a. 存在；生体内ではほとんどが甲状腺に存在し，甲状腺ホルモンの構成成分となる（図❹）．

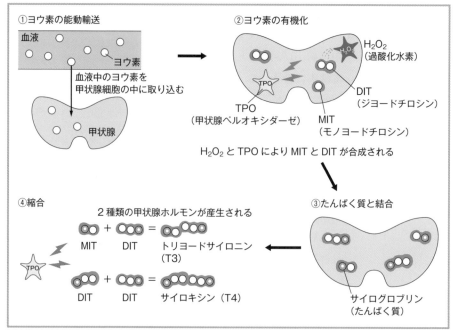

図❹ ヨウ素によるホルモン合成経路

b. **性質**：甲状腺ホルモンとして，エネルギー代謝の亢進に関与するとともに，胎児の脳，末梢組織，骨格などの発達と成長などにも関わっている．

c. **代謝**；食品中のヨウ素は消化管で吸収され，血液中に移行し，甲状腺に取り込まれる．その後，有機化，たんぱく質との結合・縮合などを経て甲状腺ホルモンとなる（図❹）．

d. **栄養的意義**；食品としては藻類に多く含まれるため，日本人ではⅠが不足することはまれであるが，Ⅰが不足すると，甲状腺刺激ホルモンの分泌亢進，**甲状腺腫**を引き起こし，甲状腺機能を低下させる．また，妊娠中のⅠ欠乏は，死産，流産，クレチン症の原因となる．

　日本人では食習慣から過剰症は少ないとされ，健常者では多少の過剰な摂取は排泄により調節されるとされている．ただし，慢性的な過剰摂取により甲状腺機能低下症や，体重減少，頻脈，筋力低下，皮膚熱感などの症状の報告がある．

⑥セレン（Se）

a. **存在**；生体内に広く分布するが，腎臓，甲状腺，肝臓に高濃度に存在する．

b. **性質**；抗酸化作用や甲状腺ホルモンの代謝などに関与している．

c. **代謝**；食品中のSeは，ほとんどが含セレンアミノ酸の形態で存在し，たんぱく質と同時に吸収される．体内での恒常性は，尿中排泄によって維持されている．

d. **栄養的意義**；Se欠乏は，通常の食生活で生じる可能性は低いが，中心静脈栄養施行時には，Se欠乏により下肢筋肉痛，皮膚の乾燥などが起こる場合がある．Seは，魚介類に多く含まれ，植物性食品と畜産物では，その産地の土壌や飼育飼料のSe濃度に影響される．中国東北部の風土病として知られている**克山病**（ケシャン病）や，**カシン・**

▶**甲状腺腫**
甲状腺が異常に肥大腫脹した状態の総称．甲状腺が腫れる炎症，腫瘍，酵素異常などの原因がなく，甲状腺機能の正常なものを単純性甲状腺腫という．

▶**克山病**
低セレン地域である中国東北部にみられる，心筋症の一種．亜セレン酸塩の投与で予防できる．
▶**カシン・ベック病**
低セレン地域である中国北部やシベリアの一部でみられる，変形性骨軟骨関節症．思春期の子どもに多い．

ベック病はSe欠乏がその要因と考えられている（図❺）.

一方，通常の食事摂取では過剰摂取に陥る可能性は低いが，サプリメント等の利用者では注意が必要である．過剰摂取により毛髪や爪の脆弱化・脱落が起こる．

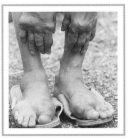

図❺ カシン・ベック病

⑦クロム（Cr）

a. **存在**；オリゴペプチドに結合し，生体内に広く分布している．

b. **性質**；Crは，インスリンの作用を高める因子の材料となってインスリンの働きを助け，血糖値を下げる効果がある．

c. **代謝**；Crには3価クロム（Cr^{3+}）と6価クロム（Cr^{6+}）があるが，通常の食事から摂取されるCrは3価クロム（Cr^{3+}）である．Crの吸収率は低く，約1％程度とされている．3価クロムは，主に小腸で吸収され，血液中でトランスフェリンに結合し肝臓に運ばれる．尿から排泄される．

d. **栄養的意義**；Crは加齢とともに体内の含量が減少する唯一のミネラルであるが，通常の食生活で維持されるため，Cr不足が問題となることはない．また，強い酸化作用をもつ6価クロムと異なり，通常の食事から摂取されるCrは毒性の低い3価クロムで吸収率も低いため，過剰症が問題となることはあまりない．しかし，サプリメントの不適切使用による過剰摂取は，インスリン感受性低下を引き起こす．

⑧モリブデン（Mo）

a. **存在**；肝臓と腎臓に多く分布する．

b. **性質**；補酵素として体内の酸化反応を触媒する（表❶）．

c. **代謝**；胃や小腸で容易に吸収され，食事中の吸収率は約90％であると見積もられている．体内での恒常性は，腎臓を介した尿中への排泄によって維持されている．

d. **栄養的意義**；Moを多く含む食材は牛や豚の肝臓（レバー）であり，植物では穀類や豆類に多く含まれる．通常の食事から摂取できるため，健康人では欠乏は生じない．ただし，完全静脈栄養を長期間施行した患者で生じた頻脈や頻呼吸がMo投与により改善したという報告がある．

過剰に摂取した場合は，高尿酸血症や痛風様症状が引き起こされる可能性がある．

Memo

6 — 水

▶浸透圧
半透膜を隔てて，低濃度の溶液から高濃度の溶液に向かう溶媒分子の移動を抑えるのに必要な圧力．血液の浸透圧は275〜290 mOsm/L.

水は身体の構成成分であり，溶媒として体内での栄養素の輸送，化学反応，**浸透圧**やpHの調節に働いている．また，体温や血圧などの調節にも関与している．体内の水分量は，過剰や欠乏にならないよう1日の水の出納により調節されている．

水を凍結乾燥（フリーズドライ）させる技術は，救急医療の分野で輸血用血液を遠隔地に送るのに開発され，医薬品や食品分野に広がった．

▶ (1) 体内の水分

①人の体液

人の体液は，体重のほぼ半分以上を占めており，細胞内液が体重の40 %，細胞外液が20 %（細胞間液15 %，血液とリンパ液5 %）である（図❶）．血液は，身体の各組織に酸素，栄養素，ホルモンなどを運ぶ役割を担っていると同時に，老廃物や過剰な物質を腎臓に運び体外に排泄する．血液の半分以上は血漿で，血漿のほとんどが水である．血漿にはNa^+，Cl^-，たんぱく質など種々の成分が溶けていて，浸透圧やpHの調節をしている．

人の体内水分量は，年齢により変化し，胎児で約90 %，新生児で約80 %，乳児で約70 %，幼児で約65 %，成人で約55（女）〜60（男）%となり，加齢とともに男女とも5 %程度減少する（図❷）．

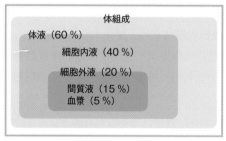

図❶ 体内の水の分布
注　カッコ内は体重あたりの割合．

図❷ 人体の水分量

▶羊水
妊娠前半期では母体血漿の浸出液で，妊娠後半期では胎児の尿が主成分．妊娠10週では約30 mL，妊娠32週頃で700〜800 mLとなる．
▶羊膜
母親の体内で胎児を包んでいる膜．

②羊水

胎児が**羊水**中（99 %は水）に浮遊しているのは，緩衝材として**羊膜**との癒着を防ぎ，体温の維持や胎児の左右対称的な外見上の発育を可能にし，感染を防ぐ役目がある．

▶ (2) 種類

①軟水と硬水

人は日常的に水分を，食事や水道水，飲料水（ミネラルウォーターなど）などで摂取している．これらの水には，軟水と硬水があり，ミネラル（CaやMgなど）の

含有量による硬度で分類される．軟水は硬度 120 mg/L 未満，硬水は硬度 120 mg/L 以上をいい，日本の天然水の多くは軟水である．軟水は，身体への吸収が良いため，身体の弱っている病人や高齢者，乳幼児などには身体に負担をかけずに摂取できる．また，硬水は蒸留させることで軟水に変えることが可能である．

　軟水は，だしをとる・さっと煮るなど，旨味が水分に吸収されやすい料理法に適する．硬水は肉の臭みを取り除くことや，長時間煮る料理に適する．

②補給液

　脱水状態になった場合には，水，電解質の補給が不可欠となる．下痢や嘔吐，発汗にともなう脱水症に対し，輸液療法だけでなく，近年は水と電解質を補給する**経口補水療法**（ORT）が推奨されている．小腸で水分と糖分，電解質を体内に容易に吸収させるには，グルコースと Na^+ は 2：1 を超えない割合が適している．ORT には市販の**経口補水液**（ORS）などが用いられる．

③スポーツ飲料

　スポーツ飲料は，**清涼飲料**の一つで，水分や電解質，ミネラル，エネルギーの補給に適した飲料である．体液に近い浸透圧に調製してあり，体内への吸収が良く，炎天下のスポーツにおける脱水症や熱中症予防などの目的で用いられる．

　運動時に，筋肉中に蓄積される乳酸の代謝を補助し，回復を促すとされるクエン酸や疲労回復効果があるとされる分枝アミノ酸（BCAA）などを含んでいるスポーツ飲料もある．スポーツ飲料は，ORS と比べて糖分・エネルギー量が多く Na・K は少ない（表①）．

▶経口補水療法
oral rehydration therapy：ORT. 脱水症状時に電解質と糖とが体液とよく似たバランスで配合された経口補水液を口から摂取して回復させる療法．

▶経口補水液
oral rehydration solution：ORS. 水・電解質がすみやかに吸収されるように食塩とブドウ糖を水に溶かしたもの．主に下痢，嘔吐，発熱等による脱水症状の治療に用いられる．

▶清涼飲料
乳酸菌飲料，乳および乳製品を除く，アルコール分 1％未満の飲料．

表① 補給液の成分比較

成　分	Na^+ (mEq/L)	K^+ (mEq/L)	Cl^+ (mEq/L)	Mg^{2+} (mEq/L)	リン (mmol/L)	乳酸イオン (mEq/L)	クエン酸イオン (mEq/L)	グルコース（％）
OS-1[*1]	50	20	50	2	2	31	—	25 (1.8)
スポーツ飲料[*2]	9〜23	3〜5	5〜18	—	—	—	—	6〜10
ミネラルウォーター・水	0.04〜4.04	0.01〜0.46	—	0.01〜5.73	—	—	—	—

*1　大塚製薬．　*2　小児科診療 1994：57（4）：より一部改変．
（戎　五郎．脱水症の治療と経口補水療法．都薬雑誌 2005：27（7）．より一部改変）

▶(3) 代謝

①水の出納

　健常な成人の体内水分量は一定に保たれており，摂取水分量と排泄水分量は等しい．1 日に摂取する水分量は約 2.5 L（飲料水 1.2 L，食物中の水 1.0 L，**代謝水** 0.3 L），排泄する水分量も約 2.5 L（尿 1.5 L，糞便水 0.1 L，**不感蒸泄** 0.9 L）である（表②）．

　人は体内の老廃物を排泄するため，1 日 0.4〜0.5 L の尿（**不可避尿**）を排泄している．1 日の随意尿（**可避尿**）は，1.0〜1.5 L で，摂取した水分量により変動する．

　糞便には消化液や腸管で吸収されなかった食品中の水分などが含まれる．消化液は 1 日 7.0〜8.0 L 分泌されるが，大部分は小腸や大腸で再吸収されるため，糞便に

▶代謝水
栄養素（糖質，脂質，たんぱく質）が代謝されるときに生じる水．

▶不感蒸泄
皮膚や肺（呼気）から水蒸気として失われる水分．

表❷ 水の出納

摂取水分量		排泄水分量	
飲料水	1,200 mL	尿（可避尿）	1,000 mL
食事中の水	1,000 mL	尿（不可避尿）	500 mL
代謝水	300 mL	糞便水	100 mL
		不感蒸泄	900 mL
合　計	2,500 mL	合　計	2,500 mL

不可避水分摂取量＝（不感蒸泄＋不可避尿）－代謝水

含まれる水分は 0.1 L 程度になる.

不感蒸泄と不可避尿による排泄水分量から体内で産生される代謝水を差し引いた水分量を不可避水分摂取量といい, 体液バランス維持のため1日に最低限摂取しなければならない水分量となる. 体内の水分が不足すると, 細胞外液量が減少し, 浸透圧が増加する. その結果, 口渇感によって下垂体後葉からの**バソプレシン**分泌が増加し, 腎臓での水の再吸収を促進するので, 尿量は減少する.

▶バソプレシン
視床下部で合成され, 脳下垂体後葉から分泌される抗利尿ホルモン（血圧上昇ホルモン）.

②脱水と浮腫

経口水分摂取量の減少や多量の発汗, 不感蒸泄の増加, 下痢や嘔吐で体液量が減少した状態を脱水といい, 以下の3種類がある.

a. **高張性脱水**；水欠乏型脱水で, 細胞外液の電解質濃度が高まる. 細胞外液の浸透圧が高い状態になり, 細胞内から細胞外へ水が移行する. 口渇感が強くなる.

b. **低張性脱水**；ナトリウム欠乏型脱水で, 細胞外液の電解質濃度が低下する. 細胞外液の浸透圧が低い状態になり, 細胞外から細胞内へ水が移行する. 血液量の減少と血圧の低下がみられる.

c. **等張性脱水**；水とナトリウムが同程度欠乏する混合型の脱水で, 浸透圧に変化はみられない. 血液量の減少と血圧の低下がみられる.

浮腫は, 組織間液が血管外に過剰にたまった状態をいい, 水分摂取量の過大または排泄障害による水分排泄量の低下などが原因となり起こる. 全身性浮腫は, 心臓疾患, 腎疾患, 肝臓疾患, がんや貧血, 慢性下痢などによる浸透圧低下が原因である. アルブミンなどを喪失することで血液の浸透圧が低下すると, 細胞間質へ水分が移動し浮腫を生じる. 局所性浮腫の原因はアレルギーや炎症, 長時間にわたる座位状態などで起こる.

③栄養的意義

a. **体温の調節**；水は**比熱**や**気化熱**が大きいという性質がある. 比熱が大きいことは体温保持に有効で, 気化熱が大きいことは発汗により効率的に熱を発散できるため, 運動などによる体温上昇時の体温調節に有効である.

▶比熱
物質1gの温度を1℃上昇させるのに必要な熱量. 比熱が大きい物質は温度変化が少ない.
▶気化熱
液体が気体に変化するときに吸収する熱量. 気化熱の大きい液体は蒸発時に周囲の熱を多く奪う.

b. **低栄養の判定**；たんぱく質不足による低アルブミン血症では, 浸透圧が低下するため, 循環血漿量が維持できず, 間質に水分が流出して浮腫を生じる. アフリカの栄養失調児（クワシオルコル）が極度に細い手足に反して腹部が膨らんでいるのは, たんぱく質不足に起因する腹水である.

7 ──その他の成分

　五大栄養素と水以外のその他の成分として，アルコール（エタノール）や生理活性物質がある．体内では，ホルモンや生理活性アミン，サイトカイン，イコサノイドなどの生理活性物質が産生され代謝調節に作用している．

▶（1）アルコール

①種類と性質

　アルコールは，**アルキル基**にヒドロキシ基（-OH）が結合した化合物の総称であり，メタノール（CH_3OH）やエタノール（CH_3CH_2OH）などが知られている．一般的にアルコールは酒類に含まれるエタノールを指し，水にも有機溶剤にもよく溶ける．

　エタノールは医薬品，香水，化粧品，エッセンス，食品工業用溶剤として利用される．高分子のものは**バイオ燃料**として重要である．

②代謝

　体内に吸収されたアルコールは，主に肝臓でアルコール脱水素酵素（ADH）とアルデヒド脱水素酵素（$ALDH_1$，$ALDH_2$）による代謝経路で代謝される．$ALDH_2$には，活性をほとんどもたない**遺伝子多型**が存在し，日本人の半数近くはこの多型のため$ALDH_2$の活性が遺伝的に弱い体質（酒に弱い体質）であるとされる．

　エタノールは，ADHによりアセトアルデヒドになり，さらにALDHにより酢酸に代謝される．酢酸はクエン酸（TCA）回路に入りATPを産生する（図❶）．アセトアルデヒドには毒性があり，すみやかに代謝されなければならない．急速で過剰なアルコール摂取は，アセトアルデヒドの蓄積により，泥酔から昏睡，さらに死に至る危険性もある（**急性アルコール中毒**）．

▶**アルキル基**
一般式がC_nH_{2n+1}で示される炭化水素基．-Rで略される．炭素数に応じて，CH_3-（メチル基），CH_3CH_2-（エチル基）などがある．

▶**バイオ燃料**
バイオマス（植物素材や動物の死骸・糞尿）由来の燃料．石油，石炭，天然ガスなどの化石燃料と異なり，再生可能なエネルギー源．

▶**遺伝子多型**
ヒトの集団において，1%以上の頻度で発生している遺伝子の違い（個人差）．

▶**急性アルコール中毒**
エタノールを短時間に多量に摂取した結果，運動失調や意識障害，昏睡，呼吸抑制，血圧低下を生じ，死亡することもある．

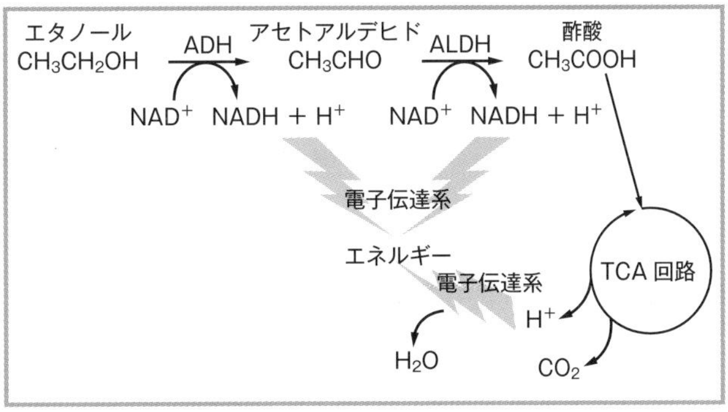

図❶ アルコールの代謝

③栄養的意義

a. 食欲増進やストレス解消などの作用．

b. アルコールの長期間にわたる過剰摂取は，脂肪肝や肝炎，糖尿病などを引き起こす要因となる．

c. 食品中に含まれるエタノールのエネルギーは，7.1 kcal/gとされる．

▶(2) 食品に含まれる生理活性物質

　　生体調節機能が報告されている代表的な食品成分を表❶に示した．その生理作用や種類は多岐にわたるが，生体における作用部位は，口腔内，消化管内，体内に分けられる．

表❶ 食品に含まれる生理活性物質

作用部位	生理作用	分　類	生理活性物質
口腔内	う蝕予防	糖アルコール	マルチトールなど
		オリゴ糖	フラクトオリゴ糖など
	歯の再石灰化促進	糖アルコール	キシリトール
		オリゴ糖	リン酸化オリゴ糖カルシウム
		ペプチド	CPP-ACP
消化管内	整腸作用	食物繊維	小麦ふすま由来食物繊維など
		オリゴ糖	フラクトオリゴ糖など
		乳酸菌	乳酸菌，ビフィズス菌
	糖質吸収阻害	食物繊維	難消化性デキストリンなど
		単糖類	L-アラビノース
		ポリフェノール	グァバ葉ポリフェノール
	脂肪吸収阻害	食物繊維	グルコマンナン，グァーガム
		ポリフェノール	ウーロン茶重合ポリフェノール
	コレステロール吸収阻害	食物繊維	低分子化アルギン酸ナトリウムなど
		ステロール	植物ステロール
		ポリフェノール	茶カテキン
体内	血圧上昇抑制	オリゴペプチド	ラクトトリペプチドなど
		アミノ酸誘導体	γ-アミノ酪酸
		モノテルペン	ゲニポシド酸
	骨形成促進（骨吸収抑制）	ポリフェノール	イソフラボン
		ビタミン	ビタミンK
	体脂肪低減	脂肪酸	中鎖脂肪酸，共役リノール酸
		ポリフェノール	カプサイシン，茶カテキン
		カロテノイド	フコキサンチン
	抗酸化	ポリフェノール	クルクミン，レスベラトロールなど
		カロテノイド	β-カロテン，リコペンなど
		ビタミン	ビタミンE，ビタミンC
	免疫機能促進	多糖類	β-グルカン
		乳酸菌	乳酸菌

▶(3) 体内で産生される生理活性物質

　　体内で産生される生理活性物質には，ホルモンや生理活性アミン，イコサノイド，**サイトカイン**などがある．

▶サイトカイン
抗原が感作リンパ球に結合したときに，このリンパ球から分泌される特殊なたんぱく質の総称．

①ホルモン

　　インスリンのようなペプチドホルモンや性ホルモンのようにコレステロールから合成されるステロイドホルモンなどがある．

②生理活性アミン

　　アンモニアの水素原子を炭化水素で置換した化学物質の総称をアミンという．アミノ酸の脱炭酸反応により体内で合成される主な生理活性アミンを表❷に示した．

表❷ アミノ酸から合成される主な生理活性アミンとその生理作用

アミノ酸	生理活性アミン	分類	生理作用
チロシン	アドレナリン	ホルモン/神経伝達物質	心拍数や血圧を上昇させる
	ノルアドレナリン	ホルモン/神経伝達物質	血管収縮により，血圧を上昇させる
ヒスチジン	ヒスタミン	アレルギー誘発物質	肥満細胞などから分泌され，アレルギー反応を起こす
トリプトファン	セロトニン	神経伝達物質	不安を抑制する
	メラトニン	ホルモン	概日リズムを調節する
	ナイアシン	ビタミン	補酵素としてエネルギー代謝を調節する
グルタミン酸	GABA (ギャバ)	アミノ酸/神経伝達物質	抑制性の脳内伝達物質として働く

③イコサノイド（エイコサノイド）

　イコサペンタエン酸やアラキドン酸など炭素数20の *n*-3系脂肪酸と *n*-6系脂肪酸から生成される生理活性物質であり，**プロスタグランジン，トロンボキサン，ロイコトリエン**などがある（図❷）．血小板凝集や炎症，免疫反応などに対する調節作用がある．

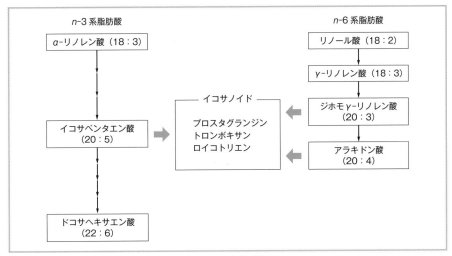

図❷ *n*-3系，*n*-6系脂肪酸によるイコサノイドの合成経路

④サイトカイン

　免疫細胞が産生する細胞間情報伝達にかかわるたんぱく質で，**インターロイキン（IL）やインターフェロン（IFN）**などがある．

　サイトカインは，免疫細胞の増殖・分化や必要部位へと組織内を自由に移動することを促進し，免疫システムの制御に関与している．

　ホルモンと似ているが，ホルモンは分泌する臓器があり，比較的低分子のペプチドが多い．しかし，サイトカインとホルモンは，はっきりとした区別があるものではなく，**エリスロポエチンやレプチン**など両方に分類されることがある．また，リンパ球に由来するサイトカインを，リンフォカイン（lymphokine）ということが多い．一部は医薬品として用いられている．

▶GABA
gamma-amino butyric acid；γ-アミノ酪酸．ヒト体内にも広く存在する天然アミノ酸の一つ．チョコレートやココアの原料カカオに含まれる成分．

▶プロスタグランジン
血管拡張，血圧上昇または降下，子宮や気管支の筋収縮，血小板の凝集または抑制などの作用をもつ．

▶トロンボキサン
血小板の凝集や血管壁の収縮を引き起こす物質．

▶ロイコトリエン
喘息発作やアナフィラキシー（抗原抗体反応が引き金となって起こる激しい過敏反応）の原因物質．

▶インターロイキン
interleukin：IL．白血球によって分泌されるたんぱく質で，細胞間コミュニケーションの機能を果たすものをいう．

▶インターフェロン
interferon：IFN．ウイルスが感染した細胞や腫瘍細胞でつくられ，その増殖を抑制する特殊なたんぱく質．制がん剤などに利用される．

▶エリスロポエチン
赤血球の産生を促進する造血因子の一つ（ホルモンともサイトカインともいわれる）．

▶レプチン
脂肪細胞によってつくり出され，肥満の抑制や体重増加の制御の役割をもつ．

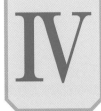

健康と栄養

　健康は心身の健やかさのあらゆる状態を表す用語であるが，日常では，心身が健やかな状態を「健康」と表すことが多い．健康は，毎日の生活のための資源である．疾病の有無だけでなく，生活の質（QOL）などの心理社会的な面も含め健康の概念が広がってきている．疾病や障害の有無にかかわらず最適な健康状態をつくり出すことは，生き生きとした人生へとつながり，結果として，社会の発展にも寄与することになる．しかし，加齢とともに何らかの障害をもつ可能性が増すため，健康寿命は平均寿命よりかなり短くなっている．良好な健康を支える柱は，「栄養・食生活」「身体活動・運動」「睡眠」の3本で，日常生活のなかで，それぞれ適正に習慣化していくことが大切である．

　ここでは，健康の意義や概念，健康づくりのための指針を理解し，今日の施策や国民の健康・栄養の現状を知り，健康の保持・増進のための「望ましい食生活」や「生活習慣（禁煙・節酒・運動・睡眠など）」を実践できるようにしたい．

Column

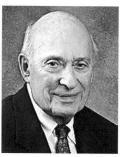

(Persistence of health habits and their relationship to mortality. Prev Med 1980 ; 9 (4) : 469-83 より)

❖ レスター・ブレスロー
（Lester Breslow；1915～2012 年，米国）

　20 年にわたってカリフォルニア州に住む 6,928 人の生活習慣と身体的健康度（障害・疾病・症状など）との関係を調査・分析し，7 つの習慣を守っている人ほど寿命が長いことを明らかにした．

　肥満症や高血圧また糖尿病などの生活習慣病は，環境や生まれつきの遺伝的な要素とも関係しているが，食習慣（エネルギーや食塩の摂り過ぎ，飲酒など）・運動習慣・睡眠・ストレス・休養のとり方なとの生活習慣にも大きくかかわっていることが知られている．生活習慣について，「ブレスローの 7 つの健康習慣」として広く世界に知られている．

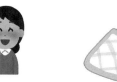

1. 喫煙をしない　　2. 定期的に運動する　　3. 飲酒は適量を守るか，しない　　4. 1 日 7～8 時間の睡眠を

5. 適正体重を維持する　　6. 朝食を食べる　　7. 間食をしない

ブレスローの 7 つの健康習慣

　前述の 7 つの健康習慣の実践の有無によって，その後の寿命に影響することがわかった．たとえば 45 歳の男性において，7 つの健康習慣のうち 6～7 つを実施している人の場合は，平均で 11 年長生きしたことを数学的に証明した．この研究は「公衆衛生」の概念を変えたものとして有名である（Relationship of physical health status and health practices. Prev Med 1972；1 (3)：409-21.）．

　さらに，その後の追跡調査で，この 7 つの習慣をもつ人は，障害をもちにくいことが，証明された．また，この 7 つの習慣をもつ人に比べて，4 つしかもっていない人は，研究開始後，10 年のうちに障害をもつ割合は 12.2 ％高く，2～3 つしかもっていない人は，14.1 ％，一つしかもっていない人は，18.7 ％高いことが証明された．

1 ——ヘルスプロモーション

▶ヘルスプロモーション
健康づくりの意. 自らの健康を決定づける要因について, 自身がよりよくコントロールできるようにしていくこと.

ヘルスプロモーション (health promotion) は, 人々の健康を保持し生活の質 (quality of life：QOL) を向上させる. 治療や癒やしだけではなく, 疾病の原因を探し出し予防することにも力を入れ, 社会的・環境的な介入を計画し, 実施する戦略的な概念として捉えることができる.

▶▶ (1) ヘルスプロモーションとは

▶世界保健機関
World Health Organization. 1948 年 4 月 7 日設立 (世界保健デー). 本部はスイスのジュネーヴ. 人間の健康を基本的人権の一つと捉え, その達成を目的として設立された国際連合機関.

世界保健機関 (WHO) は, 1986 年にカナダのオタワで第 1 回ヘルスプロモーション国際会議を開催し, オタワ憲章を採択しヘルスプロモーションを「人々が自らの健康をコントロールし, 改善できるようにするプロセスである」と定義した.

ヘルスプロモーションは, 「健康的な公共政策づくり」「健康を支援する環境づくり」「地域活動の強化」「個人技術の強化」「ヘルスサービスの方向転換」を柱としている. ヘルスプロモーションを推進するには, 人的資源だけではなく, 健康づくりを支える社会・労働環境の整備, 自然環境の保全や生活環境の整備を, 社会全体で推進することが重要となる (図❶).

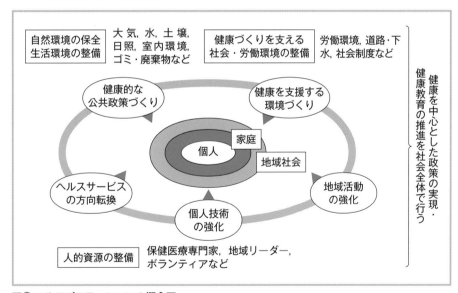

図❶ ヘルスプロモーションの概念図
(ローレンス・W. グリーン, マーシャル・W. クロイター (神馬征峰, 訳). 実践ヘルスプロモーション—PRECEDE-PROCEED モデルによる企画と評価：医学書院；2005 などをもとに改変作成)
(公益社団法人・体力づくり事業財団「健康日本 21 実践の手引き」
https://www.kenkounippon21.gr.jp/kenkounippon21/jissen/index.html)

▶国際疾病分類
(ICD)
疾病及び関連保健問題の国際統計分類：International Statistical Classification of Diseases and Related Health Problems.

WHO は以下の 3 つのヘルスプロモーションの要素をあげている.

①健康のための着実な政策 (good governance for health)

人々の健康に関するデータを定期的に収集し, 同時に疾病や障害の原因を研究・解明する. **国際疾病分類** (ICD) を作成し勧告している. 実現可能な具体的目標を掲

げ，目標達成の期限を定め，方針を明確にする．確実に効果を上げる政策を，関係諸機関と協働して打ち出す．具体的な施策が自治体や企業体，諸組織，個々人の水準まであまねく行き渡るよう計画し，実施する仕組みを構築する．

②ヘルスリテラシー (health literacy)

健康管理のための情報を得て，それを使う能力を**ヘルスリテラシー**という．健康な食生活のために必要な知識や技術は，栄養素や食品の知識，価格や好みを考慮した食品選択，調理の知識と技術などのすべてがヘルスリテラシーに関係する．

③健康な都市づくり (healthy cities)

都市は，公的な機関の最小単位として，良好な健康状態をめざす都市政策を実行する．政策担当者は，税金の使途や健康面での成果に責任をもち，具体的な政策の提言を行い，住民の健康を実現する．

日本では，**健康日本21**（第二次）において，このような活動を展開していくうえで，人々の主体性が発揮されるよう各個人の能力をつけていくための施策が整えられた．

▶▶(2) アルマ・アタ宣言とオタワ憲章

WHOは，1978年に**アルマ・アタ**で第1回**プライマリー・ヘルス・ケア**（primary health care）国際会議を開催し，「すべての人に健康を」という目標を実現する戦略としてアルマ・アタ宣言を採択した．その後のオタワ憲章では，1981年に発議された「2000年までにすべての人々に健康を」というWHOの目標に対し，その実現に向けた行動（アクション）を前進させることを誓った健康づくりのためのオタワ憲章と呼ばれている．オタワ憲章では，健康づくりには欠かせない健康の前提条件①〜⑧が明示された（表❶）．これらの健康の前提条件は，1998年に健康の社会的決定要因として整理された．

表❶ 健康の8つの前提条件（オタワ憲章）

①平和　②住居　③教育　④食物　⑤収入　⑥安定した経済システム
⑦持続可能な資源　⑧社会正義と公平

さらに，健康づくりに向けた3つの基本戦略が確認された．

①推奨する (advocate)

健康の利点を明らかにすることで，健康的な環境の創造を推進する．

②可能にする (enable)

健康のための機会や資源を確保することで，健康面での潜在能力を引き出せるようにする．

③調停する (mediate)

健康の追求において利害関係の対立する立場を仲立ちし，健康づくりにむけた妥協点を模索する．

▶ (3) アジアからの宣言

▶ジャカルタ宣言
（1997年・第4回）開発（発展）途上国での初めての開催.
▶エンパワーメント
能力開化や権限委譲との意. 個人や集団が本来持っている潜在能力を引き出し, 湧き出させるように援助すること.
▶バンコク宣言
（2005年・第6回）ヘルス・フォー・オールのための4つの公約を掲げた.
▶上海宣言
（2017年・第9回）世界が健康都市の重要性に同意し, SDGsが世界共通の目標として掲げられた.

WHO は4年ごとにヘルスプロモーション国際会議を開催している. アジアでは, ジャカルタ, バンコク, 上海で開催され, **ジャカルタ宣言**では, 健康の基盤8項目に, 「女性の**エンパワーメント**（empowerment）」と「人権の尊重」を追加し, 無責任な資源開発・活用による環境劣化を指摘した. **バンコク宣言**では, オタワ憲章で確認された基本戦略を再構築し, 人々が健康を維持・増進させるための技術や能力を高めることや支援する環境整備がヘルスプロモーション戦略の2本柱になっていると宣言した. **上海宣言**では, 「国連持続可能な開発のための2030**アジェンダ**におけるヘルスプロモーションに関する上海宣言」および「健康都市に関する上海**コンセンサス2016**」が採択され, 世界が健康都市の重要性に同意したことと, **SDGs**（**持続可能な開発目標**）が世界共通の目標として掲げられた. 上海宣言では, 持続可能な開発の重要分野として, 人間（People）, 地球（Planet）, 繁栄（Prosperity）, 平和（Peace）, 連携（Partnership）の5つの「P」を例示した. 2021年の第10回では「ジュネーブ・ウェルビーイング憲章」が合意された. この憲章は, 地球の健康を破壊することなく, 現在そして将来の世代のために, 公平な健康と社会的成果を達成するために向かう世界的な公約となっている.

▶ (4) プライマリー・ヘルス・ケアと SDGs（持続可能な開発目標）

▶アジェンダ
プラン・計画の意味. 必ず実行に移されるべき事柄で実現するべき計画やプランに対して使われる.
▶コンセンサス
合意を取る. 意見の一致をみること.
▶SDGs（持続可能な開発目標）
地球環境や自然環境が適切に保全され, 将来の世代が必要とするものを損なうことなく, 現在の世代の要求を満たす開発目標.

プライマリー・ヘルス・ケア（PHC）は, 保健システムを構成するための包括的なアプローチであり, 次の3つの側面を網羅している. ①健康の広範な決定要因に取り組むための多部門にわたる政策と活動, ②個人・家族・コミュニティのエンパワーメント, ③生涯を通じて人々の本質的な健康ニーズを満たすことである. PHCは, ヘルスプロモーション, 疾病予防, 治療, 管理さらにリハビリテーションや緩和ケアなどを含む社会全体のアプローチである. すべての年齢層のすべての人のためのケアであり, 生涯を通じてその人の健康ニーズの大部分に対処するものである. これには, 身体的, 精神的, 社会的な well-being（幸福）が含まれる. PHCは, 人中心であり健康に関する SDGs（持続可能な開発目標）を達成するための基礎となるものと認識されている.

SDGs は2015年9月の国連サミットで採択された国連加盟国が15年間で達成するために掲げられた17の目標である（図❷）. 1〜6の目標は貧困や飢餓, 健康や教育, さらには安全な水などの課題である. 7〜12の目標はエネルギーの問題, 働きがいや経済成長, 住み続けられる町づくりなどで, 13〜17の目標は環境問題や気候変動で, 食と健康に関するさまざまな分野で活躍する専門職が取り組まなければならない課題である.

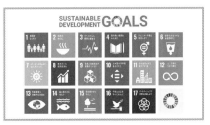

図❷ SDGs（持続可能な開発目標）
（https://www.unic.or.jp/activities/economic_social_development/sustainable_development/2030agenda/）

2 ── 健康増進法

▶感染症対策
1897(明治30)年,結核やマラリアに対する伝染病予防法が制定.インフルエンザやエイズ(後天性免疫不全症候群：AIDS)などのために1999(平成11)年には感染症法が制定.

　わが国の健康にかかわる施策は，**感染症対策**を中心に衛生水準を向上させることから始まり，徐々に疾病の予防や健康維持・増進にも重点が置かれるようになった．**健康寿命**を延ばす施策は，国民一人ひとりが疾病の予防や健康維持に関心をもち，かつ実践できるような健康施策が掲げられている．

▶▶ (1) 健康増進法とは

▶健康寿命
日常的に継続的な医療や介護に依存せず,自立した生活ができる生存期間.
▶現代病
都市化,産業化が進むにともなって増える疾病で,公害病,生活習慣病,職業病など.呼吸器疾患,循環器疾患,消化器疾患,がんなど.
▶医療制度改革大綱
医療の安心・信頼を確保するため,患者,国民の視点から,あるべき医療を実現すべく,医療制度の構造改革を示した.
▶特定給食施設
週1日以上かつ,それが1か月以上継続して,その給食数が1回100食以上または1日250食以上である条件を備えている給食施設.
▶受動喫煙
他人の吸うたばこの煙を周囲の人が吸わされること(点火部分から大気中に散布される副流煙は有害物質が多い).
▶特定高齢者把握事業
日常生活で必要となる機能の確認のために行う生活機能評価で,介護予防ケアマネジメントにつなげることが必要.

　「健康増進法」は，2002(平成14)年に国民の健康維持と**現代病**予防を目的として制定された法律で，翌年5月に施行された．政府が策定した**医療制度改革大綱**(2001年)の法的基盤として，国民が生涯にわたって自らの健康状態を自覚するとともに，健康の増進に努めなければならないことを規定したものである(表❶)．健康維持を国民の義務としており，自治体や医療機関などに協力義務を課しているなどの特徴がある．

　医療制度改革の一環でもあり，従来の「栄養改善法」(廃止)に代わるもので，国民への栄養改善や健康の維持・増進をはかることを目的として，厚生労働省が2000年3月に開始した「21世紀における国民健康づくり運動(健康日本21)」の裏づけ策として制定された．

表❶ 健康増進法の構成

第1章　総則(第1〜第6条)
第2章　基本方針等(第7〜第9条)
第3章　国民健康・栄養調査等(第10〜第16条の2)
第4章　保健指導等(第17〜第19条の4)
第5章　特定給食施設等
第1節　特定給食施設における栄養管理(第20〜第24条)
第2節　受動喫煙の防止(第25条)
第6章　特別用途表示等(第26〜第33条)
第7章　雑則(第34・35条)
第8章　罰則(第36〜第40条)
附則

　「健康増進法」により，従来の「老人保健法」に基づく健康診断事業は廃止され，65歳以上を対象にした介護予防健診が2006(平成18)年度から開始され，市町村の新しい義務として，**特定高齢者把握事業**を行い，国の基準に該当するものに対して介護予防事業(高齢者が要介護となることの予防(一次予防)，生活機能低下の早期発見や早期対応(二次予防)，および要介護状態の改善・重症化の防止(三次予防)を目的として行う事業)を行うことが定められた．65歳未満の国民に対しては，2008(平成20)年度から，特定健診事業(40〜74歳までを対象に，メタボリックシンドロームに着目した健診を行い，特定健診の結果から特定保健指導を行う)が開始された．

　2003(平成15)年の「健康増進法」の施行により，駅や飲食店など公共の場での全面禁煙が進んだ．

▶ (2) 健康づくり対策

　健康づくり対策の流れは，1978（昭和53）年の第1次国民健康づくりにはじまり，2024（令和6）年の第5次国民健康づくりに至っている（図❶）.

　第1次国民健康づくりでは，健康診査の充実などが掲げられ，第2次国民健康づくりでは，**アクティブ80ヘルスプラン**として運動習慣の普及に重点が置かれた. 第3次国民健康づくりでは，健康日本21が提唱され，**一次予防**が重視された. 第4次国民健康づくりでは，健康日本21（第二次）として，健康寿命の延伸と健康格差の縮小が目標に打ち出された. 第5次国民健康づくりでは，健康日本21（第三次）として，引き続き健康寿命の延伸と健康格差の縮小を目標に掲げ，すべての国民が健やかで心豊かに生活できる持続可能な社会の実現をめざしている（図❷）.

　基本的な方針には，①健康づくりの基本的な方向性，②国の設定目標，③地方自治体が取り組むべき健康増進計画の策定，④健康増進に関する調査および研究，⑤健康増進事業実施者間の連携および協力，⑥生活習慣に関する正しい知識の普及，⑦その他の健康増進の推進に関する事項などが示されている.

　この方針に基づき，健康寿命の延伸と健康格差の縮小，個人の行動と健康状態の改善，社会環境の質の向上，ライフコースアプローチを踏まえた健康づくりを実現するための具体的な目標が設定されている（巻末の**資料**[1]参照）.

▶**アクティブ80ヘルスプラン**
80歳になっても，自分の身の回りのことは自分でできるような，アクティブな生活をめざしてスタートさせた運動.

▶**一次予防**
疾病の発生を未然に防ぐことで，健康増進（生活習慣の改善）と特異的予防（予防接種，事故防止，職業病対策，公害防止対策など）がある.

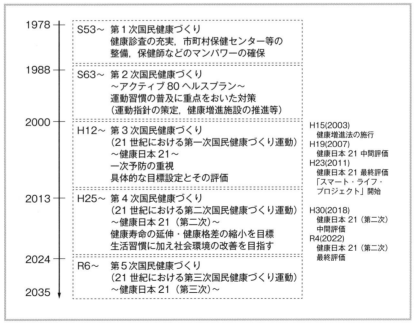

図❶ 健康づくり対策の流れ

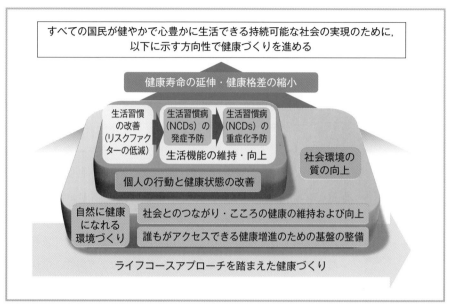

図❷ 健康日本 21（第二次）の概念図

▶ (3) 健康づくりのための身体活動・運動，睡眠

　健康日本 21（第三次）を推進するにあたり，身体活動・運動，睡眠に関する推奨事項や参考情報がまとめられた（巻末の**資料**［4］参照）.

①健康づくりのための身体活動・運動ガイド 2023

　「健康づくりのための身体活動基準 2013」の策定から累積された科学的知見に基づき，身体活動・運動分野の取り組みをさらに推進するため，「健康づくりのための身体活動・運動ガイド 2023」が策定された.

　「個人差を踏まえ，強度や量を調整し，可能なものから取り組む」「今より少しでも多く身体を動かす」という全体の方向性のもと，ライフステージごと（成人，こども，高齢者）の身体活動・運動に関する推奨事項とともに，実際の取り組みにあたっての参考情報がテーマごと（筋力トレーニング，職場での身体活動促進など）にまとめられている.

　新たに座位行動という概念が取り入れられ，立位困難な者においても，じっとしている時間が長くなりすぎないように少しでも身体を動かすことが推奨されている.

②健康づくりのための睡眠ガイド 2023

　「健康づくりのための睡眠指針 2014」の策定から累積された科学的知見に基づき，休養・睡眠分野の取り組みをさらに推進するため，「健康づくりのための睡眠ガイド 2023」が策定された.

　「個人差を踏まえつつ，日常的に質・量ともに十分な睡眠を確保し，心身の健康を保持する」という全体の方向性のもと，ライフステージごと（成人，こども，高齢者）の適正な睡眠時間の確保と睡眠休養感の向上に関する推奨事項とともに，実

際の取り組みにあたっての参考情報がテーマごと（良質な睡眠のための環境づくり，生活習慣と睡眠など）にまとめられている．

「健康づくりのための身体活動・運動ガイド2023」「健康づくりのための睡眠ガイド2023」ともに，従来の「基準」「指針」という表現はすべての国民が等しく取り組むべき事項であるという誤解を与える可能性が考慮され，「ガイド」という名称とされた．

▶（4）食育基本法

2005（平成17）年に制定された法律（農林水産省）で，2006（平成18）年には食育推進基本計画が制定され，2015（平成27）年に最終改正され今日に至っている（表❷）．子どもたちが健全な心と身体を培い，生涯にわたって生き生きと暮らすことができるように，生きる力の基盤となる食の重要性を認識し，豊かな人間性を育むことができるようにするため，**食育**を総合的，計画的に推進することを目的としている．

▶食育
さまざまな経験を通して，食に関する知識と食を選択する力を習得し，健全な食生活を実践できる人間を育てること．

表❷ 食育基本法（最終改正平成27年9月）
- 前文
- 第1章　総則（第1〜15条）
- 第2章　食育推進基本計画等（第16〜18条）
- 第3章　基本的施策（第19〜25条）
- 第4章　食育推進会議等（第26〜33条）
- 附則

食育により食生活や生活習慣の改善，運動習慣の形成により生活習慣病を予防し，国や自治体の政策を通して食品の安全や食料自給率の向上をはかりつつ食文化を継承し，いきいきと暮らす社会をつくりあげていくことをめざしている（表❸）．

表❸ 食育基本法の概要
1) 学校や保育所，施設等の食育推進
2) 家庭における食育推進
3) 地域における食育推進
4) 食育推進運動
5) 生産者，消費者との交流の推進
6) 食文化の継承のための活動への指示
7) 食品の安全性，栄養その他の食生活に関する調査，研究，情報の提供，国際交流の推進

▶栄養教諭
児童・生徒の栄養の指導および管理を司る教員（学校教育法28条第8項など）．

この法律により2005（平成17）年4月から**栄養教諭**制度（文部科学省）がスタートし，子どもたちをはじめとする国民全体に対しての食育の方向性が示された．食生活を取り巻く社会環境が大きく変化し，食生活の多様化が進むなかで，朝食の欠食など子どもの食生活の乱れが指摘されている．栄養教諭制度の趣旨は，子どもが将来にわたって健康に生活していけるよう，栄養や食事の摂り方などについて正しい知識に基づいて自ら判断し，食をコントロールしていく「食の自己管理能力」や「望ましい食習慣」を子どもたちが身につけることが必要と述べられている．

3 ── 日本人の食事摂取基準

日本人の食事摂取基準（2020年版）は，健康増進法に基づき，国民の健康の保持・増進を図るうえで摂取することが望ましいエネルギーおよび栄養素の量の基準を示したものである（**別添冊子**参照）．5年毎に見直しがあり，改定される．

▶ (1) 基本方針

策定方針には，生活習慣病の発症予防とともに重症化予防を掲げ，対象者として健康な個人・集団はもとより，高血圧，脂質異常，高血糖，腎機能低下のため保健指導の必要な者を含めている．高齢者においては，フレイルに関する危険因子を有していても，おおむね自立した日常生活を営んでいる者を含めている．また，科学的根拠に基づく策定を基本とし，根拠の不十分な重要課題については研究課題として整理を行っている（図❶）．

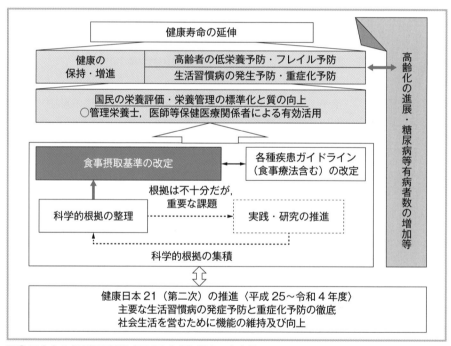

図❶ 日本人の食事摂取基準（2020年版）策定の方向性

策定の基本的事項として，エネルギーの指標と栄養素の指標の設定方針および2010年版食事摂取基準のレビュー方法と基準改定の採択方針を明確にし，年齢区分の確認と参照体位の改訂を行っている．エネルギーの摂取量および消費量のバランスの維持を示す指標として，体格指数（body mass index：**BMI**＝体重÷身長^2＝kg/m²）を採用している．

体重の変化やBMIは，エネルギー収支の結果を示すものの一つであり，エネルギー必要量を示すものではないことに留意する．エネルギー摂取量の過不足の評価

▶BMI
→19頁参照

には，乳幼児や小児の場合，成長曲線（身体発育曲線）を用いるが，成人の場合，BMI または体重変化量を用いる．BMI は，やせ・肥満度を判定する尺度として用いられる（**表❶**）．WHO は肥満の判定基準を 30 kg/m^2 としているが，日本肥満学会は日本人の場合，耐糖能障害，脂質異常症，高血圧の合併症の発症頻度が高まる 25 kg/m^2 以上を肥満と判定している．

表❶ 肥満度の判定基準表

BMI 値	判定
＜18.5	低体重
18.5≦BMI＜25.0	普通体重
25.0≦BMI＜30.0	肥満（1 度）
30.0≦BMI＜35.0	肥満（2 度）
35.0≦BMI＜40.0	肥満（3 度）
40.0≦BMI	肥満（4 度）

（日本肥満学会）

▶▶ (2) エネルギー必要量

成人（18 歳以上）では，推定エネルギー必要量は，体重が一定の条件下でのエネルギー消費量をもとに推定する方法を採用している．

推定エネルギー必要量（kcal/日）＝基礎代謝量（kcal/日）×身体活動レベル

①参照体重

性別および年齢に応じて，日本人の平均的な体位を食事摂取基準策定のための参照体重および参照身長として設定している．望ましい体位ではなく平均的な体位を採用していることから，基準体位という表現を参照体位に改めている（**別添冊子**参照）．

②成人の身体活動レベル

身体活動レベル（physical activity level：PAL）は，妊娠も授乳もしていない大人の 24 時間のエネルギー消費の合計（total energy expenditure：TEE）を基礎代謝量（basic metabolic rate：BMR）で割った値である（**表❷**）．

妊婦・授乳婦では，それぞれ妊娠・授乳に必要なエネルギー量を付加している．小児では，原則として基礎代謝量の実測値の報告を用い身体活動に必要なエネルギーに，組織合成に要するエネルギーとエネルギー蓄積量相当分を加えている．また，70 歳以上の高齢者では，身体活動レベルⅠ（低い）で 1.45，Ⅱ（ふつう）で 1.70 としている．

▶加速度計
運動する物体の加速度を測定・記録する計器．消費エネルギーの推定に用いられる．

▶動作センサー
一定時間内に動いている物体の速度にどれくらいの変化があったかを検出する装置．

肥満者では，**加速度計**などの**動作センサー**で評価した身体活動レベルは一般に低い．身体活動のエネルギー消費量は体重に規定され，体重が変化するとエネルギー消費量も変化する．肥満者では運動効率が低く，同じ身体活動を行うのにより多くのエネルギーを消費する．

③成人のエネルギー摂取量の過不足

エネルギーの摂取量と消費量のバランス（エネルギー収支バランス）として定義される．

表❷ 年齢階級別にみた身体活動レベル（男女共通）

年齢区分 ＼ 身体活動レベル	レベル I （低い）	レベル II （ふつう）	レベル III （高い）
1〜2歳	―	1.35	―
3〜5歳	―	1.45	―
6〜7歳	1.35	1.55	1.75
8〜9歳	1.40	1.60	1.80
10〜11歳	1.45	1.65	1.85
12〜14歳	1.50	1.70	1.90
15〜17歳	1.55	1.75	1.95
18〜29歳	1.50	1.75	2.00
30〜49歳	1.50	1.75	2.00
50〜64歳	1.50	1.75	2.00
65〜74歳	1.45	1.70	1.95
75歳以上	1.40	1.65	―

（厚生労働省．日本人の食事摂取基準 2020 年版；2019．p79 より）

成人における総死亡率がもっとも低い BMI の範囲と日本人の BMI の実態から，18歳以上で望ましい BMI の範囲が示されている（**別添冊子**参照）．

BMI は，健康の保持・増進，生活習慣病の予防，高齢による虚弱を回避するための要素の一つとなる．乳児・小児のエネルギー摂取量の評価は，それぞれの性別・年齢階級の日本人の身長・体重分布曲線（成長曲線）を用いる．

④エネルギー摂取の過不足の評価

個人を対象とした場合は，BMI が目標とする範囲を下回っていると，エネルギー摂取の不足と評価する．逆に BMI が目標とする範囲を上回っている場合には，エネルギーの過剰摂取のおそれがないかを他の要因も含め総合的に評価する．BMI が目標の範囲に留まるよう，または適切な体重へ改善することを目的とする．

集団を対象とする場合は，測定された BMI の分布から目標とする BMI の範囲を下回っている者，あるいは上回っている者の割合を算出し，目標とする BMI の範囲に留まる者の割合を増やすよう計画を立案する．

▶▶ (3) 栄養素の指標と摂取基準

①栄養素の指標

栄養素には，3つの目的からなる5つの指標で構成されている（図❷，❸）．

栄養素の摂取不足の回避を目的として推定平均必要量，推奨量，目安量，栄養素の過剰摂取による回避を目的として耐容上限量，生活習慣病の予防を目的として目標量が設定されている．

▶EAR
estimated average requirement.

a. 推定平均必要量（EAR）：必要量の平均値を推定し，50％の人が必要量を満たす（同時に 50％の人が必要量を満たさない）と推定される摂取量．

▶RDA
recommended dietary allowance.

b. 推奨量（RDA）：ほとんどの人（97〜98％）が充足している量として定義する．EAR が与えられる栄養素に対して設定され算出される．理論的には

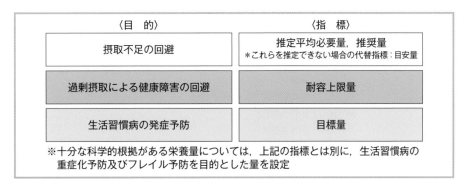

図❷ 栄養素の指標の目的と種類

（厚生労働省. 日本人の食事摂取基準 2020 年版；2019. p3 より）

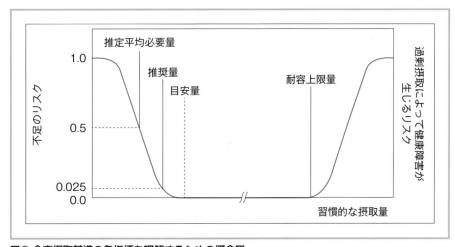

図❸ 食事摂取基準の各指標を理解するための概念図

（厚生労働省. 日本人の食事摂取基準 2020 年版；2019. p7 より）

（EAR の平均値＋2×推定必要量の標準偏差）であるが RDA＝EAR×（1＋2×変動係数）＝EAR×推奨量算定係数として求める.

▶AI
adequate intake.

c. **目安量（AI）**：ある一定の栄養状態を維持するのに十分な量として定義する. 十分な科学的根拠が得られず EAR が算定できない場合に算定する. 実際には，不足状態を示す人がほとんど観察されない量で，基本的には疫学研究によって得られる.

d. **耐容上限量（UL）**：健康障害をもたらすリスクがないとみなされる習慣的な摂取量の上限を与える量として定義する. これを超えて摂取すると，過剰摂取によって生じる潜在的な健康障害のリスクが高まると考えられている.

▶代理指標
測りたいものを直接測るのが困難な場合に，近似した物質を指標とする.
▶生体指標
血液や尿などの生体から得られる試料中に存在する物質を指標とする.

e. **目標量（DG）**：生活習慣病の予防を目的として，その疾病のリスクや，その**代理指標**となる**生体指標**の値が低くなると考えられる. 現在の日本人が当面の目標とする摂取量で，「国民健康・栄養調査」の性・年齢階級別摂取量の中央値とパーセンタイル値を用いている.

　1歳以上について策定されているエネルギーおよび栄養素とそれぞれの指標を表❸に示す. 栄養素はたんぱく質，脂質（総脂質，飽和脂肪酸，*n*-6 系脂肪酸，

表❸ 基準を策定した栄養素と指標[*1]（1 歳以上）

栄養素			推定平均必要量（EAR）	推奨量（RDA）	目安量（AI）	耐容上限量（UL）	目標量（DG）
たんぱく質[*2]			○b	○b	—	—	○[*3]
脂　質		脂質	—	—	—	—	○[*3]
		飽和脂肪酸[*4]	—	—	—	—	○[*3]
		n-6 系脂肪酸	—	—	○	—	—
		n-3 系脂肪酸	—	—	○	—	—
		コレステロール[*5]	—	—	—	—	—
炭水化物		炭水化物	—	—	—	—	○[*3]
		食物繊維	—	—	—	—	○
		糖類	—	—	—	—	—
主要栄養素バランス[*2]			—	—	—	—	○[*3]
ビタミン	脂溶性	ビタミン A	○a	○	—	○	—
		ビタミン D[*2]	—	—	○	○	—
		ビタミン E	—	—	○	○	—
		ビタミン K	—	—	○	—	—
	水溶性	ビタミン B$_1$	○c	○c	—	—	—
		ビタミン B$_2$	○c	○c	—	—	—
		ナイアシン	○a	○a	—	○	—
		ビタミン B$_6$	○b	○b	—	○	—
		ビタミン B$_{12}$	○a	○a	—	—	—
		葉酸	○a	○a	—	○[*7]	—
		パントテン酸	—	—	○	—	—
		ビオチン	—	—	○	—	—
		ビタミン C	○x	○x	—	—	—
ミネラル	多量	ナトリウム[*6]	○a	○a	—	—	○
		カリウム	—	—	○	—	○
		カルシウム	○b	○b	—	○	—
		マグネシウム	○b	○b	—	○[*7]	—
		リン	—	—	○	○	—
	微量	鉄	○x	○x	—	○	—
		亜鉛	○b	○b	—	○	—
		銅	○b	○b	—	○	—
		マンガン	—	—	○	○	—
		ヨウ素	○a	○a	—	○	—
		セレン	○a	○a	—	○	—
		クロム	—	—	○	○	—
		モリブデン	○b	○b	—	○	—

＊1　一部の年齢区分についてだけ設定した場合も含む.
＊2　フレイル予防を図る上での留意事項を表の脚注として記載.
＊3　総エネルギー摂取量に占めるべき割合（％エネルギー）.
＊4　脂質異常症の重症化予防を目的としたコレステロールの量と，トランス脂肪酸の摂取に関する参考情報を表の脚注として記載.
＊5　脂質異常症の重症化予防を目的とした量を飽和脂肪酸の表の脚注に記載.
＊6　高血圧及び慢性腎臓病（CKD）の重症化予防を目的とした量を表の脚注として記載.
＊7　通常の食品以外からの摂取について定めた.
　a　集団内の半数の者に不足又は欠乏の症状が現れ得る摂取量をもって推定平均必要量とした栄養素.
　b　集団内の半数の者で体内量が維持される摂取量をもって推定平均必要量とした栄養素.
　c　集団内の半数の者で体内量が飽和している摂取量をもって推定平均必要量とした栄養素.
　x　上記以外の方法で推定平均必要量が定められた栄養素.

（厚生労働省. 日本人の食事摂取基準 2020 年版；2019. p14 より）

n-3系脂肪酸），炭水化物（食物繊維を含む），エネルギー産生栄養素バランス，ビタミン（脂溶性4種類，水溶性9種類），ミネラル（多量5種類，微量8種類）である．生活習慣病の重症化予防及びフレイル予防を目的として基準値を設定した栄養素は，発症予防を目的とした目標量とは区別して設定している．

②栄養素の摂取不足の評価

個人を対象とした場合は，RDA付近もしくはRDA以上の摂取量があれば不足のリスクはほとんどない．RDAよりも摂取量が少ない場合は，RDAの摂取をめざす．

EARが算定されていない場合は，摂取量とAIを比較し，AI付近かそれ以上の摂取をめざす．

集団を対象とした場合は，測定された摂取量の分布からEARを下回る者の割合を算出する．EARを下回って摂取している者の割合をできるだけ少なくするようにする．

EARが算定されていない場合は，AIを用い，摂取量の中央値とAIを比較し，摂取量の中央値をAI付近かそれ以上を維持するように計画を立案する．

③栄養素の摂取過剰の評価

個人を対象とした場合は，UL以上の摂取量があれば摂取量過剰と評価し，摂取量がUL未満になるようめざす．

集団を対象とした場合は，測定された摂取量の分布からUL以上を摂取している者の割合を算出し，全員の摂取量がUL未満になるように計画を立案する．

④生活習慣病予防を目的とした評価

個人を対象とした場合は，摂取量がDGの範囲内に入ることをめざす．

集団を対象とした場合は，測定された摂取量の分布からDGの範囲を逸脱する者の割合を算出し，摂取量がDGの範囲内に入る，もしくは近づく者の割合を増やすように計画を立案する．ただし，発症予防を目的としている生活習慣病では，その関連する他の因子と総合的に考慮したうえで評価することが重要である．

たとえば，心筋梗塞の場合，肥満，高血圧，脂質異常症に加え，喫煙や運動不足などの状態がどのくらいか把握したうえで，どの栄養素の摂取量改善をめざすか総合的に判断する．生活習慣病の特徴から考え，長い年月にわたり実施可能な改善計画の立案と実施が望ましい．

▶ (4) 活用

食事摂取基準は，健康な個人または集団を対象に，健康の保持・増進，生活習慣病予防のための食事改善を目的として **PDCAサイクル** に基づく活用を基本とする（図 ❹）．

▶PDCA サイクル
plan-do-check-act cycle. 食生活を改善し，習慣化をはかる介入方法．計画→実施→検証→改善の4段階を繰り返すことにより食事改善を継続的に行う．

まず，食事調査から食事摂取状況のアセスメントを行い，習慣的なエネルギー・栄養素の摂取状況が適切かどうかを評価する．身体状況や活動をもとに，エネルギー・栄養素の目標摂取量を決定し，食事計画を立案する．食事改善を指導して，実施内容を検証する．検証結果に基づき，さらに食事計画や実施内容を改善する．

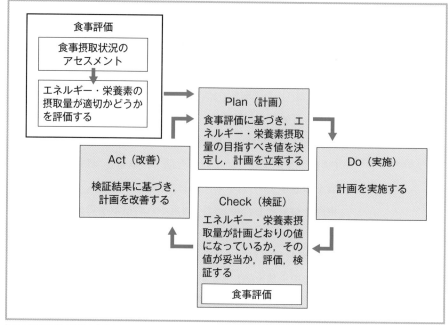

図❹ 食事摂取基準の活用と PDCA サイクル

(厚生労働省. 日本人の食事摂取基準 2020 版：2019. p23 より)

　食事摂取状況のアセスメントでは，「過少申告・過大申告」と「日間変動」があることに留意する．エネルギーや栄養素の摂取量が適切かどうかは，対象者の生活環境，臨床症状などを含めて総合的に評価する．

①推定エネルギー必要量

　乳児，小児，妊婦，授乳婦では，身体活動に必要なエネルギーに加えて，成長や組織増加，妊娠や授乳に必要なエネルギー量を付加する．

②たんぱく質の食事摂取基準

　乳児は，母乳や人工乳からのたんぱく質摂取量として算出されている．離乳期では，母乳と母乳以外のたんぱく質摂取量を加えて AI を示している．

　乳児以外では，**窒素出納法**により EAR，RDA が設定されている．小児は，たんぱく質維持と成長に必要なたんぱく質量が加算されている．

　妊婦は，妊娠期の体たんぱく蓄積量，授乳婦は**泌乳量**に対するたんぱく質量を付加する．

　高齢者（65 歳以上）では，フレイル及びサルコペニアの発症予防より若干及び中年成人に比べて，体重あたりのたんぱく質摂取量は多い．

③脂質の食事摂取基準

　脂質と飽和脂肪酸の食事摂取基準は，脂肪エネルギー比率（％エネルギー）で目標量，必須脂肪酸（*n*-6 系脂肪酸と *n*-3 系脂肪酸）の食事摂取基準は絶対量で目安量を示している．コレステロールは，脂質異常症の重症予防のための量を示している．

▶窒素出納法
摂取する食品中のたんぱく質に含まれている窒素と糞便や，尿に排泄される窒素の量を測定する方法.

▶泌乳量
授乳婦の母乳の平均泌乳量は全期間を通して 780 mL/日で計算している.

④炭水化物の食事摂取基準

炭水化物は，糖尿病以外に直接特定の健康障害の原因となる報告はなく，EAR，RDA，AI，UL は設定されていない．糖尿病との関連を考慮し，総エネルギー摂取量に占める炭水化物由来のエネルギーの割合（％エネルギー）として DG が設定されている．これには，炭水化物ではないが，エネルギーを産生するアルコールの摂取量も含む．

食物繊維は，摂取不足が生活習慣病に関連することから，DG が設定されている．

⑤エネルギー産生栄養素バランス（P：F：C 比率）

エネルギー産生栄養素バランスは，たんぱく質（P），脂質（F），炭水化物（C）（アルコールを含む）が総エネルギー摂取量に占めるべき構成比率の割合として示されている．エネルギー産生栄養素バランスの算出に用いられる**エネルギー換算係数**は，**アトウォーター係数**を用いている．

疾病の発症や重症化予防の場合は，対象者の摂取実態を総合的に把握して，適切な栄養素バランスを評価する．

⑥ビタミンの食事摂取基準

脂溶性ビタミンは，水に不溶で有機溶媒に溶ける性質上，過剰摂取による脂肪組織への体内蓄積から起こる健康障害を予防することを考慮して，ビタミン A，D，E，K について策定された．

水溶性ビタミンは，尿排泄によって失われやすいため，主に摂取不足による低栄養状態から起こる欠乏症を予防するために策定された．

⑦ミネラルの食事摂取基準

ミネラルは，人体の構成成分として存在しているだけでなく，生命活動に必要な各種生理作用などと密接に関連している．ミネラルの適正な摂取は，健康の保持・増進，疾病予防に重要な役割を果たしている．多量ミネラルは5種類，微量ミネラルは8種類について策定された．

⑧留意事項

a. 年齢区分：乳児については，「出生後6か月未満（0～5か月）」と「6か月以上1歳未満（6～11か月）」に区分され，とくに詳細な設定が必要な栄養素は「0～5か月」，「6～8か月」，「9～11か月」の3つに区分されている．

1～17歳を小児，18歳以上を成人とし，高齢者については，65歳以上とし，65～74歳，75歳以上の2つの区分に分類されている．

b. 摂取源：食事として経口摂取されるすべてのものに含まれるエネルギーと栄養素を対象とする．**健康食品**や**サプリメント**などに含まれるエネルギーと栄養素も含む．妊娠の可能性がある女性に付加する葉酸に限り，通常の食品以外の食品の摂取が示されている．

c. 食事摂取量の期間：食事摂取基準は，「1日あたり」の摂取量として示されているが，**習慣的な摂取量**を基準として評価・食事計画するものである．

▶エネルギー換算係数
食物のエネルギー量を計算するための係数．主要食品では実測値，FAO/WHO の JECFA 値がある場合はその係数，それ以外はアトウォーター係数を用いる．

▶アトウォーター係数
食品1gあたりのエネルギー量（たんぱく質 4 kcal/g，脂質 9 kcal/g，炭水化物 4 kcal/g）で，生理的燃焼値．

▶健康食品
法律上の定義はなく，広く健康の保持増進に資する食品として販売・利用されるもの全般をさす．
▶サプリメント
栄養補助食品とも呼ばれ，ビタミンやミネラル，アミノ酸など栄養摂取を補助することや，ハーブなどの成分による薬効が目的である食品．
▶習慣的な摂取量
栄養素などの摂取特性から，測定誤差，個人間変動，日間（内）変動などがあるが，おおむね1か月間程度と考えられている．

4 ──国民健康・栄養の現状

▶国民健康・栄養調査
「健康増進法」に基づく国民の身体や生活習慣の状況，食生活や栄養摂取量を把握し，健康増進につなげるため，1945（昭和20）年より実施.
▶国民生活基礎調査
保健，医療，福祉，年金，所得など国民生活の基礎的な事項に関して厚生労働省が実施する調査.
▶層化無作為抽出
部分母集団が互いに大きく異なるとき，各部分母集団（層）ごとにサンプルを抽出する.

　健康増進の総合的な推進をはかるため，身体の状況，栄養摂取および生活習慣の状況を明らかにすることを目的として，**国民健康・栄養調査**が毎年実施されている.

　2019（令和元）年度の調査対象は，満1歳以上の者で**国民生活基礎調査**（約11,000単位区内の世帯30万世帯および世帯員約72万人）において設定された単位区から**層化無作為抽出**した300単位区内のうち，令和元年東日本台風の影響により4単位区を除いたすべての世帯および世帯員で，調査実施世帯数は2,836世帯，5,865人（令和元年）である.

　調査内容は，（1）身体状況調査（身長，体重，腹囲※，血圧※，血液検査※，問診※），（2）栄養摂取状況調査（食事状況，食物摂取状況，1日の身体活動状況〈歩数〉※），（3）生活習慣調査※（食生活，身体活動，休養〈睡眠〉，飲酒，喫煙，歯の健康等），また，平成30年度は重点項目として，社会環境の整備について把握した.

　※20歳以上

　令和元年より，生活習慣調査票のオンライン調査が導入された.

▶▶（1）身体状況

①肥満・痩せ

　20歳以上での肥満者（BMI≧25 kg/m²）の割合は，男性33.0 %，女性22.3 %で，年齢別にみると，男性では40歳代（39.7 %）がもっとも多く，ついで50歳代（39.2 %），60歳代（35.4 %）である. 女性では60歳代（28.1 %）がもっとも多く，ついで70歳代（26.4 %），50歳代（20.7 %）である（図❶）.

▶糖尿病
diabetes mellitus, 蜜が体を通過する意味. 2023年に新しい呼称としてダイアベティスが提案されている.
▶糖尿病が強く疑われる者
これまで医療機関や健診で糖尿病といわれたことがあると回答した者のうちHbA1cの値が6.5 %以上，または「糖尿病治療の有無」に「有」と回答した者.
▶収縮期血圧
最高血圧のこと. 140 mmHgは高血圧. 健康日本21（第二次）では40〜89歳の目標値：男性134 mmHg，女性129 mmHg.

　20歳以上での痩せの者（BMI 18.5 kg/m²未満）の割合は，男性3.9 %，女性11.5 %である. 女性において年齢別では，20歳代20.0 %である. 65歳以上の高齢者の低栄養傾向の者（BMI 20.0 kg/m²以下）の割合は，男性12.4 %，女性20.7 %であり，この10年間でみると，いずれも有意な増減はみられない（図❷）.

②糖尿病

　20歳以上での「**糖尿病が強く疑われる者**」の割合は，男性19.7 %，女性10.8 %で，この10年間では男女とも有意な増減はみられない. 年齢階級別では，男女ともに年齢が高い層でその割合が高い（図❸）.

③血圧

　収縮期血圧の平均値は，男性132.0 mmHg，女性126.5 mmHgである. この10年間では男女とも有意に減少している. 収縮期血圧が140 mmHg以上の者の割合は，男性29.9 %，女性で24.9 %である. この10年間でみると男女とも有意に減少している.

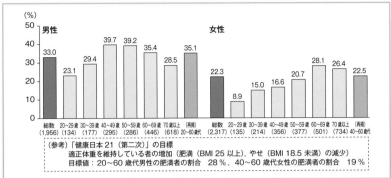

図❶ 肥満者（BMI≧25 kg/m²）の割合（20 歳以上，性・年齢階級別）
（厚生労働省．令和元年国民健康・栄養調査報告；2020．p18 より）

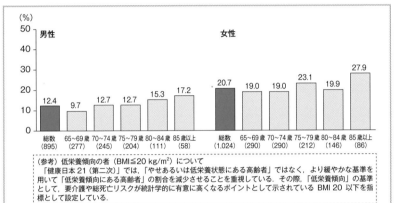

図❷ 低栄養傾向の者（BMI≦20 kg/m² 以下）の割合（65 歳以上，性・年齢階級別）
（厚生労働省．令和元年国民健康・栄養調査報告；2020．p19 より）

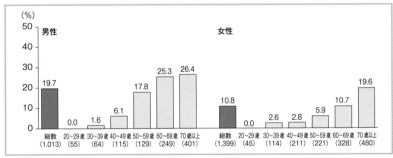

図❸ 「糖尿病が強く疑われる者」の割合（20 歳以上，性・年齢階級別）
（厚生労働省．令和元年国民健康・栄養調査報告；2020．p20 より）

④血中コレステロール

血清 non-HDL コレステロール値の平均値は，男性 141.9 mg/dL，女性 145.9 mg/dL である．この 10 年間では男女とも有意な増減はみられない．血清総コレステロール値が 240 mg/dL 以上の者の割合は，男性 12.9 ％，女性で 22.4 ％である．この 10 年間では男性は有意な増減はみられない．

▶（2）栄養摂取状況

2019（令和元）年の調査における 20～29 歳の 1 人 1 日あたりの平均栄養素摂取量を，18～29 歳の日本人の食事摂取基準（2020 年版）と比較した（表❶）．

表❶ 日本人の食事摂取基準（2020 年版）と国民健康・栄養調査の比較

| | | エネルギー (kcal/日) | たんぱく質 (g/日) | 総脂質 (%エネルギー) | ビタミン | | | | ミネラル | | | 食物繊維 (g/日) |
					A (µgRE/日)	B₁ (mg/日)	B₂ (mg/日)	C (mg/日)	Ca (mg/日)	Mg (mg/日)	Fe (mg/日)	
男性	食事摂取基準 18～29 歳 （身体活動レベル II）	2,650[*1]	65[*2]	20 %以上 30 %未満[*3]	850[*2]	1.4[*2]	1.6[*2]	100[*2]	800[*2]	340[*2]	7.5[*2]	21 以上[*3]
	国民健康・栄養調査 20～29 歳	2,199	80.1	29.5	451	1.07	1.20	62	462	227	7.4	17.5
女性	食事摂取基準 18～29 歳 （身体活動レベル II）	2,000[*1]	50[*2]	20 %以上 30 %未満[*3]	650[*2]	1.1[*2]	1.2[*2]	100[*2]	650[*2]	270[*2]	10.5[*4]	18 以上[*3]
	国民健康・栄養調査 20～29 歳	1,600	61.1	30.9	447	0.77	0.97	62	468	192	6.2	14.6

＊1　推定エネルギー必要量.　＊2　推奨量.　＊3　目標量.　＊4　推奨量（月経あり）.

①エネルギー量

20～29 歳での摂取エネルギー量は，男性 2,199 kcal，女性 1,600 kcal で，男性においてのみ前年に比べて若干減少した.

②たんぱく質

20～29 歳での総たんぱく質量は男性 80.1 g，女性 61.1 g で，動物性たんぱく質の割合は男性 58.0 %，女性 56.9 %と男女ともに 55 %を上回った.

③脂質のエネルギー比率および P：F：C 比率

20～29 歳での脂肪エネルギー比率は男性 29.5 %，女性 30.9 %である．P：F：C 比率は，男性 14.5：29.5：55.8，女性 15.4：30.9：53.6 で，女性における脂肪エネルギー比率（30.9 %）を除いて，食事摂取基準の目標量であるエネルギー産生栄養素比率の 13～20：20～30：50～60 の範囲内にある.

④食物繊維

20 歳以上での食物繊維の摂取量は，男性 19.9 g，女性 18.0 g で，男性において食事摂取基準の目標量（男性 21 g 以上，女性 18 g 以上）を下回っている.

⑤食塩

20 歳以上での食塩摂取量は，男性 10.9 g，女性 9.3 g であり，食塩摂取量の年次変化をみると，この 10 年間で男女ともに有意に減少している（図❹）．しかしながら，食事摂取基準の成人の目標量男性 7.5 g 未満，女性 6.5 g 未満と比較すると，依然上回っている.

⑥ビタミン類

a.　ビタミン A 摂取量は，20 歳以上の平均値男性 564 µgRE，女性 532 µgRE であり，どの年代においても食事摂取基準の推奨量を大きく下回っている.

b.　ビタミン D 摂取量は，20 歳以上の平均値男性 7.9 µg，女性 6.6 µg で，すべての年代において男女ともに食事摂取基準の目安量を上回っている.

c.　ビタミン E 摂取量は，20 歳以上の平均値男性 7.2 mg，女性 6.6 mg で，男性 20 歳代，女性 20～30 歳代において食事摂取基準の目安量を上回っている.

d.　ビタミン K の成人の摂取量は，20 歳以上の平均値男性 258 µg，女性 243 µg

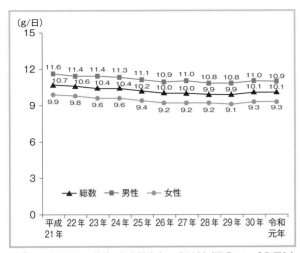

図❹ 食塩摂取量の平均値の年次推移（20歳以上）（平成21～令和元年）
（厚生労働省. 令和元年国民健康・栄養調査；2020. p23より）

と男女ともに食事摂取基準の目安量を大きく上回っている.

e. ビタミンB_1（男性1.03 mg, 女性0.88 mg）, ビタミンB_2（男性1.25 mg, 女性1.13 mg）の摂取量は, 男女ともに75歳以上を除いて食事摂取基準の推奨量を下回っている.

f. ビタミンC（男性96 mg, 女性101 mg）の摂取量は, 男性は食事摂取基準の推奨量を下回っている.

⑦ミネラル類

a. カルシウム（Ca）の摂取量は, どの年代においても男女ともに食事摂取基準の推奨量を大幅に下回っている.

b. マグネシウム（Mg）は, 食事摂取基準の推奨量を下回っている.

c. 鉄（Fe）の摂取量は, 男性8.3 mg, 女性7.5 mgで, 月経ありの女性のすべての年代において, 食事摂取基準の推奨量を下回っている.

⑧食品群別摂取量

20歳以上の野菜の平均摂取量が男性288.3 g, 女性273.6 gであり, 健康日本21の目標値である350 gを男女ともに大きく下回っている. とくに男女ともに20～40歳代の摂取量が少なく, もっとも少ない20歳代では, 男性233.0 g, 女性273.6 gである. この10年間でみると, いずれも有意な増減はみられない.

▶ (3) 生活習慣状況

▶朝食の欠食
食事をしなかった, 錠剤などによる栄養素の補給, 栄養ドリンクのみ, 菓子・果物・乳製品・嗜好飲料などの食品のみを食べた, いずれかに該当.

①朝食の欠食率

1歳以上で平均すると, 男性14.3 %, 女性10.2 %である. 年代別にみると, 男性は20歳代でもっとも高く, 男性27.9 %, 女性は30歳代でもっとも高く22.4 %である. ついで, 30歳代男性27.1 %, 20歳代女性18.1 %と多く, 40歳代以降漸減し, 60歳代以降男女ともに10 %以下である.

▶運動習慣
運動習慣のある者とは, 1回30分以上の運動を週2回以上実施し, 1年以上継続している者.

②運動習慣の状況

20歳以上での**運動習慣**のある者の割合は, 男性33.4 %, 女性25.1 %である. この10年間でみると男性では有意な増減はなく, 女性では減少している. 年代別にみると, 男性では40歳代がもっとも低く18.5 %, 女性では30歳代がもっとも低く9.4 %である. もっとも高いのは男女ともに70歳代で男性42.9 %, 女性35.9 %である.

20歳以上での1日の歩数の平均値は, 男性で6,793歩, 女性で5,832歩である. 20～64歳の歩数の平均値は男性7,864歩, 女性6,685歩であり, 65歳以上では男性5,396歩, 女性4,656歩である.

▶睡眠
「ここ1か月間，あなたの1日の平均睡眠時間はどのくらいでしたか」の質問に対する回答.

③睡眠の状況

　20歳以上で，調査前の1か月間の1日の平均睡眠時間は6時間以上7時間未満の割合がもっとも高く，男性32.7％，女性36.2％である．6時間未満の者の割合は，男性37.5％，女性40.6％であり，性・年齢階級別にみると，男性の30～50歳代，女性の40～50歳代では4割を超えている．

④飲酒の状況

　生活習慣病のリスクを高める飲酒をしている者（1日あたりの純アルコールの摂取量が男性40g，女性20g以上）の割合は，男性14.9％，女性9.1％である．年代別では，男性40歳代（21.0％），女性50歳代（16.8％）でもっとも高い．

⑤喫煙の状況

▶習慣的喫煙
たばこを「毎日吸っている」または「ときどき吸う日がある」と回答した者.

　現在**習慣的喫煙**している者の割合は16.7％で，男女別にみると，男性27.1％，女性7.6％である．この10年間でみると，いずれも有意に減少している．年代別にみると，30～60歳代の男性ではその割合が高く，習慣的に喫煙している者は3割を超えている．

⑥歯の健康

　何でも噛んで食べることができると回答した者の割合は，75.0％である．平成21年，25年，27年，29年，令和元年の推移をみると有意に増加している．

Memo

5 —健康の保持増進

　現代の食生活（栄養素の補給）は，外食，加工食品，調理済み食品やサプリメントをはじめとする栄養補助食品など多種・多岐にわたる．このような状況においては，適切な食品を選択し，確かな目で食生活を見直すことが重要である．

▶（1）望ましい食生活

①ライフスタイルの変化と食生活

　1980（昭和55）年以降の急速な経済発展により，国民の生活環境は大きく変化を遂げた．ライフスタイルが多様化し，国民の食に対する価値観も変化してきている．**インスタント食品**や**ファストフード**などの利用，**中食**（なかしょく）や外食などの食の外部化が進み，**ジャンクフード**の摂取の増加などの問題もみられる．

　食の情報が社会に氾濫（はんらん）していることもあり，国民による正しい選択がなされているとはいえない状況も見受けられる．また，食塩の過剰摂取，野菜の摂取不足，魚離れ，食習慣においては，朝食の欠食，子どもの**孤食**（こしょく）などの問題も指摘されている．とくに若い世代では，健全な食生活を心がけている人が少なく，食に関する知識が不足していることが指摘されている．また，「経済格差にともなう栄養格差」や「若年女性のやせ」などの問題も栄養課題としてあがってきている．

②国民医療費の増加と疾病構造の変化

　平均寿命の伸びにともなう高齢社会の到来は，**医療費の増加**をもたらしている（図 ❶）．

▶**インスタント食品**
手間をかけずに短時間で調理ができ，貯蔵や携帯にも便利な即席食品．
▶**ファストフード**
ハンバーガー・ホットドッグなど，すばやくできる手軽な食品，または食事．
▶**中食**（なかしょく）
家庭外で調理された食品を，購入して持ち帰るか，または配達などによって，家庭内で食べる食事の形態．
▶**ジャンクフード**
栄養価のバランスを著しく欠いた調理済み食品．高カロリー，高塩分でビタミン・ミネラル・食物繊維があまり含まれない食品．
▶**孤食**（こしょく）
一人で食事を摂ることで，とくに食事の際に孤独を感じてしまう寂しい食事のこと．
▶**医療費の増加**
国民医療費は42兆3,644億円（2015（平成27）年）で前年度の3.8％の増加．人口1人あたりの国民医療費は33万3,300円．

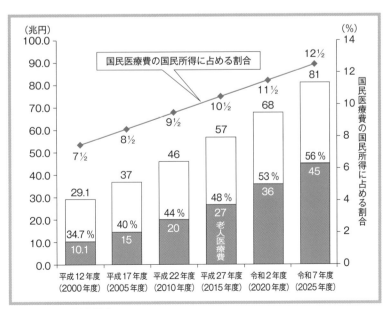

図❶ 医療費の将来推移

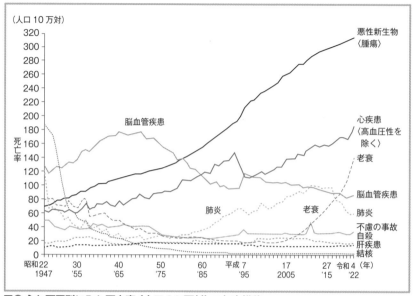

図❷ 主な死因別にみた死亡率（人口 10 万対）の年次推移
生活習慣病が増加し，疾病構造が変化．老衰の割合が上昇．
（令和 4 年（2022）人口動態統計月報年計［概数］より）

▶**死因の約 5 割**
悪性新生物 24.6 %，
心疾患 14.8 %，脳血
管疾患 6.8 %，肺炎
4.7 %，腎不全 2.0 %
（2022（令和 4）年）．

▶**医療費の約 3 割**
循環器系疾患 18.9 %，
悪性新生物 14.9 %
（2021（令和 3）年）．

▶**目標量**
日本人の食事摂取基
準 2020 年版では，食
塩相当量の目標量は，
男 15 歳以上 7.5 g／日
未満，女 12 歳以上
6.5 g／日未満．

　感染症から生活習慣病などへ疾病構造が変化し，生活習慣病が**死因の約 5 割**（図
❷），国民**医療費の約 3 割**を占める状況となっている．また，2018 年の人口動態
統計月報年計（概数）より，三大死因の一つに初めて「老衰」が加わった．1 位と 2
位はそれまで同様，悪性新生物（腫瘍），心疾患（高血圧性を除く）だったが，「肺
炎」の減少にともなって 2017 年に 3 位となった「脳血管疾患」を抜いて，「老衰」が
3 位となった．以来，死因としての「老衰」は，右肩上がりで上昇し続けている．

③生活習慣病とエネルギー・栄養素との関連

　生活習慣病は，「食習慣，運動習慣，休養，喫煙，飲酒などの生活習慣が，その
発症・進行に関与する疾患群」と定義されている（厚生労働省）．具体的には，高血
圧，糖尿病，脂質異常症などで，主に中年期以降に発症する疾患群である．最近の
国民健康・栄養調査結果から，エネルギー摂取量は減少してきているが，動物性た
んぱく質や動物性脂質の摂取量は増加し，食塩の摂取量は**目標量**より依然として高
い．さらに，炭水化物や食物繊維の摂取量が減少していることが生活習慣病発症と
関係している．

　これらのことから，健康の保持増進には，食に関する知識と，食を選択する力を身
につけ，健全な食生活を実践する人間を育てることが必要である．望ましい食生活を
具体的に示すものとして，「食事バランスガイド」（19 頁（3）参照）が策定されている．

▶ (2) 生活習慣（運動・食事・喫煙・飲酒）と健康

　より長く健康で自立した生活を送ることができる健康寿命を延ばすために，2011
（平成 23）年に Smart Life Project（スマート・ライフ・プロジェクト）が発足した

（厚生労働省）．国民全体が人生の最後まで元気に健康で楽しく毎日が送れることを目標に開始した取り組みで，「運動」「食生活」「禁煙」の3分野に「健診・検診の受診」を加え，具体的なアクションの呼びかけをしている（図❸，表❶）．

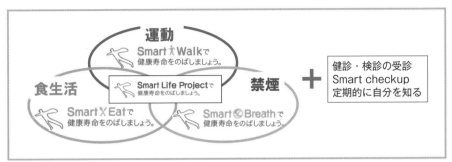

▶Smart Life Project
2008（平成20）年度から実施してきた「健やか生活習慣国民運動」をさらに普及・発展させたもの．

図❸ Smart Life Project の3つのアクション＋1

（厚生労働省健康局がん対策・健康増進課）

表❶ Smart Life Project の提案

○運動 毎日プラス10分の身体活動	たとえば通勤時，苦しくならない程度のはや歩き．いつものエレベーターを階段に．
○食生活 1日あと70gの野菜をプラス	日本人は1日280gの野菜を摂っています．生活習慣病予防のためには350gの野菜が必要です．1日に＋70gの野菜摂取で健康寿命を延ばしましょう．
○禁煙 禁煙でたばこの煙をマイナス	たばこを吸うことは健康を損なうだけでなく，肌の美しさや若々しさを失うことにもつながります．たばこをやめて健康寿命を延ばしましょう．
○健診・検診の受診 定期的に自分を知る	早期には，自覚症状がないという病気は少なくありません．そういうリスクを早期に発見し，対処していくためには，無症状のうちから定期的に自分のからだの状態を知っておくことが重要です．

（厚生労働省）

　運動，食生活，禁煙などを促すアクションの具体例を以下に示す（①〜③，⑤は厚生労働省健康局総務課 生活習慣病対策室「コミュニケーションの手引き」より）．

①運動；運動習慣をつけるために

a. **合計40分ランナー**；毎日運動を続けるのがむずかしければ，週末だけの40分程度のジョギングでも十分生活習慣病の予防効果があることが科学的に証明されている．

b. **打ちっぱなし15分**；運動はたいへんでも趣味のゴルフであれば続けられるので，打ちっぱなし練習を15分行うだけでも立派な運動となる．週に合計で60分の練習であれば，生活習慣病予防に効果がある．

c. **毎日10分間のラジオ体操**；総合的にみてもよくできた運動として見直されているラジオ体操を毎日続けることで，生活習慣病を予防することが可能である．

d. **歩く習慣をつけるために**；普段足りない歩数はあと平均1,000歩．ひと駅分10分程度の歩きが十分な身体活動になる．散歩気分でもう少し先まで歩いてみる．

e. **3曲分歩きましょう**；好きな音楽を聴いていれば，時間が経つのもあっという間で，ポップス3曲分が合計10分程度の歩きにつながる．

②食生活；野菜不足を解消するために

a. 温野菜なら不足 70g も食べやすい；生活習慣病予防の観点から，必要な野菜の摂取量は 350 g で，日本人に足りない摂取量はあと 70 g である．生野菜より温野菜のほうがプラスしやすいので，スープや煮物，忙しいときは野菜をレンジで調理して摂取する．

b. 野菜不足はあとトマト半分；不足の 70 g はトマトなら半分，野菜炒めなら半皿分である．夕食ではなく，朝食や昼食にプラスするのが続けやすいコツである．

③食生活；朝食習慣をつけるために

a. 朝カフェで 1 日を始めましょう；朝食はその日のエネルギーになる．朝食抜きの人は，カフェや喫茶店，ファストフードなどを利用して朝食を摂るのも良い．

④食生活；食塩摂取過剰を解消するために

a. スパイスやハーブ，薬味などの香味野菜や酸味を活用：料理はなるべく薄味で，薄味でもおいしく感じられるように，ショウガや青じそなどをきかせておいしく食べる工夫をする．また，お酢やレモン汁を使って味をつけなくともおいしく食べられるようにする．

b. 加工食品の食塩含有量に注意：干物やかまぼこ・ちくわの練り物など加工食品には食塩相当量が多く含まれているので食べすぎない．調理をするときは，なるべく食材の表面に調味料で味つけをすると，舌に直接味が伝わるので味を感じやすい．

c. 汁物は摂りすぎない：汁物にはたくさんの食塩が含まれるので，毎食摂らないようにする．具を多くして，汁を少なくする，薄味にするなどの工夫が必要である．

⑤禁煙；禁煙を促すために

a. 喫煙は流産の危険性；たばこには 4,000 種類にも及ぶ有害物質が含まれている．微量ではあるものの，その害は体内に蓄積されて，やがては子宮に悪影響を及ぼすことが科学的研究から明らかになっている．

b. たばこは美の大敵；有害物質を含む煙を体内に吸い込むことで，害が体内に蓄積する．喫煙は，肌や体内年齢，若々しさや美しさに悪影響を及ぼす．

⑥飲酒；適切な飲酒量・飲酒行動のために

「健康に配慮した飲酒に関するガイドライン」では，飲酒による身体への影響の個人差や疾患・行動のリスクなどを踏まえ，適切な飲酒量・飲酒行動を判断することとしている．

飲酒量については，1 日あたりの純アルコール量が女性 20 g 以上（表❷），男性 40 g 以上で，生活習慣病のリスクが高まるとされる．

表❷ 純アルコール量 20 g とは

ビール・チュウハイ（アルコール度数 5 ％）であれば中びん 1 本（500 mL）
ぶどう酒（ワイン）・清酒（度数 15 ％）であれば 1 合（180 mL）
しょうちゅう（度数 25 ％）であれば 0.6 合（110 mL）
ウイスキー（度数 43 ％）であればダブル 1 杯（60 mL）

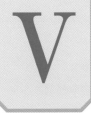

V 医療と栄養

　紀元前400年頃病気や死は，迷信や呪術・神の仕業と信じられていたが，病気が食事や生活習慣の歪みによるものであると唱え，食事管理の重要性を最初に指摘したのは，ギリシャのヒポクラテス（医聖，BC460〜370）である．

　18世紀後半，「近代化学の父」であり「栄養学の祖」と称されるラボアジェによって人体内の代謝の研究が始まり，その後，栄養学が発展するとともに，病気の治療と栄養素のかかわりが徐々に解明され，それらが医療における栄養管理に反映されることとなった．

　ここでは，臨床栄養の意義を学び，チーム医療や栄養アセスメントの重要性，さらにさまざまな栄養補給法の知識を得て，対象者の栄養改善への支援能力を培い，さらに，今日的な問題として在宅医療についても理解を深め，実践力を養う学習をする．

Column

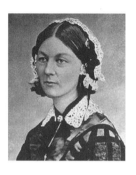

❖ フローレンス・ナイチンゲール
　（Florence Nightingale；1820〜1910 年，英国）
　近代看護教育の母．クリミア戦争での負傷兵たちへの献身や統計に基づく医療衛生改革などを行った.
　著書「Notes On Nursing」（看護覚え書：1860 年）は全 13 章から構成され，とくに第 6 章と第 7 章は医療と栄養についての覚え書である.

第 6 章　食事（Taking Food）
　体調などに合わせて，食べられるようにする方法について注意を向ける必要性がある.
• 食事が患者の生命力を奪っていく
　配慮のない食事を与えることによって，またそれを長時間患者の前に置いたり，無配慮な時間に患者の前に食事を運んだりすることによって，患者の食欲はますます失せてしまう．重要なのは，適切な料理（飲み込みやすい流動食などを選ぶ），適切な時間（患者の食欲のある時間に料理を運ぶ），適切な配慮（料理を患者の前に長時間置かない）を心がけて，「患者の生命力の消耗を最小にするように」環境を整えることにある.

第 7 章　食物とは（What Food ?）
　栄養バランスの良い食物を摂取することが大切である.
• 特殊な病気のときに特殊な食物をほしがることには意味がある
• 病人食を決めるものは化学ではなく観察である
• 病人の食事についてのしっかりした観察がほとんどない（抜粋）

第 1 章　換気と暖房（Ventilation and Warming）
第 2 章　住居の健康（Health of Houses）
第 3 章　小管理（Petty Management）
第 4 章　物音（Noise）
第 5 章　変化（Variety）
第 8 章　ベッドと寝具類（Bed and Bedding）
第 9 章　陽光（Light）
第 10 章　部屋と壁の清潔（Cleanliness of Rooms and Wall）
第 11 章　からだの清潔（Personal Cleanliness）
第 12 章　おせっかいな励ましと忠告（Chattering Hopes and Advices?）
第 13 章　病人の観察（Observation of Sick）

1 —臨床栄養管理の意義

▶メディカルスタッフ
医療スタッフ. 医療
関係者のなかで, 医
師の指示の下で医療
業務を行う人.
▶NST
nutrition support
team. 医師, 看護師,
薬剤師, 管理栄養士
などの多職種で編成
する栄養サポート
チーム.
▶アウトカム
成果・効果の意味.
実際に社会にどんな
影響を与えたかを評
価するための考え方
から生まれた言葉.

　臨床栄養管理は, 傷病者の栄養状態を評価し, 健康な栄養状態に改善して, 疾患の治癒につなげる重要な一翼を担っている.

　医師をはじめメディカルスタッフによるチーム医療が推進され, 栄養アセスメントに基づき, 低栄養, 合併症, 感染症などに対して栄養療法を実践する栄養サポートチーム (NST) の活動が定着してきている.

　栄養療法を施すことにより, 治療効果や患者の生活の質 (quality of life：QOL) 維持・向上などの効果が期待されている. 医療の質, 医療効率の向上および医療費の適正化などのアウトカム (成果) が実証されれば, さらに臨床栄養管理の意義は大きくなる.

▶ (1) 平均寿命と健康寿命

　平均寿命とは0歳時における平均余命であり, 死因に関係なく生まれてから死亡するまでの時間である. 日本人の平均寿命は, 男性81.41歳, 女性は87.45歳 (厚生労働省；令和元年簡易生命表) で過去最高を更新した.

▶WHO
World Health Organization.
→67頁参照

　一方, 健康寿命とはWHO (世界保健機関) が提唱した指標で, 日常的・継続的な医療・介護に依存せず生命維持し, 自立した生活ができる生存期間としている. 日本における健康寿命は「健康上の問題で日常生活が制限されることなく生活できる期間」(厚生労働省) と定義されている. 健康寿命は男性72.68年, 女性75.38年 (厚生労働省；2019) である. 平均寿命と健康寿命, およびその差を示した (図❶).

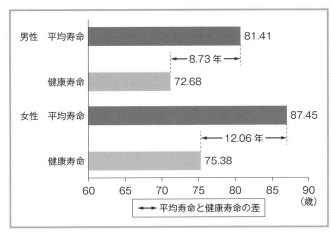

図❶ 平均寿命と健康寿命
健康寿命：健康上の問題で日常生活が制限されることなく生活できる期間
(厚生労働省. 健康寿命の令和元年値；2019より)

日本の総人口は 1 億 2,494 万人（2022（令和 4）年 10 月 1 日）で，総人口に占める**65 歳以上**の割合は 29 %，うち 75 歳以上は 15.5 ％である．

このような高齢化にともない，寝たきりにならず，健康で長生きできる期間をいかに延ばしていくかが大きな課題となっている．平均寿命と健康寿命との差は，日常生活に制限のある「不健康な期間」であり，この差が拡大すると，医療費や**介護給付費**に多くを消費する期間が増大する．したがって，疾病予防と健康増進，介護予防などの対策によって平均寿命と健康寿命との差を短くできれば，QOL の維持・向上と，医療費などの負担軽減にもつながると考えられる．

▶65 歳以上
3,633 万人：男性 1,572 万人，女性 2,050 万人．性比（女性 100 人に対する男性の人数）76.7.

▶介護給付費
介護保険制度で，要介護認定を受けた被保険者になされる在宅介護や施設介護などのサービスの費用．

▶（2）傷病者（受療率）の推移

調査日に全国の医療施設で受療した傷病者を受療率（人口 10 万対）でみると，入院患者約 960，外来患者約 5,658 で，主な傷病の受療率は，入院・外来あわせて心疾患（高血圧性のものを除く）約 149，**悪性新生物**約 233，**脳血管疾患**約 157 である（厚生労働省；2020）．

年齢階級別にみると，入院，外来ともに 65 歳以上がもっとも高くなっているが，年次推移では低下傾向となっている（**図❷**）．医療費の増大となる要因に高齢化があげられ，国民医療費は右肩上がりに高騰してきた．

▶悪性新生物
悪性腫瘍のことで細胞が何らかの原因で変異して増殖を続け，周囲の正常な組織を破壊する腫瘍．この数字はがん患者数．

▶脳血管疾患
脳動脈に異常が起きることが原因で起こる病気の総称．この数字は脳卒中患者数．

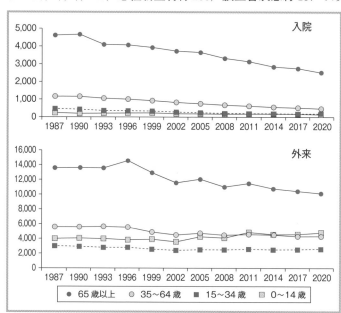

図❷ 年齢階級別にみた受療率（人口 10 万対）の年次推移
（厚生労働省．令和 2 年患者調査の概況；2020 より）

▶（3）医療保険制度

①医療保険制度

日本は国民皆保険制度を通じて，世界に誇る平均寿命と保健医療水準を実現している．医療保険制度の特徴として，国民全員を公的医療保険で保障することで，医療費の自己負担が低額におさえられ，自由に医療機関を選ぶことができ，社会保険方式を基本として公費を投入していることなどがあげられる．

この社会保険制度は，強制加入の下で保険料を支払った人々が給付を受けられる自立・自助の仕組みである．公的医療保険は，**各種被用者保険**と国民健康保険，75 歳以上の高齢者等が加入する**後期高齢者医療制度**に分けられており，すべての国民

▶各種被用者保険
サラリーマンが加入する被用者保険（職域保険；協会けんぽ，組合健保，共済組合，船員保険など）．

▶後期高齢者医療制度
「高齢者の医療の確保に関する法律」に基づく制度で，75 歳以上（一定の障害がある場合は 65 歳以上）の高齢者を対象とした医療制度．

がいずれかの制度に強制加入し，保険料を納付する仕組みで，病気等の際には誰もが安心して医療を受けることができる．

　このような制度により，世界最長レベルの平均寿命と高い保健医療水準を達成している．この公的医療保険制度を利用できるのが，厚生労働大臣の指定を受けた保健医療機関および薬局である．医療制度の概要を（**図❸**）に示した．

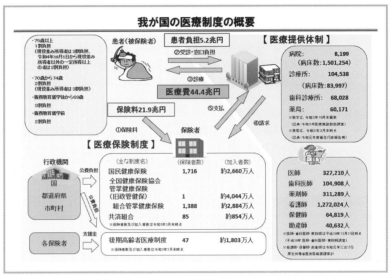

図❸ 医療制度の概要

（厚生労働省．我が国の医療保険について：2021 より）

②診療報酬

　保険医療機関および保険薬局が保険医療サービスに対する対価として保険者から受け取る報酬を診療報酬という．診療報酬の加算（医科点数表）は，技術・サービスの評価，物の価格評価（医薬品は薬価基準で価格を定める）に分類している（**表❶**）．

　診療報酬点数表では個々の技術，サービスを点数化（1 点 10 円）して評価する．診療報酬は初診料，入院料，手術や検査料，薬剤料などが加算され，保険医療機関は合計金額から，患者の一部自己負担金を差し引いた額を審査支払機関から受け取る仕組みである．

　医科点数表における看護技術の評価形態は，大きく入院医療，外来医療，在宅医療に分けて考えることができる．

　入院時食事療養費にかかる食事療養の費用の額の算定に関する基準には，「食事は医療の一環として提供されるべきものであり，患者の病状に応じて必要とする栄養量が与えられ，食事の質の向上と患者サービスの改善をめざして行われるべきものである」とされている（**表❷**）．

　診療報酬は 2 年に 1 回見直されているが，超高齢化にともなう社会・経済の変化や技術革新への対応に向けて，効率的な医療提供体制の整備とともに，新しいニーズにも対応できる医療の実現をめざしている．

表❶ 診療報酬の加算内容

A 基本診療料	a. 初診料, b. 再診料, c. 入院料など（入院基本料, 入院基本料等加算, 特定入院料, 短期滞在手術等基本料）
B 特掲診療料	a. 医学管理等, b. 在宅医療, c. 検査, d. 画像診断, e. 投薬, f. 注射, g. リハビリテーション, h. 精神科専門療法, i. 処置, j. 手術, k. 麻酔, l. 放射線治療, m. 病理診断
C 入院時食事療養費に係る食事療養及び入院時生活療養費	

表❷ 入院時食事療養費の基準内容（平成 28 年度改正）
常勤の管理栄養士が食事療法の指導者又は責任者となっていること

①医師，管理栄養士または栄養士による検食が毎食行われ，その所見が検食簿に記入されていること.
②普通食（常食）患者年齢構成表および給与栄養目標量については，必要に応じて見直しをすること.
③喫食調査などを踏まえて必要に応じて食事箋，献立表など，食事の質の向上に努める.
④患者の病状等により，特別食を必要とする患者については，医師の発行する食事箋に基づき，適切な特別食が提供されていること.
⑤適時の食事提供，実際に病棟で患者に夕食が配膳される時間が午後 6 時以降とすること.
⑥保温食器等を用いた適温の食事が提供されていること.

▶食事箋（せん）
入院患者個々の病態，栄養状態に合わせて，医師から栄養部門に指示，発行される食事処方箋.

▶ (4) 栄養食事管理の意義

　生活習慣病患者の増加にともない，傷病者に対する食事管理や栄養食事指導による生活習慣の改善の重要性が高まっている.

▶COPD
chronic obstructive pulmonary disease.
たばこ煙を主とする有害物質を長期に吸入曝露することで生じた肺の炎症性疾患.
→163 頁参照

　がん，慢性閉塞性肺疾患（へいそく）（COPD）や糖尿病，慢性腎臓病（CKD），循環器疾患などの生活習慣病と，筋骨格系の障害にともなう運動機能の低下，および骨密度の低下など，日常生活機能に支障をきたす病態に対する栄養評価と適切な栄養介入により，疾病治療や QOL の向上を果たすことが傷病者の早期回復につながる.

　治療が長期化する原因の一つに，感染症や合併症があげられる. 低栄養状態ではそれらのリスクが高まり，治療効果や在院日数に悪い影響を及ぼす.

　栄養サポートチーム（NST）や褥瘡（じょくそう）対策チーム，感染対策チームなどの医療チームを活用して，多職種が連携して取り組むことが重要である.

　地域包括ケアシステムでは，栄養施策として，健康な食事を入手しやすい生活支援サービス（配食等）など，栄養バランスの良い食事の普及促進や健康寿命延伸に向けた食育の推進，高齢者への配食事業による健康支援などが設定されている. 入院から在宅へと，地域連携がスムーズに行われる栄養管理のシステムを構築する必要がある.

　また，医師の指示の下，医療の一環として，食事を通じて患者に適切な栄養指導を行うこととされている. このように，医学的管理の下で提供される食事は，患者の回復力を高め疾患の治療につなげることが目的であり，衛生的で安全な食事でなければならない. しかし，喫食状況が良くなければ，本来の医療の一環としての役割は果たすことができない. そこで，患者の食欲を高めるために，適温，適時の配膳，盛りつけや嗜好（しこう）などに配慮し，より満足度を高める工夫が必要である.

2 ―― チーム医療

チーム医療とは，医療の質や安全性の確保，また高度な医療提供のために，さまざまなメディカルスタッフが多様な専門スキルをいかして活動することである．目的と情報を共有し，連携・協働することで患者の状況に的確に対応し，総合的に効率よくきめ細かい良質な医療を提供することができる．

チーム医療の取り組みは，急性期，回復期，維持期，在宅期において異なり，それぞれのチームが連携して患者の治療，ケアに当たる．チーム医療では，患者のQOL維持・向上を目的として医学の進歩，高齢化の進行などに加えて患者の社会的・心理的な観点に配慮し，医療の効率や安全を目的としている．

具体的な医療チームは，①栄養サポートチーム（NST），②緩和ケアチーム，③摂食・嚥下チーム，④褥瘡対策チーム，⑤感染対策チーム（ICT），⑥口腔ケアチーム，⑦呼吸ケアサポートチーム，⑧糖尿病チーム，⑨災害派遣医療チーム（DMAT）などがある．

また，チーム医療には，患者や家族も主体性をもって積極的に参加することが望まれる．

▶ICT
infection control team. 院内で起こるさまざまな感染症から患者・家族，職員の安全を守るために活動を行う組織．

▶DMAT
disaster medical assistance team. 災害急性期に活動できる機動性をもったトレーニングを受けた医療チーム．

▶（1）スタッフと役割

▶医療リンパドレナージセラピスト
がんの手術後などやその他の疾病・疾患などで起こる「リンパ浮腫」に対しての治療を行う資格者．

チーム医療に携わるメディカルスタッフを表❶に示す．

表❶ チーム医療のスタッフ

医師・歯科医師・看護師・薬剤師・理学療法士・作業療法士・言語聴覚士・歯科衛生士・管理栄養士・栄養士・臨床検査技師・臨床心理士・視能訓練士・診療放射線技師・臨床工学技士・義肢装具士・精神保健福祉士・救急救命士・細胞検査士・医療ソーシャルワーカー・**医療リンパドレナージセラピスト**・診療情報管理士・ほか

①医師，歯科医師は，それぞれのチームスタッフの専門的意見を参考に，診断と治療方針を決定し，チームに適切な指示を行い，患者への説明を行う．

②看護師は，患者への診療の補助および療養上の世話を担いチーム医療のキーパーソンとしての役割を果たす．

③薬剤師は，薬による副作用，相互作用などの情報提供や輸液などの変更に関する提案を行う．

④理学療法士や作業療法士は生活，社会復帰などに向けてリハビリテーションにより身体機能回復につなげ，言語聴覚士は言語コミュニケーション機能の回復や嚥下機能評価訓練などを行う．歯科衛生士は口腔ケアを実施する．医療ソーシャルワーカーは患者の退院後の療養生活に関する相談や調整を行う．

▶専従管理栄養士
NSTに専従する管理栄養士．

▶VF
swallowing video fluorography.
→166頁参照

⑤管理栄養士は，種々の医療チームのスタッフとして他のメディカルスタッフと連携して対象者の栄養管理を行う．とくにNSTは，多くの施設で**管理栄養士**が専従スタッフとして，栄養管理の中心となり低栄養の改善に貢献している．チーム医療での管理栄養士の業務は多岐にわたり，医師が実施する嚥下造影（**VF**）検査に参加して食形態の調整の提案なども行う．

　高齢化や生活習慣病の増加により，疾病構造が変化している．療養者・家族は病気になったとき，地域のどこで，どのような医療が受けられるのかという不安があり，退院後の在宅医療や介護について，医療・福祉相互の連携と情報提供が必要である．

　そこで，それぞれの医療施設の機能に合わせて，医療機関相互の連携や役割分担を行うことや，より効率的な医療提供体制を確立することで，切れ目のない医療を提供し，在宅生活への復帰を促すことが求められている（厚生労働省．第5次医療法改正；2007年）．

　地域における限られた医療資源を有効かつ効率的に活用し，安心して医療を受けられるようにするためには，**地域医療構想**（厚生労働省）の充実が求められている（**図❶**）．すなわち，高度急性期から慢性期まで機能の異なる病院同士がしっかり連携し，効率の良い医療の提供をめざすことが理想といえる．

　地域連携クリニカルパスは大きな意味でのチーム医療といえる．ほかには，がん，脳卒中，胃瘻，大腿骨頸部骨折，糖尿病などの支援も地域医療連携が整備されつつある．今後は，超高齢社会を迎え高齢者の対応は重要課題で，高齢者の場合，病気が治癒しても入院中に筋力の低下が生じ，要介護状態になるケースがあり，退院後の介護が必要となる．

　今後は，医療と介護などのかき根を越えた，連続したチーム医療の提供に取り組むことが求められている．

▶地域医療構想
2014年に成立した医療介護総合確保推進法によって都道府県が策定することを義務化した．

▶地域連携クリニカルパス
急性期病院から回復期病院を経て早期に自宅に帰れるような診療計画を作成し，治療を受けるすべての医療機関で共有して用いる診療計画．

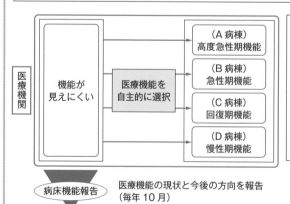

図❶ 地域医療構想

（厚生労働省．地域医療構想：2023より）

▶ (2) クリニカルパス

クリニカルパスは，1980年代に，工学系のプロセス管理の手法を医療に応用する試みとして生まれた．開発と実行に携わったのが，看護師であった**カレン・ザンダー**（図②）である．

開発されたパスは，1983年に米国の急性期病院を中心に診療報酬に導入され，**診断群分類包括評価（DPC/PPS）**方式となった．

日本には1990年代半ばから急性期病院に普及しはじめ，日本クリニカルパス学会の発足により普及が加速し，教育・研究が進められた．このDPCは，不要な検査や投薬を避け，無駄な医療を行わないようにする経済的な効果が期待された．DPC導入により，チーム医療の推進と医療やケアの標準化，業務の改善，インフォームド・コンセントなどにおける医療の質の向上も達成することができた．

クリニカルパスは，医療の介入内容を一元化することでチーム医療の実現，医療の質的向上をはかろうとするものである．

クリニカルパスは，医療の質の標準化と作業の効率化の推進，入院日数の短縮をはかる合理的方法の一つで，一定の疾患をもつ患者に対して，入院から退院までの間に対応すべきすべての治療，処置，ケアを整理し，スケジュール表にまとめたものである．

スタッフ用と患者用（巻末の**資料**[7]参照）のパスがあり，看護師が記入し（栄養ケアは管理栄養士が記入），患者用を使用して患者にわかりやすく説明する．入院から退院予定まで，**時間軸**に沿って**ケア介入**の具体的な処方が書き込まれ，これらは**標準化**される．実施された事実との相違は，**バリアンス**として修正を行う．

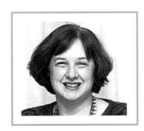

図② カレン・ザンダー
Karen Zander
（中木髙夫．看護診断とクリティカルパス．週刊医学界新聞 第2364号：医学書院；1999より）

▶診断群分類包括評価
DPC（診断群分類）に基づいて評価される入院1月あたりの定額支払い制度．
▶時間軸
クリニカルパスの4つの概念のうちの一つ．分・時間・週・月単位で疾患の状態・疾患の急性度，回復状況，生活行動力などを記入．
▶ケア介入
クリニカルパスの4つの概念のうちの一つ．ケア介入の単位（看護，安静度，リハビリテーション，食事，栄養，退院指導，検査，その他）で記入．
▶標準化
クリニカルパスの4つの概念のうちの一つ．時間軸とケア介入を明確にしてから，疾患の治療やケアがどのようになされるべきか検討．
▶バリアンス
クリニカルパスの4つの概念のうちの一つ．標準化したクリニカルパスから逸脱したケア介入や時間軸の変化したもの．

▶ (3) リスクマネジメント

医療機関におけるリスクマネジメントでは，医療にともなう事故やトラブルをなくすために，医療上のあらゆるリスクを病院全体の問題として捉え，「人は誤りを犯す（ヒューマンエラー）」ことを前提に組織的な対策を講じる．**インシデント**事例や医療事故の分析，評価，マニュアルの見直しを進め，医療安全管理の強化充実をはかることが目的である．

インシデントとは，事故には至らなかったが，適切な処理が行われないと事故になる可能性がある事象のことをいい，一般的に**ヒヤリハット**の同義語として用いられている．

医療従事者には，医療の質を向上させる努力をして社会に還元するという役割があり，この医療の質を保証・向上するためには，患者や家族の障害や経済的損失，

▶インシデント
誤った行為が重大な事件や事故に発展する可能性をともなう事例をさす場合が多い．

▶ヒヤリハット
日常の指導や行為のなかでヒヤリとしたり，ハッとした経験．

病院の信頼の損失を最小限に抑えることが不可欠となる．各部署に配置された**リスクマネジャー**を中心に，事故が実際に起きたときの対処とともに事故を引き起こす可能性があるものを特定・評価・対応し，事故を予防する．

▶リスクマネジャー
リスクマネジメントを担当する役職．危機管理者．

報告数が比較的多かった事例として，手技・処置区分別にみると，表❷のような事例があげられる．また，手書きの指示の誤読，伝達不十分，記載の誤りといった医療従事者間の連絡・伝達ミスに関する事例も報告されている．

表❷ インシデント事例

事例の概要	2023年4月～6月	
	件数	%
薬剤	2,050	35.8
輸血	19	0.3
治療・処置	242	4.2
医療機器等	246	4.3
ドレーン・チューブ	734	12.8
検査	473	8.3
療養上の世話	1,356	23.7
その他	600	10.5
合計	5,720	100.0

2023年4月1日～同年6月30日まで（日本医療機能評価機構）．事例情報報告参加医療機関；697施設

▶ (4) インフォームド・コンセント

▶WMA
World Medical Association.

インフォームド・コンセントとは，「十分に知らされたうえでの同意」とされている．背景となったのが患者の権利に関する，世界医師会（**WMA**）のリスボン宣言（1981年）である（表❸）．医師は病名と病状，いくつかの治療法とその効果，そのリスクなど，細かな点までわかりやすく説明し，患者はその内容を十分理解したうえで治療法を選択し，医師に同意を伝える．こうして患者と医師の合意のうえで治療は開始され，医師は確信をもって治療を進めることができる．

患者は自分で考えた末に選んだ治療法であるから，万一結果が思わしくなくても納得できる．インフォームド・コンセントは，患者と医師の双方に有益な結果をもたらす医療上のシステムである．同時に，患者は正直に意思疎通を行い，診断と治療の決定に参加し，同意した治療に従う責務がある（表❹）．

▶セカンドオピニオン
主治医以外の医師に，診断・治療方法について意見を聞くこと．

表❸ 患者の権利
1) 平等で最善の医療を受けること．
2) 安全が確保されること．
3) 自己の医療にかかわる情報が入手されること（診療記録の開示）．
4) 適切な説明を受け，自己決定権が確保されること（インフォームド・コンセント）．
5) セカンドオピニオンが保たれること．
6) プライバシーや個人情報が保護されること（プライバシーポリシー）
7) 個人の尊厳が保たれること．

表❹ 患者の責務
1) 患者は健康に関する情報を正確に提供すること．
2) よく理解できなかった説明については，理解できるまで質問すること．
3) 他の患者の診療や職員の業務に支障を与えないこと．

3 ― 栄養アセスメント

▶侵襲
外的要因によって生体の恒常性を乱す事象全般を指す医学用語.「病気」や「怪我」だけでなく「手術」のような、「生体を傷つけること」すべてを含む.

　一般には栄養状態のスクリーニングで抽出された対象者に対して，客観的データを含めて栄養アセスメントを行い，判定後に栄養療法が開始される．用いる指標は簡便で誰でも理解でき，対象者（患者）にとって非侵襲（しんしゅう）的な方法がより好まれる．

▶▶ (1) 栄養スクリーニング

　栄養障害のリスク対象者を抽出する．緊急入院の場合は24時間以内に，入所患者では24～72時間以内に，在宅療養者では初回訪問時に行う．

▶SGA
Subjective Global Assessment. 主観的包括的アセスメント. 外来診察で入手可能な簡単な情報のみで，栄養障害や創傷の治癒遅延，感染症リスクなどを予測するための評価法.

　使用する測定ツールとして数種類あるが，簡便で広く用いられているのは主観的包括的アセスメント（SGA）（巻末の資料[6]参照）で，病歴と簡単な身体状況のみを用いて栄養状態を主観的かつ包括的に評価する方法である．主観的評価結果と，客観的栄養指標との高い相関性が確認されている．

　高齢者用の簡便なツールとして，簡易栄養状態評価表（MNA®-SF）（巻末の資料[6]参照）が広く使用されている．

　また，BMI（20 kg/m^2 未満）や血清アルブミン値（3.5 g/dL 未満）を低栄養リスクの指標として用いている施設もある．

▶▶ (2) 栄養アセスメントの方法

▶MNA®-SF
Mini Nutritional Assessment-Short Form. 簡易栄養状態評価表. とくに急性期や回復期で用いる，栄養障害のリスク評価のための簡単な評価法. 食事量，体重減少，活動性，認知機能など6項により評価する. 高齢者に特化した栄養アセスメントツール.

　栄養アセスメントは，機能的に分類すると静的・動的・予後判定の3つに分けられる．

a. **静的アセスメント**：長期的な効果判定に用いられ，現時点での身体計測や血清総たんぱく値のように比較的代謝回転の遅い指標を用いる．

b. **動的アセスメント**：栄養療法による栄養状態の改善，ならびに原疾患に対する治療効果の短期的な判定に用いられ，窒素バランスによるたんぱく質の代謝回転率や間接熱量測定によるエネルギー代謝動態など，経時的な変動を評価する．

c. **予後判定アセスメント**：複数の栄養指標を用いて栄養障害の危険度を判定し，治療効果や予後を推定する．外科領域では，術前栄養状態から術後合併症の発生率，術後の回復過程の予後を推定する栄養指数としてPNIが用いられている（**表❶**）．

▶PNI
prognostic nutritional index. 予後推定栄養指数. 血清アルブミン値, 上腕三頭筋皮下脂肪厚, 血清トランスフェリン値, および遅延型皮膚過敏反応から算出する.

　栄養アセスメントで用いられる指標には，身体計測，臨床検査，臨床診査，食事調査，個人履歴（病歴，生活背景など）がある（巻末の資料[5]参照）．

表❶ PNI（Buzby らの予後推定栄養指数）

PNI＝158 －（16.6×Alb）－（0.78×TSF）－（0.22×Tf）－（5.8×DHC）

Alb：血清アルブミン（g/dL），TSF：上腕三頭筋部皮下脂肪厚（mm），Tf：トランスフェリン（mg/dL），
DHC：遅延型皮膚過敏反応（0；反応なし，1；5 mm 未満，2；5 mm 以上）
評価：PNI≧50；ハイリスク，50＞PNI≧40；中等度，40＞PNI；低リスク

①身体計測

測定項目には，身長，体重をはじめ，上腕周囲長，下腿周囲長，上腕三頭筋皮下脂肪厚，肩甲骨下部皮下脂肪厚がある．とくに高齢者では，下腿周囲長は，体重減少時の脱水症やサルコペニアの診断項目として有用である．

身体計測は，非侵襲的であり，医師の指示による血液検査などを待たずに客観的データが得られるため，経時的に記録することによって，体重や脂肪・筋肉の減少，栄養状態の消耗の度合いなどの栄養状態の長期的変化を把握することができる．

②臨床検査

a. 血液学検査；血球検査によって貧血や炎症の状態，出血傾向などを評価できる．

b. 血液生化学検査；血清たんぱく質や糖，脂質濃度が用いられる．内臓たんぱく質の代表的指標に，血清アルブミンや総たんぱく質などがある．半減期が比較的長い血清アルブミンは，中期的な栄養状態の変動を把握でき，病状が慢性的に推移している患者や虚弱者，リハビリテーション期の患者には的確な判断指標とされている．血清総コレステロール値は，低栄養の場合に低値になるため，参考指標となる．

c. 尿検査；クレアチニンは，骨格筋量の指標（クレアチニン身長指数）として用いられる．尿素窒素は，窒素出納算出や食事摂取たんぱく質量の推定に使用される．また，尿中排泄ナトリウム量から食塩摂取量が推定できる．また，腎・尿路系疾患のスクリーニング検査や糖尿病などの全身性疾患の検査として，尿たんぱく，尿糖，ケトン体，潜血，尿沈査などが検査される．

③臨床診査

病態を的確に把握し，疾患を正確に診断するためには，対象者の自覚症状（symptom）を聞き，既往歴や病歴などを把握する．また身体の観察によって客観的に確認できる徴候（他覚的所見；sign）も同時に把握する．

面接時には，**主訴，現病歴，既往歴**が聴取される．さらに家族性に発症する疾患には，体質や食習慣など同じ生活環境や遺伝的素因が関係することから，食生活に関係する高血圧，糖尿病，脳血管疾患，代謝疾患，アレルギー性疾患，精神・神経疾患，内分泌疾患などでは家族歴も重視する必要がある．

身体組織のなかで，毛髪，皮膚，眼，口腔などの上皮細胞は新陳代謝が速いため，特定の栄養素の欠乏状態が比較的早期に現れやすいという特徴がある．意欲の低下，認知状態の悪化，無関心・無表情な態度，傾眠傾向といった状態の精神的変化にも注意する．口腔内の衛生状態や歯の欠損，嚙み合わせなどの観察は摂食・嚥下機能においても重要である．

④食事調査

食事摂取状況の把握方法には，24時間思い出し法，食事記録法（目安量記録法，秤量記録法），食物摂取頻度調査法，簡易食物摂取状況調査，簡易喫食率調査などがある．

▶主訴
もっとも自覚している症状．
▶現病歴
主訴がいつどのように発症し，現在に至るまでの症状の推移．
▶既往歴
過去に罹患した疾患についての情報．

高齢者では，記憶能力の低下や家族介護者が不在等で記録が困難な場合が多いため，記録法や思い出し法による調査方法は不適切である．食物摂取頻度を調査する方法で食物摂取バランスを知ることができるが，食事内容や量を具体的に把握するには，写真等の利用もあわせて行う．多職種間で情報共有する場合にも効果的である．

▶ (3) 栄養ケアの記録

栄養評価・判定・実施・モニタリングと再評価という一連の栄養ケアプロセスを記録する．患者の抱える治療上の問題点に着眼して解決していく記録システムとして問題志向型システム（POS）があり，科学的エビデンスに基づいた実践にいかす診療の記録のあり方として評価され，問題志向型診療録（POMR）が推奨されている．栄養管理記録も，POMRに基づき，①基礎データ，②問題リスト，③初期計画，④経過記録の4段階に区分して記録することで，栄養管理記録の標準化をはかることができる．

▶POS
problem oriented system.
患者の健康上の問題を中心に据えて医療を行うという考え方.
▶POMR
problem oriented medical record.
POS（問題志向型システム）に沿って，検査から診断，治療までの過程をカルテに記載する方法.

①基礎データ

患者プロフィール，傷病名，食生活（栄養素等摂取量，適正栄養量，嗜好，栄養補給法等），身体計測，血液検査データなど栄養アセスメントに必要な情報を記入する．

②問題リスト

栄養療法・教育上の主な問題点として，食生活習慣，栄養素の過不足，社会的因子，精神的因子などの側面からすべての問題点を明らかにする．

③初期計画

個々の問題に対するモニタリング計画，栄養治療計画，教育計画に分けて記載する．

a. モニタリング計画；患者の栄養状態や栄養補給量，栄養教育を行い臨床経過をモニタリングして再評価するために必要な情報収集に関する計画を記載する．

b. 栄養治療計画；適正栄養量，食品構成，食事形態などに関する目標を記載する．

c. 栄養教育計画；患者や家族への栄養教育（指導）計画を記載する．

④経過記録

▶SOAP
S；subjective, O；objective, A；assessment, P；plan.
診療録の書式の一つ．データを内容ごとに分類・整理したうえで，分けて考える分析手法.

初期計画のモニタリング計画，治療的計画，教育計画に沿って，実施した内容をSOAPに分けて記載する．Sは患者や家族の訴えた主観的データを記載する．Oは摂取栄養量や身体計測値，血液検査値などの客観的データを記載する．Aは実施された栄養療法や栄養教育の評価・考察を記載する．Pは短期の日時設定のなかでの実行可能な目標として，患者本人や家族とも相談しながら具体的な解決方法について計画し記載する．

4 —栄養補給

傷病者や要介護者では，疾病によって臓器や代謝に障害が生じる場合や，手術などの侵襲によって食欲低下や経口摂取が不可能になる場合があり，栄養障害をきたしやすい．そのため，対象者個々の栄養状態を的確に評価・判定（栄養診断）し，適切な栄養補給を実施することが疾病の予防・治癒，ひいては QOL の向上につながる．

▶（1）栄養補給の方法

栄養補給の方法は，消化管を通して補給する経腸栄養法と，静脈に直接栄養を補給する静脈栄養法に大別される（図❶）．経腸栄養法には，口から食物を摂取する経口栄養法と，経鼻アクセス，消化管瘻アクセスを用いて**栄養剤**を投与する経管栄養法（tube feeding）がある（図❷）．

①経口栄養法（食事療法）

経口栄養法は，通常摂取している食品を調理・調製し用いる場合と，経口摂取に適した栄養剤を用いる場合がある．

②経管栄養法

経鼻アクセスは，外鼻孔（鼻腔）から挿入したカテーテルの先端を胃，十二指腸，空腸のいずれかに留置する．消化管瘻アクセスは，**胃瘻**，**空腸瘻**を設置する．

胃瘻は**経皮内視鏡的胃瘻増設術（PEG）**が一般的であるが，この方法が使えない患者には頸部食道の付け根から管を通す**経皮経食道胃管挿入術（PTEG）**で造設さ

▶**栄養剤**
保険請求できるが種類の少ない「医薬品タイプ」と，保険請求はできないが種類の豊富な「食品タイプ」がある．
▶**胃瘻**
胃と体表を穴（瘻孔）を介してつなげている状態．
▶**空腸瘻**
空腸と体表を穴（瘻孔）を介してつなげている状態．
▶**経皮内視鏡的胃瘻増設術**
内視鏡を用いて，胃の内腔と腹壁の皮膚の間に瘻孔を造設する．

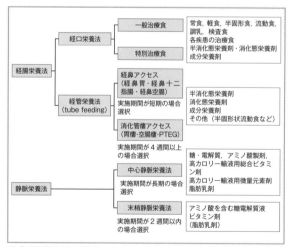

図❶ 栄養補給の方法

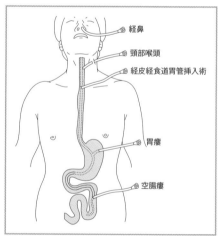

図❷ 経管栄養法
（渡邉早苗，寺本房子ほか，編．新しい臨床栄養管理第3版：医歯薬出版；2010．p33より一部改変）

▶経皮経食道胃管挿入術
首から食道に小さな穴（瘻孔）を開けて，チューブを通して，その先端を胃，あるいは腸に留置し栄養を補給する方法．

れる．空腸瘻の造設は内視鏡的小腸（空腸）瘻造設術（PEJ）や，開腹術による小腸瘻造設術が選択される．また，空腸からの栄養補給には，胃瘻を介してチューブを空腸まで誘導する方法と，直接，空腸瘻にカテーテルを挿入する方法がある．

③静脈栄養法

栄養素を末梢静脈内に投与する**末梢静脈栄養法（PPN）**と中心静脈内に投与する**中心静脈栄養法（TPN）**がある．

▶（2）栄養補給の選択

▶**末梢静脈栄養法**
四肢の末梢静脈内に短いカテーテルを挿入し，比較的浸透圧の低い栄養輸液を投与する方法．
▶**中心静脈栄養法**
カテーテルを上大静脈に留置し，高カロリー輸液を投与する方法．
▶**びまん性腹膜炎**
腹壁の内側と腹腔内の臓器の表面を覆っている腹膜全体にわたって炎症が生じる．
▶**腸閉塞（イレウス）**
腸管腔が癒着，捻転，麻痺，腫瘍による圧迫や異物などで閉塞または狭窄状態になって腸管通過障害症状を呈する疾患．
▶**短腸症候群**
腸管の大量切除により，著明な消化吸収障害に陥る病態．成人では残存小腸 150 cm 以下，または小腸の全長の1/3以下．
▶**難治性嘔吐**
制吐内服薬の使用にもかかわらず，嘔気・嘔吐のコントロールが不良な状態でがん患者に多くみられる．
▶**消化管虚血**
虚血性大腸炎や急性・慢性腸間膜動脈閉塞症にみられる動脈や，静脈の血流量低下による組織の血液不足状態で，酸素供給が妨げられることによりみられる．

栄養補給法の選択は，経口摂取が可能か，あるいは腸が機能しているかを基本とし，腸が機能している場合は，腸を使用することが選択される．食欲不振，嚥下機能や意識レベルの低下や，術後などで経口摂取が不可能，あるいは経口摂取のみでは必要な栄養量が摂取できない場合には，経管栄養法や静脈栄養法が必要となる．

経管栄養法は，腸が機能している場合に適応となる（**表❶**）．経管栄養法の実施期間が短期間と見込まれる場合は，経鼻アクセスを選択する．4週間以上の長期になる場合は，消化管瘻アクセスを選択する．

静脈栄養は，経口摂取または経管栄養法が不可能または不十分な場合に用いる．絶対的な適応となるのは，**びまん性腹膜炎**，**腸閉塞（イレウス）**，**短腸症候群**，**難治性嘔吐**，難治性下痢，**消化管虚血**，重症膵炎急性期などである．一般的に，静脈栄養の実施期間が2週間以内の場合にはPPNを選択する．実施期間が2週間以上の場合や，1日に必要な栄養量の大部分を投与により補完しなければならない場合はTPNを選択する．腸管機能がある程度回復，保持できれば，静脈栄養から経腸栄養へ移行する．

表❶ 経管栄養法の適応

1　経口摂取が不可能または不十分な場合
1）上部消化管の通過障害　口蓋裂，食道狭窄，食道がん，胃がんなど
2）手術後
3）意識障害患者
4）化学療法，放射線治療中の患者
5）神経性やせ症
2　消化管の安静が必要な場合
1）上部消化管術後
2）上部消化管縫合不全
3）急性膵炎
3　炎症性腸疾患　クローン病，潰瘍性大腸炎など
4　吸収不良症候群　短腸症候群，盲管症候群，慢性膵炎，放射線腸炎など
5　代謝亢進状態　重症外傷，重症熱傷など
6　肝障害，腎障害
7　呼吸不全，糖尿病
8　その他の疾患　たんぱく漏出性胃腸症，アレルギー性腸炎
9　術前，検査前の管理（colon preparation）

（渡邉早苗，寺本房子ほか，編．新しい臨床栄養管理第3版：医歯薬出版；2010．p33 より一部改変）

▶（3）栄養補給の特徴

①経口栄養法（食事療法）

　経口摂取は，咀嚼・嚥下・消化・吸収・代謝などの生理機能を維持するために自然である．食欲を促し，満たすことで精神的満足感が得られ，QOLを高めることからももっとも理想的な栄養補給法である．

　入院患者を対象とした病院の食事は，治療の一環として**入院時食事療養**における基準に従って，患者ごとに栄養状態を評価し，栄養管理実施計画の下で治療食として提供される．治療食は一般治療食と特別治療食に分けられる．

a.　**一般治療食**；特別な栄養素の調整を必要とせず，栄養状態を良好に保ち，疾病治療に必要な体力を維持，向上させることを目的とした食事である．栄養基準は，「日本人の食事摂取基準」に基づき，入院患者の性・年齢・活動量から算定して設定する．適正な栄養量を満たし，患者の嗜好や食習慣を尊重したものであることが重要である．

　　一般治療食には，主食の形態，副食の硬さや大きさを調整した**常食**，**軟食**，**流動食**などのほか，**刻み食**，**ミキサー食**，**嚥下調整食**などがある．また，ライフステージに合わせた食形態や量を調整した離乳食，幼児食，学童食，授乳食なども含まれる．

b.　**特別治療食**；疾病治療の手段として，医師の発行する食事箋に基づき，疾患ごとに適切な栄養素や形態の調整を必要とする食事であり，治療のガイドラインや指針に従って栄養基準が作成される．医療機関では多種類の治療食の管理方法として，疾患名に応じて治療食を選択する疾患別管理と，主な栄養素を調整することで，個人の病態や身体機能に即した治療食が選択できる栄養成分別管理がある（**表❷**）．

表❷ 栄養成分別管理における食種と適応疾患

食　種	適応疾患
エネルギーコントロール食	主に制限：糖尿病，肥満症，脂肪肝，急性膵炎，脂質異常症 食事摂取基準に準じる：慢性肝炎，肝硬変代償期，心臓病，痛風，高尿酸血症，貧血 食事摂取基準以上：甲状腺機能亢進症
たんぱく質コントロール食	主に制限：肝硬変非代償期，肝不全，腎疾患（糸球体腎炎，糖尿病腎症，急性・慢性腎不全） 食事摂取基準に準じる：低栄養，栄養失調 食事摂取基準以上：熱傷
脂質コントロール食	急性肝炎，胆石症，胆嚢炎，急性・慢性膵炎，脂質異常症，動脈硬化症
水・電解質コントロール食	腎疾患，心疾患，熱中症，感染症，膠原病，貧血，骨粗鬆症
易消化食	急性・慢性胃炎，胃・十二指腸潰瘍，急性・慢性腸炎，潰瘍性大腸炎，クローン病，過敏性腸症候群，下痢症，食欲不振，咀嚼・嚥下困難
濃厚流動食	意識障害，口腔・食道障害，術前・術後の栄養管理，熱傷，クローン病，潰瘍性大腸炎
術前・術後食	外科手術の前後，消化器外科手術（口腔，食道，胃，小腸，大腸，肝臓，胆嚢，膵臓）
検査食	大腸検査用低残渣食，ヨード制限食，乾燥食

注）Na制限も必要
　　（渡邉早苗，寺本房子ほか，編．新しい臨床栄養管理第3版：医歯薬出版；2010．p28より一部改変）

▶入院時食事療養
被保険者が保険医療機関に入院した際に，保険医療機関などから受ける食事の提供については，保険給付が行われる．

▶常食
一般家庭で提供される食事形態で，米飯または軟飯とこれに相当する副食が用いられる．

▶軟食
全粥食，七分粥食，五分粥食，三分粥食などがある．副食は消化器系統に機械的刺激が少なく，かつ消化吸収の容易なもの．

▶流動食
流動体で，残渣あるいは不消化物，刺激性調味料を含まず，かつ機械的刺激がないもの．

▶刻み食
歯の喪失などで咀嚼機能が低下した人に対して噛まなくて済むように，5mm〜1cm位に細かく刻んだ食事のこと．

▶ミキサー食
普通食（常食）または軟らかめの食事をミキサーにかけたもの．粘度の目安はポタージュ程度で，噛まなくても良い食事．

▶嚥下調整食
嚥下機能のレベルに合わせて，飲み込みやすいように，形態やとろみ，食塊のまとまりやすさなどを調整した食事．

②経管栄養法

　経管栄養法は，腸の使用により腸管の粘膜萎 縮 や活動低下といった廃用性の機能低下を防ぐことができ，腸管における免疫機能の賦活化によって，**バクテリアルトランスロケーション**の防御も可能となる.

a. **経鼻アクセス**；細径で柔らかいカテーテルを用いる. カテーテル留置後には，空気注入にともなうバブル（空気）音の聴診，胃内容物の吸引や吸引物の pH 測定，カテーテル X 線撮影などによって位置を確認する. **誤嚥性肺炎**の予防には，歩行可能な患者では座位で，寝たきりの患者では上半身を起こして栄養剤を投与し，注入後も 30 分程度はその体位を維持し逆流を防ぐ.

b. **胃瘻・空腸瘻**；胃瘻は患者の苦痛が少なく，器具の管理も容易であり，経鼻アクセスよりも誤嚥性肺炎のリスクは低い. 胃瘻や空腸瘻では，瘻孔部の皮膚のトラブルや感染，壊死など，胃瘻ではカテーテル**バンパー埋没症候群**の合併に注意する.

c. **経腸栄養剤**；経腸栄養で使用される栄養剤は，栄養成分により半消化態栄養剤，消化態栄養剤，成分栄養剤に分類される（**表❸**）. 経腸栄養剤は，栄養価が高く消化吸収にすぐれ，腸管への刺激が少ない. 病態や消化吸収能に合わせて選択する.

　ⅰ）半消化態栄養剤の窒素源は，たんぱく質とその加水分解物である. 浸透圧が比較的低く，味も良いので経口摂取も可能であるが，消化吸収能力を必要とする. 製品の種類も多く含有成分に差があるため，長期の使用では微量元素の欠乏などに注意が必要である.

　ⅱ）消化態栄養剤の窒素源は，低分子ペプチドとアミノ酸である. 脂質量は製品により異なる.

表❸ 経腸栄養剤の種類と特徴

		半消化態栄養剤	消化態栄養剤	成分栄養剤
栄養素	炭水化物	デキストリン　二糖類	デキストリン　二糖類	デキストリン
	たんぱく質	大豆・乳などのたんぱく質たんぱく水解物	ジペプチド・トリペプチドアミノ酸	結晶アミノ酸
	脂肪	やや多い	少ない製品により含量差がある	微量
	その他の成分	ビタミン・ミネラルを含む製品に差がある食物繊維添加製剤あり	ビタミン・ミネラルを含む	ビタミン・ミネラルを含む食物繊維は含まない
特徴	構成成分	天然の食品を人工的に処理	化学的に成分が明らかな栄養成分からなる	すべての成分が化学的に規定され，消化された形で配合
	消化	一部必要	一部必要	不要
	吸収	必要	必要	必要
	性状	粉末，液状，半固形化製品	粉末，液状	粉末
	分類	医薬品/食品	医薬品	医薬品
	欠点	高度の消化管障害では使用できない	浸透圧が高く，浸透圧性の下痢を起こしやすい	浸透圧が高く，浸透圧性の下痢を起こしやすい長期投与では，必須脂肪酸欠乏症の発生の可能性がある

iii）成分栄養剤は，すべての成分が化学的に明らかであり，窒素源はアミノ酸の
みである．脂肪はほとんど含まないため，必須脂肪酸欠乏症の予防に脂肪乳
剤の静脈投与が必須である．また，食物繊維は含まず残渣（ざんさ）はほとんどない．
吸収能のみが残存する場合でも使用が可能である．

　その他，アルギニンや核酸，n-3系脂肪酸などの免疫を賦活させる成分を含む経
腸栄養剤や，耐糖能異常，腎不全，肝不全，慢性閉塞性肺疾患（COPD）用に各栄
養素を調整した経腸栄養剤がある．増粘剤などを加えて，粘度を増した**半固形状流
動食**も胃瘻投与を中心に用いられている．

d．投与方法；栄養剤の投与方法には，**間欠的投与法，周期的投与法，持続投与法**
がある．また，半固形状流動食を，シリンジを使用し5～20分かけて投与する
ボーラス投与法がある．胃は十分な貯留機能があるため，いずれの投与方法も可
能であるが，空腸は内腔（ないくう）が狭く貯留能が少ないため，持続投与が選択される．

　投与は20～30 mL/時から開始し，逆流の有無や便の回数，腹部症状を観察し
ながら徐々に速度を上げ，1週間程度で維持量に近づける．誤嚥性肺炎，下痢や
腹痛，腹部膨満感などの消化器症状の発生予防には，投与部位，投与速度，投与
時の体位，栄養剤の組成，濃度，浸透圧，温度などを確認する．

　感染対策として，経腸栄養剤の開封後の取り扱いや経腸投与のチューブの洗
浄・消毒に注意が必要である．

③静脈栄養法

a．ルート；PPN は，静脈炎予防のために上肢の静脈を使用し，可能な限り細径の
カテーテルを使用する．TPN は鎖骨下静脈（さこつ），内頸静脈（ないけい），大腿静脈（だいたい）へのカテーテ
ル挿入が可能であるが，感染防止のためには鎖骨下静脈穿刺が第一選択で，大腿
静脈からの挿入はでき
るだけ避ける（**図❸**）．
また，橈側または尺側，
肘正中皮静脈（ちゅうせいちゅう）からカ
テーテルを上大静脈内
に留置する**末梢挿入型
中心静脈カテーテル**
（PICC）も行われている．

b．輸液；PPN 用輸液製剤
は，アミノ酸を含む糖電
解質液を基本とし，必要
に応じてビタミン剤を
加える．脂肪乳剤は，
投与エネルギー量の増
加，浸透圧を低下させ

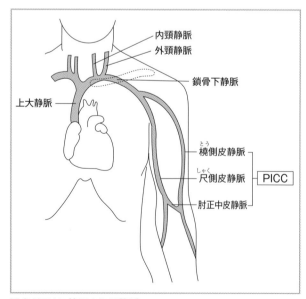

図❸ TPN に使用される静脈
（日本静脈経腸栄養学会，編．静脈経腸栄養ハンドブック：南江堂；
2011. p248より）

▶非たんぱく質カロリー/窒素（non-protein calorie/nitrogen：NPC/N）比
投与アミノ酸の窒素1 g あたりに対し，非たんぱくエネルギー量をどれだけ用いれば効率よくたんぱく質を利用できるかの指標．

▶乳酸アシドーシス
血中乳酸が異常に増加することで，血中pH が酸性となった状態．意識障害から昏睡などに至る疾患．

▶高カロリー輸液キット製剤
一つのバッグ内で各栄養素が反応しないように，2〜4室に別々に収納されており，使用時に圧迫などの操作で隔壁を開通させ混合できる製剤．

▶リフィーディング症候群
refeeding syndrome．慢性的な低栄養患者が，栄養を急速に摂取することで発生する水・電解質分布異常を起こす病態．

▶在宅経腸栄養法
home enteral nutrition．PEG の普及とともに在宅での実施者は増加している．

▶在宅静脈栄養法
home parenteral nutrition．保険診療上の適用は「医師が必要と認めた場合」で，より生理的な経口・経腸栄養法が困難である場合が絶対条件．

血栓性静脈炎の予防が可能であり，**非たんぱく質カロリー/窒素**（NPC/N）**比**の調整にも役立つため，別途投与する．PPN 用輸液剤と脂肪乳剤の組み合わせで，1 日に約 1,200 kcal が投与可能であるが，これ以上は困難である．

　さらに，疾患ごとの代謝障害に応じて調整された病態別輸液栄養剤がある．

　TPN 用輸液製剤には，Na，K，Cl，Mg，Ca などの電解質，Zn を含む糖濃度 15 ％以上の高カロリー輸液基本液，アミノ酸製剤，脂肪乳剤，高カロリー輸液用総合ビタミン剤，高カロリー輸液用微量元素製剤があり，これらを目標栄養量になるよう調整して投与する．アミノ酸製剤は NPC/N 比を考慮して選択する．必須脂肪酸欠乏の予防，高血糖や脂肪肝の予防のため脂肪乳剤を投与する．ビタミン B_1 は**乳酸アシドーシス**予防のために，必ず 1 日 3 mg 以上投与するが，栄養障害が高度な場合は，炭水化物の投与と合わせて，ビタミン B_1 の投与量の増加を検討する．現在では，数種類の**高カロリー輸液キット製剤**がある．これらのキット製剤は，必要な栄養成分の混合し忘れ防止や，混合時の微生物汚染，異物混入のリスク低減のメリットがある．

　TPN では，高濃度の輸液を組み合わせることが可能で，1 日 2,000 kcal 以上の投与が可能である．栄養障害が高度な患者では，**リフィーディング症候群**に注意し，エネルギー量は少量から開始し，血清 K，P，Mg 値，血糖値をモニタリングしながら増量する．

c．投与方法：持続投与法，間欠的投与法，周期的投与法がある．

④在宅栄養療法

　経口摂取では必要な栄養量を摂取することができない患者が，家庭・社会復帰を実現する方法として在宅栄養療法がある．

　在宅経腸栄養法（HEN）と**在宅静脈栄養法**（HPN）がある．実施には，病院内外で患者支援を行う地域連携のシステムが必要である．

Memo

5 ──在宅医療

　　地域における医療及び介護の総合的な確保を推進するための関係法律の整備等に関する法律（医療介護総合確保推進法）が2014（平成26）年に制定され，医療・介護サービスを一体的に提供するための制度改革が進められてきた．入院から在宅へという流れのなかで，在宅医療や介護を受けながら自宅での生活が営めるような地域包括ケアシステムの構築が進められている．

▶（1）在宅医療

　　在宅医療の提供体制は，訪問診療や訪問看護，訪問歯科診療や訪問薬剤指導，訪問栄養指導，訪問リハビリテーションなどが整備されてきた（図❶）．そのため療養者は，自宅においても必要な医療を受けながら生活を継続することが可能になってきている．たとえば，通院できず，食事量が低下した療養者が，訪問歯科診療により義歯の調整や口腔ケ

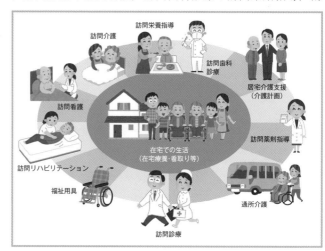

図❶ 在宅医療の提供体制

アを受けることで，食事が摂れ栄養状態が改善し，安定した在宅療養につながることもある．

　　在宅医療には，病気の治療や**緩和ケア**のほか，**膀胱留置カテーテルやストーマ**，経管栄養法，中心静脈栄養法，酸素療法，人工呼吸療法などがある．近年，こうした自宅での医療機器の発展にはめざましいものがある．たとえば，酸素療法や人工呼吸器療法は，自宅でも使用しやすい小型で高性能な機器が開発され，患者のQOLの向上に貢献している．

　　しかしながら療養者や家族にとって，自宅で医療を受けるということは，決して簡単なことではなく大きな不安がともなう．そのため在宅医療に携わる専門職は，適切なアドバイスや精神的サポートを行い，機器のトラブルや災害時などの緊急体制を整え，より良い在宅医療が継続できるように支援していく．療養者の病気だけでなく，生活にも目を向けた多職種アプローチに取り組むことで，療養者や家族のより良い生活につながるのである．

▶緩和ケア
痛みや身体的・心理社会的問題を早期に発見し，的確な治療・処置を行うことで苦しみを予防し和らげること．
▶膀胱留置カテーテル
尿道や膀胱瘻からカテーテルを膀胱内に留置して固定し，尿の排泄を促すものである．尿閉などの排尿障害が適応になる．
▶ストーマ
便の排泄口である人工肛門，尿の排泄口である人工膀胱があり，便や尿をためるビニールの袋を腹部に貼って排泄の管理をする．

▶ (2) 訪問看護

訪問看護には，**訪問看護ステーション**が行う訪問看護，医療機関（病院・診療所）が行う訪問看護，市町村や保健センターが行う訪問指導（家庭訪問）がある．

2012（平成24）年度の介護報酬改定では，看護小規模多機能型居宅介護が創設された．看護小規模多機能型居宅介護は，介護と看護の連携により医療ニーズの高い人に対応するため，小規模多機能型居宅介護の訪問介護，通所，宿泊の機能に訪問看護を加えた施設である．そこでは，通所介護や宿泊に加え，訪問看護が受けられる．

訪問看護ステーションにおける訪問看護を提供するには，都道府県知事による指定居宅サービス事業者の指定を受ける必要がある．指定居宅サービス事業者は，介護保険や健康保険により訪問看護を提供することができる（**表❶**）．

表❶ 訪問看護事業所の人員基準

①管理者（看護師，保健師で看護職員との兼務可）を1人．
②看護師，准看護師，保健師を常勤換算で2.5人以上（うち1人は常勤）．
③理学療法士，作業療法士，言語聴覚士を実情に応じた適当数配置．

訪問看護の内容は，自宅や居住系施設における看護の提供であり，病状の観察，服薬状況の確認，在宅医療の支援，リハビリテーション，生活環境や住環境の相談，認知症のケア，緩和ケアやターミナルケア，**グリーフケア**などがある．

▶ (3) 食生活への支援

在宅療養において食生活や栄養の維持は重要な課題である．食生活の支援においては，医師や歯科医師，看護師，薬剤師や栄養士・管理栄養士などの連携が重要になる．また，実際の調理は，介護職や家族が担うこともあるため，介護者にアドバイスすることもある．日々の食事の準備が負担な場合には，配食サービスなども活用できる．

在宅医療の推進に向けた取り組みから，1994（平成6）年，診療報酬において「在宅患者栄養食事指導」の算定が認められ，通院困難な在宅患者に対して管理栄養士の訪問が可能になった．2016（平成28）年度の診療報酬改定では，栄養食事指導の対象および指導内容の拡充が盛り込まれ，がん，摂食・嚥下機能低下，低栄養の患者に対する治療食が個別栄養食事指導（外来・入院・在宅患者訪問）の対象に含まれることになった．近年，在宅における栄養食事指導は注目されてきており，今後の発展が期待される分野である．

在宅医療提供者は，療養者の希望や嗜好を捉え栄養のアセスメントを行い，制限食の管理，低栄養や脱水の予防，適切な食品や料理，食事方法のアドバイス，誤嚥の予防，経管栄養法の管理などを行う．具体的には，食事環境や姿勢，摂取用具やテーブル，食事介助，食事の形態や栄養補助食品の組み合わせなど，栄養や調理面だけでなく，介護や経費の負担も考慮して，その人の健康が維持できるような食生活の営みを支える．さらに，食は生きる楽しみであるという観点から，衰弱し死期が近づく人に対しても，療養者・家族に満足のいく食生活を考える．

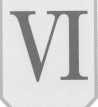

VI 福祉と栄養

　福祉（welfare）とは，福（幸せ）と祉（豊かさ）を意味する言葉で，welfare は，well（良く）と fare（生きる）という言葉の造語である．

　つまり，福祉とはより良く生きるという意味で，単に，弱い者を救済すること，手伝いやサービスを提供することではない．障害をもつ者がより良い生き方をするため，その人の声に耳を傾け，一緒に考え，相手にとって何が必要かを理解することが福祉である．

　日本の社会福祉の分野では，児童福祉，高齢者福祉，障害者福祉でさまざまな課題を抱えており，それらの課題は社会保障とも関連している．

　本稿では，障がい者の現状を理解し，それぞれの制度の概要を知り，ケアマネジメントについて学ぶ．食べることは生きることであり，生きがいでもある．栄養ケア・マネジメントのプロセスや実際を学ぶことは，専門職としての資質を涵養し，さらに，QOL の向上に向けての実際の取り組みや在宅療養の詳細を学ぶことで，将来に役立つ実践能力を養うことができる．

Column

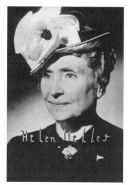

（東京ヘレン・ケラー協会より）

❖ ヘレン・アダムス・ケラー

（Helen Adams Keller；1880〜1968 年，米国）

教育家，社会福祉活動家，著作家．三重苦を克服し，障害をもつ人々の救済のために生涯を捧げた．

ヘレンは生後 19 か月のときに高熱にかかり，一命はとりとめたものの聴力，視力，言葉を失ってしまう．そこで，両親が家庭教師アン・サリバン（通称アニー；小さいころから弱視の経験をもつ）を雇った．アニーは，6 歳のヘレンに「しつけ」「指文字」「言葉」を教え，絶望視されていた「話す」ことを可能にし，以降も約 50 年にわたり，教師・友人としてヘレンを支えた．

私は，自分の障害を神に感謝しています．私が自分を見い出し，生涯の仕事，そして神をみつけることができたのも，この障害を通してだったからです．

障害は不便ですが不幸ではありません．
Being a disabled person is inconvenient, but it doesn't mean that I'm not happy.
"A handicap is inconvenient, is not a misfortune, though".

あきらめずにいれば，あなたが望む，どんなことだってできるものです．
We can do anything we want to if we stick to it long enough.

もしも，この世が喜びばかりなら，人は決して勇気と忍耐を学ばないでしょう．
We could never learn to be brave and patient, if there were only joy in the world.

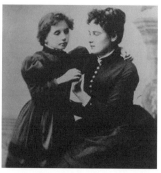

サリバン先生の指文字をたどる 7 歳の
ヘレン（東京ヘレン・ケラー協会より）

1　——**障がい者の支援**

> ▶フレイル
> 海外の老年医学の分野で使用されているfrailty（フレイルティ）に対する日本語訳で，虚弱や老衰，脆弱など.
> ▶併存疾患
> 異なる病気を併発している状況のことで，併存症とも呼ばれる.

障がい者の健康管理支援は大きく遅れており，なかでも生活習慣病対策や**フレイル予防**に対する栄養管理は十分とはいえない．障がい者は，主に過栄養，低栄養，**併存疾患**，嚥下障害，窒息，（歯科）口腔衛生，服薬管理が問題になっており，障がい者の自立や QOL の向上のためには，生活での食支援や栄養管理を安定させることが重要である．

▶（1）障害の分類と障がい者数

一般に身体障害，知的障害，精神障害の 3 区分に分かれ，障がい者数は，身体障害 436 万人，知的障害 109 万 4 千人，精神障害 419 万 3 千人となっている〔2022（令和 4）年厚生労働省〕．

①身体障害

先天的あるいは後天的な理由で，身体機能の一部に障害を生じている状態で，大きく 5 種類に分類される（**表❶**）.

表❶ 身体障害の分類

視覚障害	眼球，視神経および大脳視覚中枢などの視覚系のいずれかに障害があるため，見ることが不自由または見えなくなっている状態．弱視や全盲など.
聴覚障害	外耳・中耳・内耳・聴神経のいずれかに障害があるため，音を聞くことが不自由，または聞こえなくなっている状態．聞こえ方には個人差がある.
音声機能障害	咽頭，発声筋等の音声を発する器官の障害により，音声による意思の疎通をすることができない，または音声をまったく発することができない状態.
内部障害	心臓，腎臓，呼吸器，膀胱・直腸，腸管などの機能障害，ヒト免疫不全ウイルス感染症による免疫機能障害，肝臓機能障害の 7 つを指す.
肢体不自由	先天性または後天性の四肢の麻痺や欠損，あるいは体幹機能に永続的な障害がある状態．脳性麻痺，脊髄損傷，脊椎脊髄疾患など.

施設入所者の割合は，身体障害では 1.7 ％，知的障害では 12.1 ％で，多くは自宅で生活している．2016（平成 28）年度では在宅生活者の割合は，身体障害では 18～64 歳が 23.6 ％，65 歳以上が 72.6 ％で（**図❶**），知的障害では 18 歳以上が 75.8 ％を占めている（**図❷**）.

②知的障害

発達期（18 歳未満）までに生じた知的機能の障害により，認知能力（理解・判断・思考・記憶・知覚）が同年齢者と比べて明らかに遅滞している状態で，重度・中等度・軽度に分けられる．原因は以下である.

> ▶脳性麻痺
> 胎児のときから生後 4 週までに，何らかの原因で脳が損傷を受けると，その後，体や手足が自由に動かせなくなる状態.

a. 病理的原因；先天性疾患，出産時の酸素不足，生後の高熱などによる．**脳性麻痺**，てんかん，心臓病などを合併している場合もある.

b. 生理的要因；身体に特別な異常はみられないが，知的障がい者の多くが脳の発達障害によって知能が低い水準に偏ったと考えられる．軽度～中等度が多い.

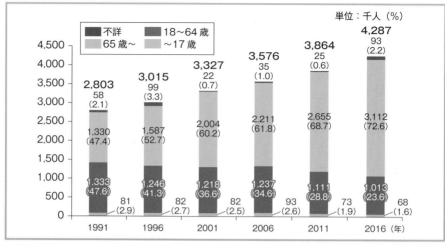

図❶ 年齢階層別障がい者数の推移（身体障がい児・者（在宅））
（厚生労働省「身体障害児・者実態調査」（〜 2006 年），厚生労働省「生活のしづらさなどに関する調査」
（2011・2016 年））

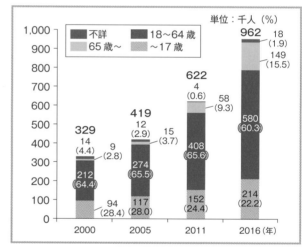

図❷ 年齢階層別障がい者数の推移（知的障がい児・者（在宅））
（厚生労働省「知的障害児（者）基礎調査」（〜 2005 年），
厚生労働省「生活のしづらさなどに関する調査」（2011・2016 年））

c. 心理的要因；児童虐待など，著しく不適切な発育環境に置かれていることによる.

③精神障害

身体障害に比べて医学的な研究が未発達な部分が多く，精神疾患の定義や診断基準が統一されていないため，同じ症状でも分類法によって病名が変わることがある．一般的な分類には以下がある.

a. 人格障害；人格が著しく偏り，社会生活に支障が出る状態.

b. 物質依存症；アルコール，**ドラッグ**など特定のものに依存する状態.

c. 統合失調症；思考，知覚，感情などが歪み，**幻覚**や**妄想**などの症状が出る状態.

▶（2）介護保険制度

要介護状態の高齢者を社会全体で支える仕組みで，40 歳以上の国民が**介護保険**料を支払うことで，高齢者で介護が必要になったとき高齢者が 1〜2 割の自己負担で介護サービスを受けられる制度である（**図❸**）.

介護保険の給付を受けて介護サービスを利用するには，要介護認定を受ける必要があり，市区町村に申請し，審査を受ける．審査により対象と判断されると，**介護予防サービス**または**介護サービス**が受けられる．2015（平成 27）年からは 65 歳以

▶介護予防サービス
要支援1～2の人が
受けられるサービス.
ホームヘルプ, デイ
ケア, ショートステイ,
福祉用具貸与・販売
など.

▶介護サービス
要介護1～5の人が
受けられるサービス,
介護予防サービスと
ほぼ同じサービスが
受けられるが, 回数
が多い, 時間が長い
などの違いがある.

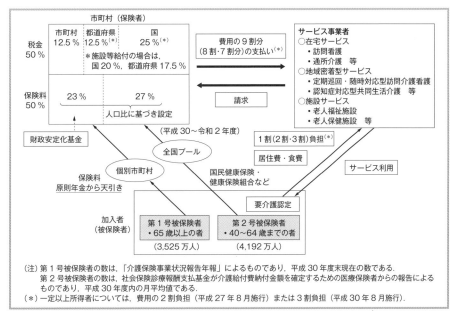

図❸ 介護保険制度の仕組み　　　　　　　　　　　　　　（厚生労働省）

上の高齢者すべての人に対して, 要介護状態にならないように, 運動やレクリエーションなどを通じて活動できる介護予防活動の仕組みづくりとして, 介護予防・日常生活支援総合事業（市区町村の事業）が開始され, 自立の判定でも一般介護予防事業のサービスが受けられる.

▶地域包括ケアシステム
地域に生活する高齢
者の住まい・医療・介
護・予防・生活支援
を一体的に提供する
ためのケアシステム.

これらの仕組みを統合して, 2025年を目途に**地域包括ケアシステム**の構築が厚生労働省で推進されている.

▶ (3) 障害者総合支援法

2013（平成25）年に施行された制度で,「障害者の日常生活及び社会生活を総合的に支援するための法律」である. この法律は, 地域社会における共生の実現に向けて障害福祉サービスの充実等, 障がい者の日常生活および社会生活を総合的に支援している. 地域社会における共生の実現に向けて, 障害福祉サービスの充実など, 障がい者の日常生活や社会生活を総合的に支援するための保健福祉施策である（図❹）.

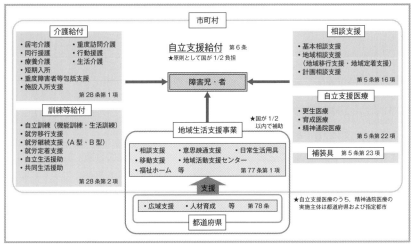

図❹ 障害者総合支援法における給付・事業　　　　　　　（厚生労働省）

障がい者が，障害の有無にかかわらず，等しく基本的人権を享有することやかけがえのない個人としての尊厳に，ふさわしい日常生活または社会生活を営むことが基本理念に掲げられている．

総合的な支援は，市町村が担う自立支援給付と地域生活支援事業で，さらに都道府県が地域生活支援事業を支援することで構成されている（**表❷**）．

表❷ 障害者総合支援法によるサービスの概略

市町村	自立支援給付	介護給付（ホームヘルプ，重度訪問介護，同行援護，ショートステイ，施設入所支援，ほか）
		訓練等給付（自立訓練，就労移行支援，グループホーム，ほか）
		自立支援医療（更生医療，育成医療，ほか），補装具
	地域生活支援事業（理解促進研修・啓発，相談支援，移動支援，日常生活用具の給付または貸与，意思疎通支援，福祉ホーム，ほか）	
都道府県	地域生活支援事業（専門性の高い相談支援，人材育成，ほか）	

▶ (4) 福祉施設

障害者総合支援法により規定されている社会福祉施設では，障がい者に対し，夜間から早朝にかけては施設入所支援を提供するとともに，昼間は生活介護などの日中活動系サービス（昼間実施サービス）を提供している．

社会福祉施設は，大別して老人福祉施設（**表❸**），障がい者支援施設，保護施設，婦人保護施設，児童福祉施設，その他の施設があり，老人，児童，心身障がい者，生活困窮者など社会生活を営むうえで，さまざまなサービスを必要としている人を援護，育成し，または更生のための各種治療訓練などを行う．

障がい者支援施設は，障がい者に対し，昼間は日常生活の自立訓練や就労移行支援のための訓練を行い，夜間は，入浴，排泄または食事の介護やその他の生活上の支援を行う施設である．

表❸ 老人福祉施設の種類

老人福祉法に規定された施設 （　）内は介護保険法上の名称	一般的に"老人ホーム"と呼ばれている施設
①老人デイサービスセンター（指定通所介護事業所） ②老人短期入所施設（指定短期入所生活介護施設） ③養護老人ホーム ④特別養護老人ホーム（指定介護老人福祉施設） ⑤軽費老人ホーム ⑥老人福祉センター ⑦老人介護支援センター	①老人保健施設 ②認知症対応型共同生活介護（グループホーム） ③有料老人ホーム ④その他（シニア住宅，高齢者向け優良賃貸住宅，シルバーハウジング，シルバーマンション）

2 ――栄養ケア・マネジメント

▶栄養ケア・マネジメント
nutrition care and management. 個々人に最適な栄養ケアを行い、その実務遂行上の機能や方法、手順を効率的に行うためのシステム.

　栄養ケア・マネジメント（NCM）とは、栄養状態を判定し、健康増進や栄養改善上の問題点を整理して解決するための手順で、栄養士・管理栄養士が適正な栄養補給や栄養教育計画を作成し、必要に応じて保健・医療・福祉分野などの多職種と連携して、栄養ケアを実践することである.

▶▶（1）定義・プロセス

　NCM は、個々人に最適な栄養管理を実践し、業務遂行上の機能や方法・手順を効率的に行うためのシステムであると定義されている.

　NCM のプロセスは、①栄養スクリーニング、②栄養アセスメント、③栄養ケアプラン（a. 栄養補給、b. 栄養教育、c. 多領域からの栄養ケア）、④実施、⑤モニタリング、⑥評価を一貫して行うシステムである（図❶）.

▶フィードバック
心理学・教育学で、行動や反応をその結果を参考にして修正し、より適切なものにしていく仕組み.
▶サルコペニア
sarcopenia. 加齢にともない生じる筋肉量と筋力の低下.

　栄養スクリーニングで低栄養リスクがあると判定した対象者に対して、客観的指標を用いて栄養アセスメントを行い、対象者の栄養リスクを評価し、栄養ケアプランを作成する. これに沿って栄養ケアを実施・モニタリングし、再評価してフィードバックし、栄養状態を改善することで、疾病の治療や QOL に貢献する.

　NCM は、医療分野のみならず介護分野では、障がい者や高齢者（居宅や施設入所者）のサルコペニア、フレイル予防に向けた栄養状態の改善と QOL の向上に重要である.

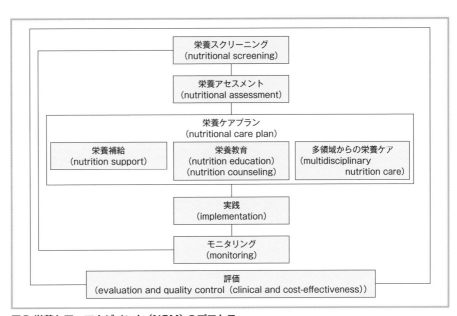

図❶ 栄養ケア・マネジメント（NCM）のプロセス
　（細谷憲政、ほか監修. 多領域からの栄養ケア. In：これからの高齢者の栄養管理サービス：第一出版；
　　　　　　　　　　　　　　　　　　　　　　　　　　　　　　　　　　　1998 より）

▶（2）スタッフと役割

栄養問題は，身体的問題，精神的問題，経済的・社会的問題などの幅広い要因をもつことから，栄養ケアを行うためにはさまざまなスタッフがかかわっている（**表❶**）.

表❶ NCM のスタッフと役割

管理栄養士	栄養ケア・マネジメントの実施過程において中心的役割を担う.
医師	対象者の病態機能の評価から，医学上のリスクを提示し，合併症の病態や薬物などを含む治療内容の説明を行うことに加えて，さまざまな情報を統合して医学的に包括的な指導を行う.
歯科医師	口腔機能としての咀嚼・摂食機能や，構音機能について，診断や治療を行い，口腔を良好な状態に維持・改善するために訓練やケア方法などの指導を行う.
薬剤師	医薬品による副作用（食欲減退や消化不良，味覚障害，のどの渇きなど）の発現の有無を評価する. 複数の薬剤服用による相互作用による影響についても把握し，医薬品の種類，量，投与時間の変更などの助言を行う.
看護師	日常生活行動の一部である「食べること」にかかわる食べ物の摂取から，消化・吸収・排泄に至る一連のプロセスにおける問題や，身体・精神的要因，家族などの介護者にかかわる社会的要因を検討する. これらの栄養に関する問題が，療養生活全体へのどのように影響を与えているのかを総合的にアセスメントし，それに必要な栄養ケアを行う.
臨床検査技師	対象者から得られた血液等の検体や検査情報を正確に分析・評価し，医師に報告をする.
理学療法士	基本動作や移動能力に関する身体運動機能状況について評価やケアを行う.
作業療法士	食事を含めた生活動作に関する身体・精神的要因を評価し，食事姿勢，食事動作の改善や指導などを行う.
言語聴覚士	協調運動機能としての摂食・嚥下機能と言語機能を評価し，これらの機能訓練を行う.
歯科衛生士	口腔の衛生状態や摂食・嚥下機能について評価し，良好な口腔機能の維持・改善するための口腔ケアの実施や指導を行う.
社会福祉士	社会福祉の立場から，対象者と家族の心理的・社会的問題の解決・調整を援助し，社会復帰や参加の支援を行う.
臨床心理士	対象者の心理的状態を評価し，カウンセリングや認知行動療法，集団療法などを用いて問題解決のための支援を行う.
介護支援専門員	在宅で生活する対象者が，自立した生活が送れるように介護保険サービスやそれ以外の社会資源などのケアマネジメントを行う.
介護職員	介護保険施設や在宅サービス内で対象者の食事づくりや，食事介助などの援助を行う.

▶協調運動機能
さまざまな身体の部位を脳が上手に操る機能による運動.

▶介護支援専門員（ケアマネジャー）要支援・要介護認定者からの相談を受け，介護サービスの給付計画を作成し，介護サービス事業者との連絡，調整などを取りまとめる有資格者.

▶（3）栄養ケア・マネジメントの実際

①栄養スクリーニングと②栄養アセスメントは，第Ⅴ章節3を参照.

③栄養ケアプランは，栄養アセスメントによって抽出された問題点のなかから改善を要する項目を取り上げ，a）栄養補給，b）栄養教育，c）多職種からのケアについて，到達目標を定め，実施に向けてのプラン（期間，方法，資源の利用，経費，マンパワーなど）を作成し，マネジメントすることである.

a）栄養補給；経口摂取が可能かどうか. エネルギー摂取量や栄養素量について，食事の形態，嗜好，禁忌，アレルギーなどに配慮して計画する. 経管栄養法や経静脈栄養法の利用なども検討する.

b）栄養教育；栄養状態の改善のために，知識・態度を変容させ，習慣化をはかることで，同時に栄養カウンセリングも行う. 開始時期，指導方法や時間と回数，指

▶コーチング
指導者のコミュニケーションを通じて，個性や特質および動機・やる気を引き出し，本人自身の目標実現に向けて自発的行動を促す人間技術.

導媒体，指導効果の指標を明確にして行う．対象者において望ましい食行動への変容や継続が困難な場合には，動機づけ支援と**コーチング**を，観察法，傾聴法，確認法，共感法などの栄養カウンセリング技術を活用しながら行うようにする．

c) 多職種からのケア；さまざまなサービス担当者からの情報を共有し，それぞれの専門職が連携を保ちながら，実施できる事項を計画する．

栄養ケアプランの作成プロセスは，体格の評価をすることからはじめ，栄養的なリスクの有無を見きわめ，課題を抽出し，目標を設定する（**図❷**）．目標を設定するうえでは，前述の①，②，③の観点を考慮し，ケアにかかわるマンパワーを含めた資源（**表❷**）の活用や費用などを具体的に考えることが必要である．目標設定は，短期（1〜3か月），中期（6か月程度），長期（1〜2年）で達成できる目標を設定し，短期・中期目標はその期間で定量的評価が可能なものにする（**表❸**）．

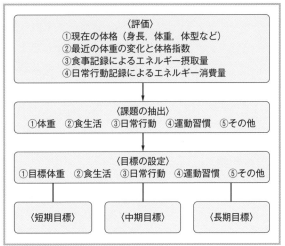

図❷ 栄養ケア計画の作成プロセス

④実施は，栄養ケアプランに従って，それぞれの関係者が分担して実施する．

⑤モニタリングは，栄養ケアプランが適切に実施され，目標に達しているかどうかを監視する．

⑥評価は，対象者・協力者の同意の有無，合併症の有無やモチベーション，栄養補

表❷ ケアにかかわる資源

マンパワー	家族，親戚，近隣住民，友人，同僚，ボランティアなど
公的施設	医療法人施設（訪問看護ステーション，老人保健施設，デイケアほか）
	社会福祉法人施設（デイサービス，配食サービス，ショートステイほか）
	特定非営利活動（NPO）法人施設（移送サービス，配食サービスほか）
公的制度	医療保険制度，介護保険制度，児童福祉法，障害者総合支援法ほか

表❸ 栄養ケアの短期・中期目標（低栄養状態の場合の例）

- 欠食を防ぎ3食食べる（配食サービス回数を増す）．
- 一日のエネルギー摂取量とたんぱく質量を増やす．
- 朝食に卵を1個食べる（間食にコップ1杯の牛乳を飲む）．
- 10時・3時に間食をする．
- 夕食の主菜を魚，肉，大豆製品とし3日ごとに繰り返す．
- 毎食，主食，主菜，汁，副菜を整える．

▶アウトカム
→93 頁参照.

▶well-being
個人の権利や自己実現が保障され，身体的，精神的，社会的に良好な状態にあることを意味する概念.

▶PDCA サイクル
→79 頁参照

給方法の適正さ，協力者・環境の課題などについて行う．モニタリングによって得られた情報を踏まえ，目標設定と**アウトカム**を比較・検討し改善・達成の評価を行う．さらに，栄養ケアプランの有効性の質的側面については，栄養状態，疾病状態，日常生活動作，well-being（ウェル・ビーイング）などの改善目標がどの程度達成されたかによって評価し，コスト面などの経済的評価は，合併症，在院日数，再入院，薬の種類と利用数などから行う．

　結果のフィードバックは，PDCA サイクル（図❸）の手法に従って，対象者の栄養状態が改善方向に向かった場合はそのまま継続するが，計画と結果に差が生じた場合は，栄養ケア計画の見直しを行い，改善を重ねる．

　現在，日本は，諸外国に例をみないスピードで高齢化が進行し，65 歳以上の人口割合は増加し，国民の医療や介護の需要は，さらに増すこととなる．傷病者や高齢者が，可能な限り住み慣れた地域で，自分らしい暮らしを人生の最期まで続けることができるよう，居食住に関するサービスのなかでも「食への支援」は，心身ともに「生きる力」となり，栄養ケア・マネジメントの必要性はますます大きくなることが確実である．

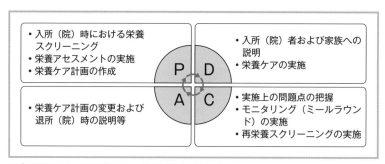

図❸ 栄養ケア・マネジメントの PDCA サイクル

Memo

3 ── QOL の向上

クオリティ・オブ・ライフ（quality of life：QOL）とは，一般に「生活の質」と訳される．一人ひとりの人生の質や社会的にみた生活の質のことをさし，その人の人生の幸福度を図る概念である．

▶（1）QOL の意義と要素

▶**プラトン**
紀元前 427〜347 年.
古代ギリシャの哲学者で，ソクラテスの弟子．アリストテレスの師．

QOL の根源は，「ただ生きるということではなく，よく生きるということ」（**プラトン**）といわれるように，患者の生活を豊かにすることを援助するものでなければならない．

QOL は 3 つの側面から考えられている．第 1 は生命の質（生命倫理の面から），第 2 は生活の質（医療・福祉サービスを含めた生活環境の面から），第 3 は人生の質（生きがいや自己実現を考える人生の捉え方の面から）である．

日本の QOL についての取り組みは 1963 年頃で，病気を治すのみの治療から，社会生活を営む存在として捉えることが考えられはじめた．1981 年には延命の医学から QOL を高めるケアの医療・看護が重視されるようになり，1988 年には「QOL 研究会」が発足した．健康関連の QOL は，治療最優先の医療の反省から，病気とその治療に基づく患者の肉体的・精神的苦痛を改善することを第一の目標とするものと考えられた（**図 ❶**）．

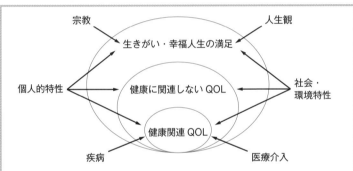

健康関連 QOL（quality of life；生活の質）とは，「疾患や治療が，患者の主観的健康観（メンタルヘルス，活力，痛み，など）や，毎日行っている仕事，家事，社会活動にどのようなインパクトを与えているかを定量化したもの」である．

図❶ QOL の概念図
（池上直己ほか，編．臨床のための QOL 評価ハンドブック：医学書院；2001 より）

QOL を向上させるには，その構成している要素が何かを知らなければならない．要素には，主観的健康，自立（自己実現），幸福，満足などがあげられる．幸福は，心身の健康，良好な人間関係，やりがいのある仕事，快適な住環境，十分な教育，レクリエーション活動，レジャーなどのさまざまな側面から考えることができ，身体的にも心理的にも，社会的にも，倫理的にも，満足できる状態といえる．

幸福感，満足感，充実感は患者自身が考える主観的な概念で，要介護状態の高齢者，介助の必要な身体障がい者（児），難病やがん患者，在宅療養中の患者など患者自身が考える QOL とは何か（**表 ❶**）を知り，援助することが大切である．

患者の QOL の向上には，医療や福祉に携わる人々が，患者を，自分の愛する人，親しい友人として接する心をもつことが重要である．

表❶ 患者の考える QOL

1. 私は，はっきりと思考する能力を保ちたい．
2. 私は，安全でかつ心配のない状態でいたい．
3. 私は，不必要な痛みや苦しみを避けたい．
4. 私は，大切に扱われたい．
5. 私は，話す能力がなくなっても人間として尊厳をもって扱ってほしい．
6. 私は，家族の不必要な荷重になりたくない．
7. 私は，家族と好ましい絆を保っていたい．
8. 私は，死ぬ前に愛する人と一緒にいたい．
9. 私は，自分のことは自分で決めたい．
10. 私は，死ぬときに苦しみたくない．
11. 私は，愛する人に私についての好ましい思い出を残したい．
12. 私は，自分の宗教や伝統に基づいて取り扱ってほしい．
13. 私は，死んだ後の私のからだについて大切に扱ってほしい．

(Doukas D, et al. Clinical Aspects of Aging, (Reichel W, editor)
William & Wilkins. 1989 より)

▶ (2) ノーマライゼーション (normalization)

　1960 年代に北欧諸国から始まった社会福祉をめぐる社会理念の一つで，障がい者も，健常者と同様の生活ができるように支援するべきという考え方である．また，そこから発展して，障がい者と健常者とは，お互いが特別に区別されることなく，社会生活をともにするのが正常であり，本来の望ましい姿であるという考え方として使われている．

▶バンク・ミケルセン
Neils Erik Bank-Mikkelsen，ニルス・エリク・バンク・ミケルセン (1919〜1990)．デンマークの社会運動家．

▶ベンクト・ニィリエ
Bengt Nirje (1924〜2006)．スウェーデン生まれ．ノーマライゼーションの育ての父といわれる．

　ノーマライゼーションの概念は，**バンク・ミケルセン**により初めて提唱され，**ベンクト・ニィリエ**により世界中に広められた．ニィリエは，知的障がい者が劣悪な環境の施設に収容されていることに心を痛め，法律の制定に尽力した．その結果世界で初めてノーマライゼーションという言葉が用いられるようになった．ニィリエは，ノーマライゼーションの考え方を 8 つの原則として示した（**表❷**）．

表❷ ベンクト・ニィリエのノーマライゼーション 8 つの原則

(1) ノーマライゼーションとは，一日の普通のリズム
(2) ノーマライゼーションとは，一週間の普通のリズム
(3) ノーマライゼーションとは，一年の普通のリズム
(4) ノーマライゼーションとは，あたりまえの成長の過程をたどること
(5) ノーマライゼーションとは，自由と希望を持ち，周りの人もそれを認め尊重してくれる
(6) ノーマライゼーションとは，男性，女性どちらもいる世界に住むこと
(7) ノーマライゼーションとは，平均的経済水準を保証されること
(8) ノーマライゼーションとは，普通の地域の普通の家に住むこと

▶バリアフリー
もとは建築用語として使われていた言葉．

　ノーマライゼーションと比較される言葉にバリアフリーがある．バリアフリーとは，障がい者や高齢者が安全に生活しやすくするため，障壁となるものを取り除くという意味である．ノーマライゼーションを実現するための手法の一つが，バリアフリーである．

　1972（昭和 47）年に国連の会議で，障がい者の社会参加を阻害する物理的・社会

的な障壁（バリア）を除外（フリー）するための行動が必要という提案があり，バリアフリーという言葉が世界に広まった．ハードの面だけではなく，人々の気持ちの障壁を取り除くという意味でも，バリアフリーという言葉は使われる．

　日本での福祉施策は，障がい者の意志が尊重されることはなかったが，厚生労働省はノーマライゼーションの理念の下，障がい者が必要なサービスを安定的な支援の下で利用できるよう，障害者保健福祉施策の根本的な改革を行い，2013（平成25）年に「障害者総合支援法」が施行された．

　行政が福祉施設やホームヘルパーなどのサービスを決定する従来の仕組みを改めて，利用者自らがサービスを選択し，事業者と直接に契約する新しい利用制度（支援費制度）である．

▶ (3) ユニバーサルデザイン（universal design：UD）

　ユニバーサルデザインとは，文化，言語，国籍の違い，老若男女といった差異，障害，能力のいかんを問わずに利用することができる施設，製品などの設計（デザイン）である．障害のある人を特別視せずに，あらゆる人が快適に暮らせるデザインとしてユニバーサルデザインが提唱された．手を差し出しただけで水が出る蛇口は，手に障害のある人や握力が弱い人でも，簡単に利用できる．音や音声で青信号を知らせて，視覚障害のある人などが安全に横断歩道を渡ることができるなど現在は身近なところでユニバーサルデザインが取り入れられている（図❷）．

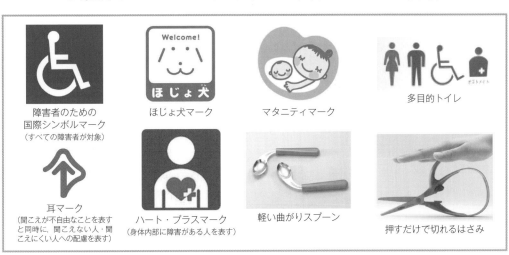

図❷ ユニバーサルデザインのマークや商品の例

▶ (4) ターミナルケアとホスピス

①ターミナルケア

▶ターミナル
人生の終着駅の意味に使われている．

　ターミナル（terminal）とは終末期の意味で，その概念や言葉については明確な定義はない．一般的には，老衰，病気，障害の進行により死に至ることを回避するいかなる方法もなく，予想される余命3〜6か月程度の意味とされる．

　ターミナルケアの目的は，終末期の患者は，特定の臓器の機能不全または多臓器不全などに陥っており，延命治療は行わず，病気や障害からの回復や，病気や障害の進行の遅延，心身の機能の維持を目的とする積極的な治療介入は行われない．いわゆる**キュア**（cure）から**ケア**（care）中心の対応になる．残された時間を最大限，質の良い生活にすること，QOLの観点から，とくに疼痛の緩和，死を直前にして揺らぐ不安，孤独，悲嘆といった心理を理解し，わずかでも生きがいが見い出せるように働きかけが必要になる．ターミナルケアを受ける患者のほとんどは，予後不良として「余命宣告」を受けており，この段階において，死に対する不安や恐怖から精神不安定な状態に陥る．

▶キュア
治療する，癒すという意味．
▶ケア
世話をする，面倒をみるという意味．

　ターミナルケアを適切に行うためには，患者の心理状態を理解しておく必要があり，**エリザベス・キューブラー＝ロス**が1969（昭和44）年に，死に直面する人々の心理状態を表す5つのプロセスを提唱した（**図❸**）．

▶エリザベス・キューブラー＝ロス
Elisabeth Kübler-Ross（1926～2004）．米国の精神科医．

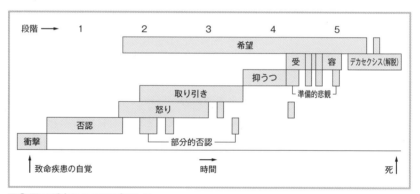

図❸ 死の受容の5つのプロセス
（エリザベス・キューブラー＝ロス（鈴木　晶訳）．死ぬ瞬間：中央公論新社：2001 より）

　死を宣告された後の患者の心理状態は，第1段階に「否認」，第2段階に「怒り」，第3段階に「取り引き」，第4段階に「抑うつ」，第5段階に「受容」というように，宣告から死までに5つのプロセスをたどる．

②ホスピス

　ホスピスの語源は，ラテン語のホスピチウム（hospitium）であり，客を温かく迎え手厚くもてなすことを意としている．もともとは中世欧州で，旅も巡礼者を宿泊させた小さな教会のことをさした．旅人が病や健康上の不調で旅立つことができなければ，そのままそこに宿泊させてケアや看病をしたことから，看護収容施設全般をホスピスと呼ぶようになった．ホスピスでは一般的に，がんなどの末期患者の**ペインコントロール**や**緩和ケア**が中心となる．そこでは，精神的サポートを重視した患者ケアが行われ，残された日々のQOL向上がはかられる．

▶ペインコントロール
疼痛管理．モルヒネなどを用いて，患者の苦痛となる痛みを抑える治療．
▶緩和ケア
→110頁参照

　緩和ケアでは，患者の治療目的が何かを正しく把握することが重要になる．そこでは，患者の尊厳が保たれていること，患者の病状が正しく理解ができていることが大切である．

4 ―― 地域包括ケア

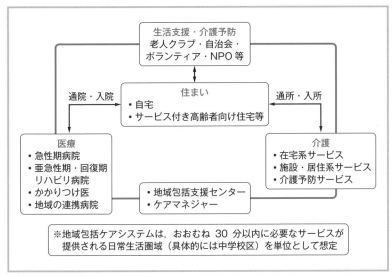

図❶ 地域包括ケアシステムの概要
（厚生労働省．地域包括ケアシステム-1．地域包括ケアシステムの実現へ向けて．より）

高齢化の進行にともない，社会全体で高齢者介護を支える仕組みをつくり，高齢者が自立した質の高い日常生活ができるよう支援することを目的に，2000（平成 12）年介護保険制度が創設された．2012（平成 24）年 4 月には介護サービスの基盤強化のための「介護保険法等の一部を改正する法律」が施行され，地域包括ケアシステムのサービスの推進が示された（**図❶**）．

▶（1）ケアの目的

▶要支援・要介護状態
要支援 1, 2，要介護 1〜5 の 7 段階に分かれている．

地域包括ケアシステムは，**要支援・要介護状態**になっても住み慣れた地域で自分らしい暮らしを人生の最後まで続けることができるよう，住まい・医療・介護・福祉・生活支援が一体的に提供されるシステムの実現をめざす．このシステムの 5 つの構成要素は，①医療・看護，②介護・リハビリテーション，③保健・福祉，④介護予防・生活支援，⑤すまいとすまい方で，医療，介護，福祉という専門的なサービスと，その前提としての住まい，生活支援・福祉サービスが相互に関係し，連携しながら在宅の生活を支える（**図❷**）．

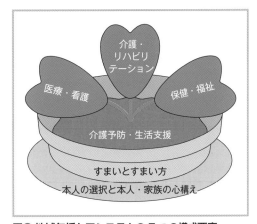

図❷ 地域包括ケアシステムの 5 つの構成要素
（厚生労働省．平成 28 年 3 月地域包括ケア研究会報告書；2016 より）

地域包括ケアシステムは，保険者である市町村や都道府県が，地域の自主性や主体性に基づき，地域の特性によってつくり上げるものである．

在宅での生活を本人や家族が考えて選択し，公的なフォーマルサービスを活用す

るだけでなく，近隣住民の見守りといったインフォーマルな支援も視野に入れなが
ら，地域のつながりをつくり，住み慣れた地域での暮らしを支えていくのである．

▶ (2) サービスの種類

　地域包括ケアシステムでは，いつまでも元気で暮らせるように介護予防活動に取
り組まれており，介護が必要になれば，病院やかかりつけ医による医療や在宅介護
サービス，施設・居住系サービスなどから多職種チームを構成し，療養者・家族を
支える．

　2005（平成17）年「改正介護保険法」では，介護保険を受給していない健康な高
齢者に対する健康の維持・増進事業として地域支援事業を位置づけ，地域包括支援
センターは，地域における介護予防マネジメントや総合相談，権利擁護などを担う
中核機関とした．さらに，要介護状態または要支援状態にあると判断されれば，居
宅サービス計画（ケアプラン）を作成し，介護保険制度のサービスを利用すること
ができる．

①居宅サービス

▶居宅療養管理指導
介護保険制度におい
て，医師，歯科医師，
看護師，薬剤師，管
理栄養士，歯科衛生
士などが要介護者の
自宅を訪問し療養上
の管理や指導を行
う．

　訪問介護，訪問入浴介護，訪問看護，訪問リハビリテーション，**居宅療養管理指
導**，通所介護（デイサービス），通所リハビリテーション（デイケア），短期入所生
活介護（ショートステイ），福祉用具貸与などがある．これらのサービスにより，
介護や看護，リハビリテーション，療養上の管理および指導が受けられ，要介護・
要支援の状態になった人々が自宅での暮らしを続けることができる．さらに介護予
防，疾病予防，慢性疾患の管理，医療ケア，ターミナルケアなどが提供される．

②施設サービス

▶介護医療院
介護保険制度におい
て，要介護者に対し，
長期療養のための医
療と日常生活上の世
話（介護）を一体的
に提供する施設．

　介護老人福祉施設，介護老人保健施設，**介護医療院**（2018（平成30）年4月より
施行）がある．寝たきりや認知症により自宅での生活が困難な人が介護を受けたり，
長期療養をしたり，状態によっては自宅への復帰をめざす．

③地域密着型（介護予防）サービス

▶看護小規模多機能
型居宅介護
介護保険制度におい
て，医療ニーズの高い
利用者に，通所，宿
泊，訪問介護に訪問
看護を加えたサービ
スとして提供される．

　定期巡回・随時対応型訪問介護看護，小規模多機能型居宅介護，認知症対応型共
同生活介護（グループホーム），**看護小規模多機能型居宅介護**（複合型サービス）が
ある．認知症を患う人や一人暮らし高齢者なども住み慣れた地域での生活を続けら
れるように，市町村長が指定権限を有しサービスを提供する．

▶ (3) リハビリテーション

　心身に障害のある人の回復訓練や社会復帰をめざすだけでなく，その人の置かれ
た環境や社会に働きかけることも目的とする．

①地域リハビリテーション

　「障害のある子供や成人・高齢者とその家族が，住み慣れたところで，一生安全
に，その人らしくいきいきとした生活ができるよう，保健・医療・福祉・介護およ

び地域住民を含め生活にかかわるあらゆる人々や機関・組織がリハビリテーションの立場から協力し合って行なう活動のすべてを言う」(2016年，日本リハビリテーション病院・施設協会) としている.

②リハビリテーションの提供

病院や老人施設，自宅などがあり，その人の経過や目的を踏まえた継続的なアプローチが求められる.

③リハビリテーションの対象

病気やけがによる機能障害，言語障害，摂食・嚥下障害，呼吸器・循環器障害，感覚器障害などがある人である.

④リハビリテーションに携わる専門職

医師や歯科医師，**理学療法士**(PT)，**作業療法士**(OT)，**言語聴覚士**(ST)，視能訓練士(CO)，看護師，臨床心理士，栄養士らで，多職種が協働したチームアプローチが必要とされる. とくに在宅や老人施設では，介護福祉士やホームヘルパー(訪問介護員)も日々の生活支援にかかわる.

⑤時期別リハビリテーション

急性期，回復期，維持期・生活期に区分することができる (**表❶**).

表❶ リハビリテーションの時期別内容

●急性期リハビリテーション
病院で救命のための治療が行われる際，患者は，意識が低く安静を強いられることにより運動量が低下する. そのため関節拘縮や筋萎縮を起こしやすいことから廃用症候群の予防が重要である. さらに，患者の病状をみながら関節可動域運動や体位変換を行い，合併症や二次障害の予防，早期離床，早期リハビリテーションを行う.

●回復期リハビリテーション
病状が安定してきた回復期には，身体機能の回復やADL (日常生活動作)，IADL (手段的日常生活動作)の拡大をめざして，入院や外来でリハビリテーションが行われる. ADLとは，食事，排泄，移動などの生活をするための動作，IADLとは，家事全般や金銭管理といった複雑な行動のことである. さらに，障害を負った精神的苦痛をサポートしながら，退院後の生活を踏まえた個別性のあるリハビリテーションを行う.

●維持期・生活期リハビリテーション
この時期には，病状や障害をもちながらも，その人らしくより良い生活を送ることができるようにリハビリテーションを行う. 患者は，以前とは異なる自宅での生活に戸惑ったり，外出をためらったりして自宅に閉じこもりがちになることもある. そのため，精神面もサポートし，必要な社会資源を活用しながら，地域での生活が営めるように支援していく.

▶理学療法士
physical therapist. 身体に障害のある者に対し，その基本的動作能力の回復をはかるため，治療体操その他の運動を行わせ，および電気刺激，マッサージ，温熱その他の物理的手段を加える理学療法を行う.
▶作業療法士
occupational therapist. 身体または精神に障害のある者に対し，主としてその応用的動作能力または社会的適応能力の回復をはかるため，手芸，工作その他の作業を行う作業療法を行う.
▶言語聴覚士
speech-language-hearing therapist. 言語または聴覚，嚥下に障害のある者についてその機能の維持向上をはかるため，言語や嚥下のその他の訓練，これに必要な検査および助言，指導その他の援助を行う.

Memo

5 —— 居宅療養

　今日まで，医療は病気を治療し，延命することが最善とされていた．たとえば死期が近づき食事を経口摂取できなくなった場合，中心静脈栄養や経鼻栄養，胃瘻造設をして，痛みをともないながら延命することが，尊厳のある看取りなのか，最期まで病院で治療することが，本人の望むことかの是非が問われている．

▶（1）リビングウィル

　リビングウィル（living will）とは，治る見込みがなく，死期が近いときに延命医療の希望の有無などをあらかじめ書面に記しておき，本人の意思を直接確かめられない場合にその書面に従って治療方針を決定するものである．事前意思表明（advance directives）も同じ意味の用語である．

　リビングウィルを法制化している国や地域もあるが，日本の現状は，まだ法の整備がない．しかし，**人生の最終段階における医療に関する意識調査**（厚生労働省；2017）では，リビングウィル作成に賛成する人の割合は，66.0％と関心の高さがうかがえる．

▶人生の最終段階における医療に関する意識調査
一般国民および医療・介護従事者が対象，平成4年以降，おおむね5年ごとに行われる調査．

　一般国民が人生の最終段階において，医療・療養を受けたい場所は，①末期がん，②重度の心臓病，③認知症の各ケースで異なるが，自宅で医療・療養を受けたいと回答した人のうち，60〜70％が自宅で最期を迎えたいと回答した（図❶）．

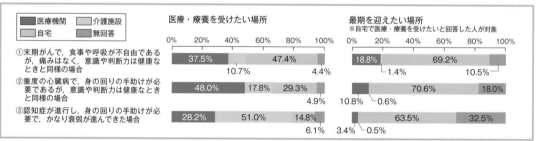

図❶ 人生の最終段階における，医療・療養を受けたい場所，および最期を迎えたい場所

（厚生労働省．終末期医療に関する調査 平成30年，検討会報告書より引用一部改変）

　一方，医療機関または介護施設で医療・療養を受けたいと回答した人のうち，80％以上が医療機関または介護施設で最期を迎えたいと回答した．

　自宅以外で医療・療養を受けること，または最期を迎えることを希望した理由としては，①〜③とも「介護してくれる家族等に負担がかかるから」がもっとも多く，次いで「症状が急に悪くなったときの対応に自分も家族等も不安だから」「症状が急に悪くなったときにすぐ病院に入院できるか不安だから」「症状が急に悪くなったときにすぐに医師や看護師の訪問が受けられるか不安だから」であった．

　これらの理由を少しでも解決し，人生のあり方を選択し，自立した居宅介護，療養を可能にするためにも介護保険制度があり，居宅サービス，施設サービスがある．

▶ (2) 居宅サービス

介護保険制度の保険給付として費用が支払われる居宅サービスには，12種類ある（**表❶**）．居宅サービスを利用できるのは，自宅のほか軽費老人ホームや有料老人ホームを含む居宅で生活を送る要介護と認定された**65歳以上**の人々である．

▶65歳以上
一部は45歳以上で利用可能.

表❶ 居宅サービスの種類

居宅で利用するサービス	①訪問介護，②訪問入浴介護，③訪問看護，④訪問リハビリテーション，⑤居宅療養管理指導
居宅から通って利用するサービス	⑥通所介護，⑦短期入所療養介護，⑧通所リハビリテーション，⑨短期入所生活介護
生活環境を整えるサービス	⑩福祉用具貸与，⑪特定福祉用具販売，⑫特定施設入居者生活介護

①訪問介護（ホームヘルプ）

介護福祉士等が居宅を訪問し，**身体介助**や**生活援助**を行うサービスのこと．食事に関連して，利用者の好みや喫食時間を考慮し衛生面に留意して調理を行う．利用者に味見をしてもらい可能な範囲で，献立を考えてもらう．調理作業を一緒に行う場合もある．食事中は，見守りや食事介助を行う．

▶身体介助
利用者に直接触れて行う入浴，排泄，食事などの介助のこと.
▶生活援助
洗濯，調理，掃除など生活を支援するサービスのこと.

②訪問看護

病状が比較的安定し居宅で生活する利用者に対して，看護師，准看護師，保健師，理学療法士および作業療法士が訪問して療養にかかわる世話，必要な診療の補助を行うサービスのこと．医師の指示に基づき，必要が認められた利用者のみ受けることができる．サービスの内容は，病状の観察や健康管理，水分・栄養管理，褥瘡の処置や点滴の管理などの医療的なケア，薬の管理，ターミナルケア（終末期ケア），かかりつけの医師との連絡や調整などがある．

③訪問入浴介護

巡回入浴車など浴槽を居宅に持参し，自力で入浴が困難な利用者へ入浴介助サービスを行うこと．医師から入浴の許可が出ていることが条件であり，入浴前に血圧や体温など体調の確認を行う．場合によっては部分浴や清拭に変更することがある．

④訪問リハビリテーション

病状が比較的安定し居宅で生活する利用者に対して，医師の指示に基づき，理学療法士や作業療法士などが心身の機能の維持回復および日常生活の自立を助けるために，理学療法，作業療法その他必要なリハビリテーションを行うサービスのこと．サービスの内容は，関節拘縮予防，褥瘡の予防，歩行訓練，日常生活動作訓練，**福祉用具・**自助具の提案などがある．

▶福祉用具
車いす，車いす付属品，特殊寝台，特殊寝台付属品，床ずれ（褥瘡）予防用具，体位変換器，手すり，スロープ，歩行器，歩行補助つえ，認知症老人徘徊感知機器，移動用リフト（つり具の部分を除く），自動排泄処理装置のこと.

⑤居宅療養管理指導

病院や診療所，薬局の医師，歯科医師，薬剤師，管理栄養士などによって提供される，療養上の管理および指導などを行うこと．管理栄養士は，医師の食事箋に基づく特別食（腎臓病食，糖尿病食，脂質異常症食など）を必要とする利用者，低栄養状態にあると医師が判断した利用者に対して，居宅を訪問し，栄養管理に関する

情報提供および栄養食事相談または助言を行うことができる.

⑥通所介護（デイサービス）

利用者が老人デイサービスセンターなどに通い提供される，入浴，排泄（はいせつ），食事などの介護，生活等に関する相談および助言，健康状態の確認，その他の日常生活を送るうえで必要となるサービス.

⑦短期入所療養介護（ショートステイ）

利用者が**介護老人保健施設**，診療所，病院などの施設に短期間入所し，医師，看護師，理学療法士，作業療法士などによる看護，医学的な管理の必要となる介護，機能訓練，その他必要となる医療や日常生活上のサービスを受ける.

▶介護老人保健施設
在宅復帰を目的としており，整った医療体制の下，医療ケアが充実した施設.

⑧通所リハビリテーション（デイサービス）

利用者が介護老人保健施設，病院や診療所に通い提供される，心身機能の維持回復，日常生活の自立を助けることを目的とする，診療に基づき実施される理学療法，作業療法その他必要なリハビリテーション.

⑨短期入所生活介護（ショートステイ）

利用者が**介護老人福祉施設**などの施設に短期間入所し，入浴，排泄，食事などの介護，そのほかの日常生活を送るうえで必要となるサービスおよび機能訓練を受けること. 利用者家族が病気や冠婚葬祭（かんこんそうさい）など居宅で介護が困難なときや利用者家族の介護負担の軽減をはかることも可能である.

▶介護老人福祉施設
老人福祉法に規定する特別養護老人ホームのこと. 日常生活の介護をサービスの基本とした施設.

⑩福祉用具貸与

居宅で生活する利用者の心身の状況，希望およびその環境を踏まえ，適切な福祉用具を選定するための援助，取り付けや調整などを行う.

⑪特定福祉用具販売

入浴や排泄の際に使用され，貸与に適さない**特定福祉用具**を販売する.

▶特定福祉用具
腰掛便座，自動排泄処理装置の交換可能部品，排泄予測支援機器，入浴補助用具，簡易浴槽，移動用リフトのつり具の部品の6品目.

⑫特定施設入居者生活介護

特定施設とは，介護保険の指定を受けた介護付き有料老人ホーム，養護老人ホーム，軽費老人ホーム，サービス付き高齢者向け住宅であって，入居している利用者に対して施設が提供するサービスの内容を定めた計画に基づいて行われる入浴，排泄・食事などの介護，その他必要な日常生活上の支援を行う.

▶▶（3）居宅介護支援（ケアマネジメント）

居宅の要介護者が居宅サービス等を適切に利用し自立した生活が送れるように，心身の状況，置かれている環境，要介護者の希望などを勘案し，居宅サービス計画（ケアプラン）を作成するとともに，サービス事業者等との連絡調整を行うこと. 介護支援専門員（ケアマネジャー）は要介護者本人から依頼を受けケアマネジメントを行う. **居宅介護支援事業所**では，本人や家族に代わりに要介護認定の申請手続きや更新認定申請手続きも行うことができる. なお，ケアマネジャーが行う居宅介護支援は，介護保険適用のため利用者の自己負担はない.

▶居宅介護支援事業所
在宅要介護者等が介護サービスを適切に利用できるように，サービスの種類やその内容，提供者などを定めたケアプランを作成し，支援する事業所.

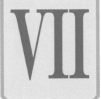

ライフステージ別栄養管理

人間の一生は受胎から始まり，発育・発達し，成熟到達となり，加齢から死に至るライフサイクルである．各ライフステージにおいて健康に過ごすことが，充実した人生へとつながる．

1 ── 妊娠・授乳期の栄養管理

妊娠は胎児が女性の子宮内で育まれている状態をいい，期間はおよそ40週（280日）とされている．分娩後6〜8週間程度を産褥期といい，身体の回復と母乳分泌の促進をはかる時期である．母乳を分泌することは，子宮の復古現象を早める．

▶（1）栄養特性

▶復古現象
妊娠・分娩によって生じた生殖器の変化が分娩後，徐々に非妊時の状態に戻ること．
▶HDP
hypertensive disorders of pregnancy.
▶GDM
gestational diabetes mellitus.
▶インスリン感受性
インスリンの血中濃度の変動や投与に対し，細胞・組織レベルでの応答性．分泌してもインスリンが作用していない状態をインスリン感受性の低下という．
▶低出生体重児
出生時体重が2,500g未満の新生児のこと．胎児発育は順調だが在胎週数が短い場合と，在胎週数はあるが，胎内発育が不良のため出生時体重が軽い場合がある．
▶巨大児
4,000g以上で出生した新生児．4,500g以上を超巨大児という．

①妊娠期・授乳期の身体的特徴

妊娠中の母体は胎盤を通して胎児に酸素や栄養物質を含んだ血液を供給し，胎児の成長に最適な環境をつくる．妊娠中は，基礎代謝が8〜15％亢進し，循環血液量は最大約40％増加する．血中の脂質濃度の上昇や，**インスリン感受性**が45〜70％低下する慢性的な糖代謝異常等の変化により，妊娠高血圧症候群（**HDP**）や妊娠糖尿病（**GDM**）などの妊娠合併症を発症しやすい．

母体の低体重（やせ）は**低出生体重児**のリスクが高く，肥満ではHDP，GDM，帝王切開分娩，**巨大児**等のリスクが高い傾向にある．妊婦の健康と胎児の発育には妊娠前からのからだづくりが大切であり，「妊娠前からはじめる妊産婦のための食生活指針」（巻末の**資料**[3]参照）を参考にしながらバランスの取れた食生活をすすめることが大切である．さらに妊娠中の体重増加は母児の健康と深い関連があり，非妊時の体格（BMI）を基準として全妊娠期間を通じた体重増加量の目安が設定されている．個人差を考慮したゆるやかな体重増加量をみて健康管理を行う（**表❶**）．

表❶ 妊娠中の体重増加指導の目安*

妊娠前体格**	BMI kg/m²	体重増加量の目安
低体重	<18.5	12〜15kg
普通体重	18.5≦〜<25	10〜13kg
肥満（1度）	25≦〜<30	7〜10kg
肥満（2度以上）	30 ≦	個別対応（上限5kgまでが目安）

*「増加量を厳格に指導する根拠は必ずしも十分ではないと認識し，個人差を考慮したゆるやかな指導を心がける」産婦人科診療ガイドライン産科編 2020 CQ010 より
**体格分類は日本肥満学会の肥満度分類に準じた.

（日産婦誌 2021；73（6）：642 より）

▶分娩
進行は分娩開始から子宮口全開大までが第1期，胎児の娩出までを第2期，胎盤娩出までを第3期とする．

▶流産(妊娠満21週まで)早産(22〜36週まで)正期産(37〜41週まで)過期産(42週以降)の分娩．

▶吸啜刺激
乳児が乳首を吸う刺激のこと．哺乳の際に行うリズミカルで特徴的な栄養的吸啜の刺激は母体の母乳分泌を促す．

▶胎児発育不全
fetal growth restriction. 子宮内の胎児の発育が遅れている，または止まってしまい，妊娠週数の基準値と比べて小さい状態をいう．

▶AI
adequate intake.

▶PAL
physical activity level. 日常生活の平均的な活動の強度で，1日の総エネルギー消費量が基礎代謝量の何倍になるかを示した値．

▶EAR
estimated average requirement.
→76頁参照

▶RDA
recommended dietary allowance.
→76頁参照

▶DHA
docosahexaenoic acid.

胎児および胎盤などの付属物が母体外に排出されることを**分娩**といい，在胎週数によって**流産・早産・正期産・過期産**に分けられる．分娩所要時間は一般的に初産婦で約15〜16時間，経産婦で7〜8時間で，分娩時出血量は500 mL 以下が正常とされている．

乳児の**吸啜刺激**は，プロラクチン（催乳ホルモン）やオキシトシン（射乳ホルモン）の放出を促し，オキシトシンは，子宮筋の収縮作用を促進するので，伸展した子宮が元の大きさに戻るのを助ける．

②妊娠期の栄養の重要性と付加量

妊娠期における栄養の過不足が母体と胎児に与える影響は大きく，栄養素の不足は**胎児発育不全（FGR）**など新生児の発育と関連が深い．妊娠初期（0〜13週）は胎児の臓器や器官が形成される時期であり，感染，服薬，放射線，喫煙，飲酒，栄養障害によって奇形等が生じることがある．栄養面では，妊娠初期では栄養付加量は微増であるが，妊娠中期（14〜27週）には胎児の発育が活発になり，エネルギーをはじめ良質なたんぱく質や脂質，ビタミン，ミネラルを十分に摂取することが大切である．妊娠後期（28週以降）では，胎児が母体外の生活に適応できるように皮膚の保護バリア機能が強化され，呼吸器や循環器，消化管などが完成するための栄養量の確保が必要である．

「日本人の食事摂取基準」（2020年版）では，妊婦は女性の推奨量（RDA）または目安量（AI）に付加量が設定されている（**別添冊子**参照）．

a. **推定エネルギー必要量**；PAL の I〜III で妊娠初期は＋50 kcal/日，妊娠中期は＋250 kcal/日，妊娠後期は＋450 kcal/日が付加量として設定されている．

b. **たんぱく質**；推定平均必要量（**EAR**）と推奨量（**RDA**）は，妊娠初期はいずれも＋0 g/日であるが，妊娠中期は EAR，RDA ともに＋5 g/日，妊娠後期はともに＋20 g/日である．

c. **脂質**；アラキドン酸やドコサヘキサエン酸（**DHA**）は，神経組織の重要な構成脂質である．n-6 系脂肪酸と n-3 系脂肪酸のみに AI で付加量が設定され，前者は9 g/日，後者は1.6 g/日が付加量である．妊娠中の良質な脂質の摂取は，胎児の神経発達を促進するだけでなく，産後の母乳の乳質に影響する．

以上のエネルギー量，たんぱく質，脂質を摂取するには，間食を含めた食事量の増加が必要になる．主菜や副菜を通常の2〜3割増しとし，毎食バランスの良い食事を心がけることが重要である．食物繊維の付加量は設定されていないが，目標量（18 g/日以上）を十分に満たすように，野菜，海藻，きのこ，果物の積極的な摂取が望ましい．

d. **ビタミン**；ビタミン A は，胎児への移行蓄積量を考慮して，EAR と RDA で付加量が設定されている．妊娠初期はビタミン A の過剰摂取による催奇形性が指摘されているので摂りすぎないようにする．ビタミン D・E・K は，付加量は設定されていないが，非妊時より若干多い値の AI が設定されており，適正摂取

を心がける.

　水溶性ビタミンは，パントテン酸とビオチン以外はEARとRDAにおいて，胎児の発育に必要な分を摂取するために，エネルギーやたんぱく質の摂取量に比例した付加量にともなう付加量が設定されている．なかでも葉酸は，細胞の分化が盛んな胎児には付加が不可欠で，葉酸の摂取不足は**神経管閉鎖障害**との関連があり，妊娠中は食事性葉酸でRDAに対して＋240 μg/日である．パントテン酸とビオチンは，非妊時と同値のAIである．

▶神経管閉鎖障害
→48頁参照

e. **ミネラル**：付加量が設定されているのは，マグネシウム，鉄，亜鉛，銅，ヨウ素，セレン，モリブデンである．カリウム，リン，マンガン，クロムは，非妊時と同値のAIとなっている．ナトリウムとカルシウムは，付加する必要がないとされている．ミネラルを摂取する際には，鉄およびヨウ素の摂取不足と過剰摂取にならないように注意することと，ナトリウム（食塩相当量）の摂取は，日常的に過剰となっているので，非妊時から減塩を心がけ，薄味に慣れておくことが大切である.

③妊娠期の嗜好品(しこう)と日常生活

▶胎児性アルコール症候群
妊娠中の母親の習慣的なアルコール摂取によって生じる先天性疾患（神経発達症の一種）で軽度から重度の知能障害がみられる.

　アルコールは，胎盤を経由して胎児へと移行し，**胎児性アルコール症候群**を発生する危険性があるので妊娠中の飲酒は控える．喫煙はニコチンやタールなどの有害物質が胎盤の血管を攣縮(れんしゅく)させ，胎児発育不全が起こりやすい．主流煙よりも副流煙のほうが，ニコチンや発がん性物質を多量に含むので注意を要する．コーヒーや紅茶に含まれるカフェインは，胎盤の血流量を減少させる．喫煙とカフェインの摂

表❷ 食生活の工夫が必要な妊娠期のマイナートラブル

症　状	特　徴	食生活や日常生活の対応
つわり	妊娠初期に起こりやすい．HCG（ヒト絨毛性ゴナドトロピン）などのホルモンが影響する．空腹時や匂いなどで誘発されることが多い．症状が強く代謝障害が起こっている場合は妊娠悪阻と診断される.	・起床時空腹で症状が出現しやすい．食べやすいものを食べてから起床 ・少量の食事を頻回摂取 ・家人の調理や外食などで，食事の支度回数の減少 ・冷たいもの，喉越しの良いものなど個々の体調と嗜好に合わせた食事摂取 ・食事は無理せず，水分はできるだけ摂取 ・妊娠への自己肯定感を高め，精神の安定
妊娠性歯肉炎虫歯	妊娠によるホルモンの影響で炎症を起こしやすい．また，つわりなどで嘔吐を誘発するために，口腔ケアが十分に行えないことなどが誘因とされる.	・菓子類の制限（とくに虫歯になりやすい菓子の注意） ・酸味の強い食物などの摂取後の口腔ケア ・食物繊維の多い食品の摂取 ・口腔ケアの奨励（洗口，歯磨き，フロス） ・歯科検診の奨励
便　秘	妊娠初期または妊娠後期に多い．妊娠中のホルモンや，つわりによる食事量の減少や，増大した子宮による圧迫などで起こりやすい.	・水分の摂取 ・食物繊維の多い食品の摂取 ・適度な運動 ・必要に応じ緩下剤の使用（医師の指示）
痔	妊娠後期に起こりやすい．ホルモンによる影響と子宮の増大や，便秘による努責などによって起こりやすい.	・香辛料や刺激物の摂取の制限 ・便秘の予防 ・下肢挙上や保温，マッサージ
下肢の痙攣（こむらがえり）	妊娠後期に起こりやすい．血液循環の悪化や疲労，またカルシウム摂取不足などが影響する.	・カルシウム，ビタミンB群を多く含む食品の摂取 ・過労の予防 ・下肢の保温やマッサージ
胸やけ	妊娠後期に起こりやすい．ホルモンによる食道蠕動運動の低下，噴門部弛緩による逆流，胃の食道通過時間の延長，子宮増大による胃の圧迫で起こりやすい.	・少量，頻回の食事摂取 ・必要に応じ制酸剤の使用（医師の指示） ・臥床時に上半身を挙上

取で，胎児発育遅延のリスクが指摘されている．嗜好品を楽しむことはリラックスを促すが，カフェインレスの飲料を選択したり，飲用回数を減じたりすることが必要である．

妊娠期は，ホルモンの影響や子宮の増大によりマイナートラブルが起こりやすい．食生活や日常生活に工夫をしながら，快適な妊娠期を過ごせるような配慮が必要である（**表❷**）．

④授乳期の栄養の重要性と付加量

身体の回復，母乳分泌，育児のための労作などに必要な授乳期の栄養量は，妊娠中に蓄えられた栄養でまかなうことができるとされているため，授乳を行わない場合には付加量は設定されていない．しかし，**遷延分娩**や**軟産道裂傷**，出血多量後の貧血，帝王切開術などでの身体組織の修復には，十分なたんぱく質やビタミンなどの積極的な摂取がすすめられる．

授乳期では，1日の平均泌乳量を780 mL程度とし，母乳成分と労作にともなう栄養素を付加量としている（**別添冊子**参照）．エネルギーの付加量は，PAL I～IIIのいずれにおいても＋350 kcalである．他の栄養素の付加量は，たんぱく質は＋15 g/日（EAR），＋20 g/日（RDA），脂質は妊娠期と同様，ビタミンAやCは妊娠期に比べて大幅に増加しているが，葉酸の付加量は少なくなっている（**表❸**）．

▶**遷延分娩**
初産婦で30時間以上，経産婦で15時間以上，または分娩第2期が初産婦で2時間，経産婦で1時間を超えても分娩にいたらない場合．

▶**軟産道裂傷**
軟産道である腟や会陰，子宮頸管が急激な伸展により生ずる裂傷．

表❸ 健康な妊産婦が心がける食生活～妊産婦食生活指針を活用しながら

	注意点	具体的なポイント
妊婦	①規則正しい食生活・食習慣	妊産婦食生活指針を活用し望ましい食生活を行う．
	②適切な体重増加	非妊時のBMIを基準に体重増加量をコントロールする．
	③付加量を含めた必要な栄養量の摂取	良質なたんぱく質，n-3系脂肪酸，鉄分，カルシウム，葉酸，ビタミンを摂る．
	④妊娠初期の過不足の注意	妊娠初期のビタミンA過剰摂取と葉酸不足に注意する．糖尿病合併妊娠では血糖コントロールが重要である．
	⑤妊娠合併症の予防	高たんぱく，高ビタミン，減塩を心がける．
	⑥マイナートラブル予防の食事の工夫	体調と嗜好に合わせた調理や味付け，温度などの工夫をする．
	⑦分娩・母乳栄養準備のための栄養	良質なたんぱく質，脂質，鉄分などのミネラルを十分に摂る．
	⑧妊婦も家族も禁煙・飲酒機会の減少	胎児の発育不全や成長障害などを引き起こすたばこやアルコールを避ける．
授乳婦	①母体の回復のための休息	忙しい育児の合間でも，心身の休息をとることを心がける．
	②母乳分泌のための十分な栄養，水分摂取	良質なたんぱく質とビタミン，ミネラル，牛乳や水分を十分に摂る．
	③母乳育児支援	母乳分泌を促す方法を本人が理解し，母子に合わせた母乳育児ができるように支援をする．

(厚労省．妊産婦食生活指針，2006より一部改変)

▶（2）主な疾病と栄養ケア

①妊娠貧血

妊娠貧血の定義は，ヘモグロビン値が11.0 g/dL，またはヘマトクリット値が33％未満である．妊娠中期から妊娠後期は，急激な血液量の増加により，生理的に貧血の状態にある．鉄分摂取の不足や胎児の急激な発育は，妊娠貧血を発症しやすい．妊娠

表❹ 造血に必要な栄養素を含む食品

栄養素	多く含む食品（一例）
動物性たんぱく質	卵，魚介類，獣鳥肉類
鉄	レバー，獣鳥肉類，赤身魚，かき（貝），あさり，小魚類，卵黄，大豆，こまつな，ほうれんそう，そらまめ，プルーン
銅	レバー，かき（貝），たこ，ごま，ひじき，ココア
ビタミンB_{12}	レバー，あさり，かき（貝），しじみ，卵，乳製品，のり
葉酸	レバー，ブロッコリー，アスパラガス，モロヘイヤ，枝豆，納豆，いちご
ビタミンB_6	まぐろ，かつお，レバー，鶏ささみ，ピーマン，バナナ
ビタミンC	新鮮な野菜，果物

貧血は，胎児発育不全や遷延分娩，微弱陣痛，**弛緩出血**などの異常を起こしやすいために，貧血の改善が必要である．

　妊娠貧血の多くは，鉄欠乏性貧血である．鉄分の豊富な食物や良質なたんぱく質，さらに摂取した鉄分を吸収しやすくするために，ビタミンC

▶弛緩出血
分娩後の子宮収縮不良による異常出血.

やビタミンB群を多く含む食品を積極的に摂取する．貧血が重度の場合は鉄剤による治療を行うが，その場合でも食品からの摂取は十分に行う（**表❹**）.

②妊娠悪阻（つわり）

　妊娠中には，60〜80％の妊婦がつわりを経験する（**表❷**）．嘔気・嘔吐が激しく，代謝障害が発生している状況を妊娠悪阻といい，入院治療が必要である．症状に応じて禁飲食を行い，脱水予防の全身管理と，安静とリラックスができる環境づくりを行う．

▶ウェルニッケ脳症
→46頁参照

　輸液治療では，ビタミンB群が欠乏すると，**ウェルニッケ脳症**を起こすことがあるので注意する．症状が軽減してきたら徐々に飲水，飲食を開始する．症状の軽減に応じて，徐々に普段の食生活に戻していく．

③妊娠高血圧症候群（hypertensive disorders of pregnancy：HDP）

　妊娠期に高血圧とたんぱく尿を症状とする疾患で，「妊娠20週以降，分娩後12週まで高血圧がみられる場合，または高血圧とたんぱく尿をともなういずれかで，かつこれらの症状が単なる妊娠の偶発合併症によるものではないもの」と定義されている．

▶常位胎盤早期剝離
分娩前または分娩中に胎盤が剝離する病態.

　血管の内皮細胞障害による血管攣縮，血管透過性や血液凝固能の亢進が起こり，脳や肺，腎臓などへの障害，**常位胎盤早期剝離**や胎児機能不全など母児に重篤な影響を及ぼす．適正な体重管理や栄養摂取，また安静による腎血流の確保などが必要になる．

　HDPを発症した場合はBMI25未満の維持や，野菜や果物などの積極的な摂取，低脂肪の乳製品や多価不飽和脂肪酸の摂取など，高血圧治療ガイドラインの中の「非妊娠女性の高血圧に対する生活習慣の修正項目」において，妊娠女性に当てはまる内容を活用して食生活・生活習慣を整える（**表❺**）.

④妊娠糖尿病（gestational diabetes mellitus：GDM）

　妊娠中は，母体のインスリン抵抗性が上昇し，潜在的に糖代謝異常を発症しやすい．GDMは，「妊娠中にはじめて発見または発症した糖尿病にいたっていない糖代謝異常」と定義され（日本糖尿病学会，日本糖尿病・妊娠学会，日本産婦人科学会），妊娠中の明らかな糖尿病と糖尿病合併妊娠は含まれない．妊娠中の糖代謝異常と診断基準を**表❻**に示す．

　血糖コントロール不良では流産，早産，難産，胎児の先天性奇形，巨大児，新生

表❺ 非妊娠女性の高血圧に対する生活習慣の修正項目

下記のような生活習慣の修正は非妊娠女性の高血圧改善に対して効果的である

- 体重を BMI25 未満に維持する
- 毎日 30 分もしくは 1 週間当たり 3 時間程度，軽強度の有酸素運動（動的ならびに静的筋肉負担運動）を行う*
- 食生活の修正
 ・食塩の摂取は 1 日当たり 6g 未満に抑える*
 ・積極的に野菜や果物を摂取する［カリウム制限が必要な CKD 女性の場合は推奨しない．エネルギー制限が必要な患者（肥満や糖尿病患者）の場合は果物の摂取は 1 日当たり 80 kcal 程度に抑える］
 ・コレステロールと飽和脂肪酸の摂取は控える
 ・低脂肪乳製品と多価不飽和脂肪酸は積極的に摂取する
- 1 日当たりのアルコール摂取をエタノール換算で 10～20 mL/以下に抑える**
- 禁煙する

＊ 妊娠女性にそのまま当てはまるわけではない．＊＊ 妊婦のアルコール摂取は禁止されている．

「高血圧治療ガイドライン 2019」を参考に作成
（日本妊娠高血圧学会，編．妊娠高血圧症候群の診療指針 2021：メジカルビュー社；2021．p68 より）

表❻ 妊娠糖尿病の定義と診断基準

定義	妊娠中にはじめて発見または発症した糖尿病に至っていない耐糖能異常である．妊娠中の明らかな糖尿病，糖尿病合併妊娠は含まない．
妊娠糖尿病 (gestational diabetes mellitus) 診断基準	75 g OGTT において次の基準の 1 点以上を満たした場合に診断する． ①空腹時血糖値≧92 mg/dL (5.1 mmol/L) ②1 時間値≧180 mg/dL (10.0 mmol/L) ③2 時間値≧153 mg/dL (8.5 mmol/L)
妊娠中の明らかな糖尿病 (overt diabetes in pregnancy) 診断基準	以下のいずれかを満たした場合に診断する． ①空腹時血糖値≧125 mg/dL ②HbA1c≧6.5 % ＊随時血糖値≧200 mg/dL あるいは 75 g OGTT ≧200 mg/dL の場合は，妊娠中の明らかな糖尿病の存在を念頭に置き，①または②の基準を満たすかどうか確認する．
糖尿病合併妊娠 (pregestational diabetes mellitus)	①妊娠前にすでに診断されている糖尿病 ②確実な糖尿病網膜症があるもの

（日本糖尿病・妊娠学会と日本糖尿病学会との合同委員会．糖尿病 2015；58 (10)：801-3）

表❼ 母体の血糖管理目標値

空腹時血糖値	95 mg/dL 未満*
食後血糖値	食後 1 時間値 140 mg/dL 未満または 食後 2 時間値 120 mg/dL 未満
HbA1c	6.0 ～ 6.5 %未満**

＊無自覚低血糖例など重症低血糖のリスクが高い症例では，さまざまな時間帯で血糖測定を行うことや，目標血糖値を緩めることも考慮する．
＊＊母体の鉄代謝の影響を受ける点に留意する．そのため，血糖自己測定による血糖管理目標値を優先する．HbA1c の管理目標値は妊娠週数や低血糖のリスクなどを考慮し，個別に設定する．
（日本糖尿病学会，編・著．糖尿病診療ガイドライン 2019：南江堂；2019．p293 より）

児仮死のリスクが高くなる．妊娠期間中は血糖管理目標値を参考として，食事の工夫やインスリン注射などを用いる（**表❼**）．

食事管理は血糖値の状況をみながらすすめる．摂取する食事エネルギーの目安としては，標準体重×30 kcal を基本として付加量を考慮する．妊娠週数で付加量を変える方法では，妊娠初期（妊娠第 13 週まで）は +50 kcal/日，妊娠中期（14 ～ 27週）は +250 kcal/日，妊娠後期（28 週以降）は +450 kcal/日とし，妊娠期間で一律の場合は全妊娠期間で +200 kcal/日とする．ただし非妊時体格が肥満の場合には付加量はなく，個別対応となる．

ミネラルや葉酸などのビタミンなどが不足しないように摂取をすすめる．食後血糖値が抑制できない場合は，1 回あたりの食事量を減らし，回数を増やす分割食も有用である．

インスリンの皮内投与は，妊婦自身がコントロールできるように，妊婦本人への教育を十分に行う．インスリン治療中はカーボカウント法等により食事管理を行う．

産褥期以降も糖尿病専門医の受診を行う．糖尿病合併の褥婦は，糖尿病の管理（血糖コントロール）を行う．分娩後は高血糖は改善するが，生活習慣病としてのハイリスク群として，発症予防のための食事管理を続けられる指導も必要である．

2 ── 乳児・幼児期の栄養管理

　生まれてから約1歳になるまでを乳児期といい，とくに生後28日までを新生児期という．新生児期は，子宮内ですべてを母体に依存していた生活から母体外での生活や環境に適応するための移行時期である．また，1〜5歳頃の小学校入学までを幼児期といい，身体の発達だけでなく，自立心や社会性を身につける時期である．

▶ (1) 栄養特性

①乳・幼児期の身体的特徴

　新生児にみられる特徴に，生理的体重減少や黄疸がある．生理的体重減少は，生後3〜5日に一時的な150〜300 gの体重減少がみられ，不感蒸泄や胎便の排泄による水分損失量に対し哺乳量がともなわないために起こるが，2週間程度で出生時体重に戻る．また，生後4〜5日をピークに生理的黄疸が出現し，生後7〜10日頃消失する．

　在胎37週以上42週未満の正期産児で出生体重が2,500 g以上の児を成熟児，4,000 g以上の児を巨大児といい，出生体重が2,500 g未満の児を低出生体重児，1,500 g未満を極低出生体重児，1,000 g未満を超低出生体重児と呼ぶ．

　乳・幼児期の成長の大きな特徴は，身体的に急激な発育・発達をする点である．身長は，出生時は50 cm程度であるが，1歳で出生時の約1.5倍，5歳で約2倍となる．また，体重は，1歳で出生時の約3倍，その後は年間1.5〜2 kgの安定した増加となる．体重は身長に比べ環境の影響を受けやすいため，栄養や健康状態の評価に役立つ．乳幼児の成長・発育の基準値として，**カウプ指数**や乳幼児身体発育値が使用されており，パーセンタイル値で示されている（巻末の**資料**［9］参照）．

　身体諸器官の発達速度を示すものに，スキャモンの発育曲線があり，幼児期は，神経系型，リンパ系型の発育が著しい（**図❶**）．

　乳汁栄養のみ摂取する新生児は，口腔内の反射が発達している．新生児が乳汁を

▶カウプ指数
体重(g)÷身長(cm)²
×10で算出する．0〜5歳までの体格指数として用いられる．
▶スキャモンの発育曲線
Scammon（1883-1952年）．米国の医学者・人類学者でこの図は1928年に発表した．

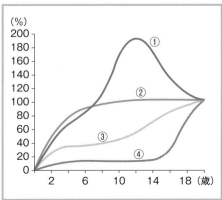

図❶ スキャモンの発育曲線
①胸腺，リンパ組織の成長は，生後急速に成長し，思春期頃に最大となり，その後は低下する．これらの成長と並行し，抵抗力は思春期までに最大となる．
②脳・神経系および頭囲などの頭部に関する成長は，乳幼児から幼児期に大きく，生後6年までに成人の90％に達し，その後の成長は緩慢になる．
③身長・体重および骨格，筋肉，血液量，腎臓，消化器官，呼吸器官などの臓器の成長は，乳児期に成長度が上昇するが，その後緩慢となり，思春期にふたたびその速度を増す．
④生殖器の成長は，思春期までは全成長過程の10％にすぎず，その後20歳までに残りの90％が成長する．この生殖器の成長にともない，第二次性徴が発現する．
主な各器官はこの時期にほぼ完成される．

▶探索反射
唇やその周辺に物が触れると，口を開きながら触れた物の方向に顔を向ける原始反射．妊娠 28 週頃出現し，生後 3～5 か月頃消失する．

▶捕捉反射
唇やその周辺に触れた物をくわえる原始反射で，探索反射に続いて起こる反射．妊娠 28 週頃出現し，生後 3～5 か月頃消失する．

吸引できるのは，生まれ持った反射運動（原始反射）により哺乳動作ができるためである．哺乳動作は，4 つの哺乳反射（**探索反射**，**捕捉反射**，**吸啜反射**，**嚥下反射**）で成り立っている．また，形のあるものを口に入れたときに，反射的に舌で押し出す**挺舌反射**は，生後 3～4 か月頃から消えはじめ，やがて離乳食を食べる段階へと進んでいく（**表❶**）．硬固物の咀嚼ができるようになるのは，最初の奥歯である第一乳臼歯が生えて，この歯で嚙みつぶすことができるようになる生後 12 か月～1 歳半頃である（**図❷**）．

乳児は主として腹式呼吸で，呼吸筋の発育や胸郭の拡張などにより，3 歳頃から胸式呼吸へと移行する．幼児の呼吸数は 20～30 回/分で，体温は成人に比べ一般に高く，この時期は汗腺の発達が不十分なため，周囲の温度によって体温は変化を受けやすい．体温調節能は，10 歳頃になって成人と同程度になる．（**表❷**）．

表❶ 咀嚼の発達過程

月 齢	0～4 か月	5～6 か月	7～8 か月	9～11 か月	12～18 か月
調理形態	・液体	・なめらかにすりつぶした状態	・舌でつぶせる硬さ	・歯ぐきでつぶせる硬さ	・歯ぐきで嚙める硬さ
運動機能（主な働き）	・哺乳反射 ・舌の前後運動	・口唇を閉じて飲み込む ・舌の前後運動に顎の連動運動	・口唇をしっかり閉じたまま顎の上下運動 ・舌の上下運動 ・顎の上下運動	・口唇をしっかり閉じ咀嚼運動 ・舌の左右運動 ・顎の左右運動	・咀嚼運動の完成
咀嚼能力	・咬合型吸啜 ・液体を飲める	ドロドロしたものを飲み込める	数回モグモグして舌で押しつぶし咀嚼する	歯ぐきで咀嚼する	・歯が生えるに従って咀嚼運動が完成する
口唇と舌の動きの特徴	吸飲型　咬合型 飲み込み ・半開．舌突出 ・舌の前後運動	・口唇閉じて飲み込む ・舌の前後運動	・左右同時に伸縮 ・舌の上下運動	・片側に交互に伸縮 ・舌の左右運動	
口唇	・半開き（舌を出す）	・上唇の形は変わらず下唇が内側に入る	・上下唇がしっかり閉じて薄くみえる	・上下唇がねじれながら協調する	・意識的に自由に形が変えられる
口角（口裂）	・三角形（への字期）	・あまり動かない（への字→水平）	・左右の口角が同時に伸縮する（ほぼ水平）	・咀嚼側の口角が縮む（片側に交互に伸縮）（水平期）	・咀嚼側の口角が縮む（水平～U 字期）
顎	・前後（上下）飲み	・上下飲み	・上下が主，時に左右	・上下左右	・自由に動く

（平山宗広監修．母子健康・栄養ハンドブック：医歯薬出版；2000 より作成）

乳歯　　　　永久歯
6～8 か月　　6～8 歳
8～12 か月　　7～9 歳
16～20 か月　　9～13 歳
　　　　　　9～12 歳
12～16 か月　　10～14 歳
　　　　　　5～8 歳（六歳臼歯）
20～30 か月
　　　　　　10～14 歳（十二歳臼歯）
　　　　　　16～30 歳（智歯）

図❷ 乳歯・永久歯の形成と萌出

表❷ 生理機能の発達の目安

生理機能	1 歳	10 歳	成人
脈拍数（/分）	120	80	60～80
呼吸数（/分）	30	20	15～20
体温（℃）	36.0～37.4		35.5～36.9
血圧（収縮/拡張）（mmHg）	100/60	110/70	120/80
尿量（L/日）	0.5	1	1.0～1.5

▶吸啜反射
口にくわえた物に強く吸い付く原始反射で，母親の乳首に吸い付いて母乳を飲むために必要となる．妊娠 28 週頃出現し，生後 5～6 か月頃消失する．
▶嚥下反射
哺乳反射の一つで，乳首から分泌された母乳や乳汁を飲み込む反射．妊娠 28 週頃出現する．原始反射としての嚥下反射は生後 5～6 か月頃消失するが，その後も嚥下運動を促す反射は起こる．
▶挺舌反射
押し出し反射ともいい，舌に触れた固形物を舌で押し出そうとする原始反射の一つ．妊娠 28 週頃出現し，通常，生後 5～6 か月頃消失するが，離乳食をはじめた後にこの反射が消失しないと，離乳が進みにくくなる．

表❸ 消化酵素の発達

消化酵素	栄養素	新生児の特徴および発達
ラクターゼ	乳糖	生後 2～3 日で活性を示す
スクラーゼ	しょ糖	胎児期から活性がみられる
マルターゼ	麦芽糖	
唾液アミラーゼ	でん粉	生後 6 か月から成人に近い活性レベルとなる
膵アミラーゼ		生後 4 か月までは分泌されない
膵リパーゼ	脂肪	胎児期で活性が出はじめ，新生児では成人並みに
胃・膵ペプシン 膵トリプシン	たんぱく質	出生時には少ないが，1 か月で急速に活性化

　生後 2，3 か月頃までは，唾液やアミラーゼ（炭水化物の消化酵素）の分泌量は少ないが，多糖類（でん粉など）を摂取するようになると，急激に分泌量が増す．胃液の分泌量は，発育とともに増加し，母乳栄養児では母乳中のリパーゼ（脂肪消化酵素）で脂肪が消化される．

　トリプシン（たんぱく質の消化酵素）の活性値は，出生時は低値で，1 か月で成人と同じ値となる．生後 5 か月頃になると乳児の消化機能もだんだんに発達して，離乳食を摂取することができるようになる（表 ❸）．

②乳幼児期の栄養の特徴

　乳幼児期は，成長のためと蓄積するための栄養補給が必要な時期である．また，運動も活発で代謝が盛んなため，適切なエネルギーの補給を行うことが重要である．食物に対する耐性が弱いため下痢や嘔吐を起こしやすく，また体内の水分量が多く，1 日の水分出納が大きいので脱水症状を起こしやすい．

　「日本人の食事摂取基準（2020 年版）」では，乳児期のエネルギーとたんぱく質は，0～5 か月，6～8 か月，9～11 か月の 3 期に，その他の栄養素については 0～5 か月，6～11 か月の 2 期に分けて目安量が示されている．また，幼児期の栄養量は，1～2 歳，3～5 歳の 2 期に分けて目安量，または目標量が示されている．

a. **推定エネルギー必要量**；乳幼児期の PAL は II で設定されている．身体活動に必要なエネルギー量を加え，組織の合成に要するエネルギーと**エネルギー蓄積相当分**を摂取する必要がある．**FAO/WHO/UNU は二重標識水法**で，総エネルギー＝92.8×参照体重－152.0 の式を報告している．これに日本の乳幼児の参照体重を代入して求め，月齢別に示した（**別添冊子**参照）．人工栄養児は母乳栄養児より総エネルギー消費量が多い．乳幼児の推定エネルギー必要量は，体重あたりでは約 70～80 kcal/kg/日で成人の約 35～40 kcal/kg/日と比べ，2 倍である．

▶エネルギー蓄積相当分
自己の成長に必要な組織増加分に相当するエネルギー．
▶FAO/WHO/UNU
Food and Agriculture Organization（国連食糧農業機関）/World Health Organization（世界保健機関）/United Nations University（国連大学）．
▶二重標識水法
水を構成する水素と酸素を 2 種類の安定同位体（²H と ¹⁸O）で標識して，その水を摂取した後に尿中に排出される安定同位体を分析して，エネルギー消費量を推定する方法．

b. **たんぱく質**；0～5 か月児は，母乳中のたんぱく質濃度（約 12.6 g/L）に哺乳量（平均 780 mL/日）を乗じて算出されている．6～8 か月児は母乳中のたんぱく質濃度（約 10.6 g/L）に哺乳量（平均 600 mL/日）を乗じ，離乳食のたんぱく質量（平均 6.1 g/日）を加える．9～11 か月児は母乳中のたんぱく質濃度（約 9.2 g/L）に哺乳量（平均 450 mL/日）を乗じ，離乳食中のたんぱく質量（約 17.9 g/日）を加える．人工栄養児は，乳児用調製粉乳のたんぱく質利用効率を母乳の 70 % として算出され

ている.

c. **脂質**；脂肪エネルギー比率は，乳汁中の脂肪含量が多いことから，月齢が低いほど比率が高くなっている．0～5か月は50％，6～11か月は40％，幼児期は20～30％である.

d. **ビタミン**；0～5か月児のビタミン類は，母乳量（780 mL）に含まれるビタミンの量から算定されている.

　　母乳中のビタミンD濃度が低いことや母体および乳児の日照機会が乏しいことから，母乳栄養児のビタミンD不足が問題となっている．6か月児以降は適度な日照を受ける環境にあるという条件の下に目安量が設定されている.

　　新生児は，ビタミンKの欠乏に陥りやすく，母乳中のビタミンK濃度も低い．出生後ただちにビタミンK経口投与が行われていることを前提として，0～5か月児では母乳中のビタミンK濃度に哺乳量を乗じて，目安量が4 μg/日で6か月児以降では離乳食からの摂取量が考慮されている.

e. **ミネラル**；乳幼児期に欠乏しやすいミネラルは，カルシウムと鉄である．カルシウムの目安量は，母乳中のカルシウム濃度および哺乳量から算出されている．母乳中のカルシウム吸収率は約60％で，乳児用調製粉乳は約27～47％とやや低いので留意する必要がある．市販の調製粉乳はこれを考慮している．鉄は，身体発育が急激な乳幼児期に供給不足となることがある．早産児・低出生体重児では，胎児期に母体からの鉄の移行が不十分で，貯蔵鉄が不足しやすい．離乳食の遅れも貧血をきたすので，注意が必要である.

③乳汁栄養

　乳汁栄養は，母乳栄養，人工栄養，混合栄養に分けられる．授乳は，母乳や育児用ミルクなどの乳汁の種類にかかわらず，母子の健康の面や情緒の安定にも重要である．授乳を進めるためのポイント「授乳・離乳の支援ガイド」として提示されている（巻末の**資料**[8]参照）.

　乳汁が母乳である場合を母乳栄養といい，利点が多い（**表❹**）．しかし，母乳には，鉄分やたんぱく質などの濃度が低い，ビタミンKの不足，母親の飲酒・喫煙などの影響もある.

表❹ 母乳栄養の特徴

1) 乳児に最適な成分組成のため，代謝負担が少なく栄養効率が良い.
2) 初乳に含まれる免疫抗体は，感染抑制作用がある.
3) 人工乳に比べ，牛乳アレルギーのリスクが少ない.
4) 母子間のスキンシップにより，心理的安定感が得られる.
5) 出産後の母体の回復が促進される.
6) 授乳が容易で，無菌的である.

　人工栄養は，さまざまな理由で母乳栄養が行えない場合に，乳児用調製粉乳（育児用ミルク）等の人工乳で乳児の栄養補給を行う．乳児用調製粉乳のほかに，低出生体重児用粉乳，アレルギー疾患や先天性代謝異常症などの治療用の特殊ミルクがある.

乳児用調製粉乳の希釈濃度は，母乳に近い 12.7〜14.0 % の標準濃度が定められている．調乳に当たっては，材料を正確に計量し，乳汁の細菌汚染を防ぐため調乳器具や哺乳瓶の取り扱い，調製後の乳汁の保管方法に十分注意する．

混合栄養は，母乳と人工乳の両方を用いて行い，母乳が不足する場合，母親が就業などの理由で毎回の授乳のすべてを母乳で授乳できない場合などが当てはまる．母乳不足の場合は，まず母乳を与えた後で不足量を人工乳で与える（**表 ❺**）．

表❺ 各種の乳の成分

100 mL あたり	エネルギー（kcal）	たんぱく質（g）	脂質（g）	鉄（mg）	カルシウム（mg）	ビタミン D（μg）
母乳*	65	1.1	3.5	0.04	27	0.3
乳児用調製粉乳**	66.4〜68.3	1.43〜1.60	3.51〜3.61	0.78〜0.99	44〜51	0.85〜1.2
フォローアップミルク***	64.4〜66.4	1.96〜2.11	2.52〜2.95	1.1〜1.3	87〜101	0.66〜0.98
牛乳*	67	3.3	3.8	0.02	110	0.3

* 日本食品標準成分表 2015 年版（七訂）より作成
** 和光堂レーベンスミルクはいはい（アサヒグループ食品），ほほえみ（明治乳業），はぐくみ（森永乳業），赤ちゃんが選ぶアイクレオのバランスミルク（アイクレオ），すこやか M1（雪印ビーンスターク），ぴゅあ（雪印メグミルク），12.7〜13% 調乳液
*** 和光堂フォローアップミルクぐんぐん（アサヒグループ食品），ステップ（明治乳業），チルミル（森永乳業），アイクレオのフォローアップミルク（アイクレオ），つよいこ（雪印ビーンスターク），たっち（雪印メグミルク），13.6〜14% 調乳液
（堤ちはる．授乳・離乳の支援．小児保健研究 2018；77：600 より）

④離乳栄養

離乳とは，母乳または育児用ミルクなどの乳汁栄養から幼児食に移行する過程をいう．生後 5〜6 か月頃までは，乳汁のみで正常な発育を示すが，その後は成長にともない必要な栄養量が増加するので，水分の比率が高い乳汁だけでは必要量を満たすことができない．

哺乳反射が消失しはじめる生後 5〜6 か月頃から，なめらかにすりつぶした状態の食物が口に入ると，舌の前後の動きで，口の前から奥に移動させて飲み込むことを覚える．そして，次第に硬さが増していく食事を食べることで，唇，舌，歯ぐき，顎を連動させた動きができるようになる．こうした食事の経験を積み重ねることで摂食機能の発達を促し，咀嚼，嚥下の一連の動作を習得していく．

離乳期以降の栄養を補う目的で，**フォローアップミルク**を用いる場合もある．離乳の完了とは，形ある食物を噛みつぶすことができるようになり，エネルギーや栄養素の大部分が乳汁以外の食物から摂れるようになった状態をいい，その時期は生後 12〜18 か月頃である（巻末の**資料** [8] 参照）．

▶フォローアップミルク
生後 9 か月以降の乳幼児に対して，離乳食の補助として用いるミルク．母乳代替品である乳児用調製粉乳とは異なる．

▶(2) 主な疾病と栄養ケア

①先天性代謝異常

遺伝子の異常によって起こる代謝異常で，生体内の特定の代謝経路に関与する酵素の欠損であり，その多くが**常染色体**の劣性遺伝である．先天性代謝異常症に含まれる疾患は数百種あり，アミノ酸代謝異常，核酸代謝異常，炭水化物代謝異常，脂質代謝異常，ミネラル・金属代謝異常などがある（**表 ❻**）．先天性代謝異常症は，治療を放置したり治療開始が遅れたりすると重篤な障害をきたす疾患が多い．発病

▶常染色体
性染色体以外の染色体で，雌雄の性を決定する遺伝子をもたない染色体．人間には常染色体が 22 対ある．

表❻ 主な先天性代謝異常症

疾患名	原因	主な症状	治療乳
フェニルケトン尿症	フェニルアラニン水酸化酵素の欠損	精神神経発達障害，痙攣，メラニン色素欠乏，ネズミ尿臭	低あるいは無フェニルアラニン特殊ミルク
ホモシスチ（ティ）ン尿症	ホモシスチ（ティ）ンおよびメチオニン分解酵素の欠損	精神神経発達障害，痙攣，水晶体亜脱臼，骨格異常	シスチン添加低メチオニンミルク
メープルシロップ尿症	分枝アミノ酸（バリン，ロイシン，イソロイシン）分解酵素の欠損	メープルシロップ様尿臭，哺乳力低下，意識障害，呼吸困難，知能障害	バリン・ロイシン・イソロイシン除去ミルク
ガラクトース血症	ガラクトース分解酵素の欠損	黄疸，白内障，知能障害，低血糖，肝硬変	乳糖除去ミルクあるいは大豆乳

▶新生児マススクリーニング
新生児における先天性代謝異常などの疾患やその疑いを早期に発見し，発病する前から治療ができるようにすることを目的とした検査で，公費により全国の生後4〜7日の新生児に対し行われる．

▶アナフィラキシー
アレルギー症状のうち，皮膚症状（全身のかゆみ・蕁麻疹など），呼吸困難，持続する腹痛や嘔吐，血圧低下，意識低下など，複数の臓器に重篤な症状が現れる状態．

を予防し，かつ早期に診断するために，公費で「**新生児マススクリーニング**」が実施されている．

どの疾患も生涯にわたり食事療法を続ける必要がある．乳児期は治療用特殊ミルクを使用する（巻末の**資料**［10］参照）．

②食物アレルギー

食物アレルギーとは，特定の食物により異常な過敏反応を生じ，その結果生体にとって不利益な症状（皮膚，粘膜，消化器，呼吸器など）が惹起される現象をいう．食物アレルギーが乳幼児期に多いのは，腸管における分泌 IgA が少ないこと，食物抗原物質の腸管における透過率が亢進していることなどがあげられる．アレルギー症状が急激に進行して生命が危険な状態になることを**アナフィラキシー**と呼び，低血圧，徐脈から失神，ショックに至る．原因物質には**図❸**に示すものがあるが，乳幼児期は鶏卵，牛乳，小麦の順に多く，学童期以降，甲殻類，果実類が多くなる（**表❼**）．

食物アレルギーの対応の原則は，「正しい判断に基づいた必要最小限の原因食物の除去」であり，除去する食品の種類や除去の程度と方法，除去期間については個

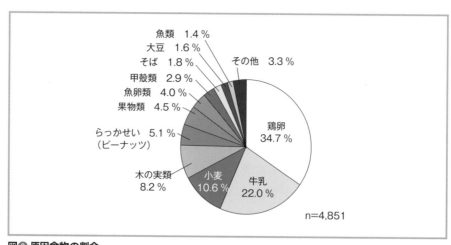

図❸ 原因食物の割合

（今井孝成，他．アレルギー．2020；69：701-5 より転載）
（海老澤元宏，伊藤浩明，藤澤隆夫，監修．食物アレルギー診療ガイドライン 2021．
日本小児アレルギー学会食物アレルギー委員会：協和企画；2021．p51 より）

表❼ 年齢別原因食物　　　　　　　　　　　　　n=2,764

年齢群	0歳	1，2歳	3～6歳	7～17歳	≧18歳
症例数	1,356	676	369	246	117
第1位	鶏卵 55.6％	鶏卵 34.5％	木の実類 32.5％	果物類 21.5％	甲殻類 17.1％
第2位	牛乳 27.3％	魚卵類 14.5％	魚卵類 14.9％	甲殻類 15.9％	小麦 16.2％
第3位	小麦 12.2％	木の実類 13.8％	らっかせい 12.7％	木の実類 14.6％	魚類 14.5％
第4位		牛乳 8.7％	果実類 9.8％	小麦 8.9％	果物類 12.8％
第5位		果物類 6.7％	鶏卵 6.0％	鶏卵 5.3％	大豆 9.4％

各年齢ごとに5％以上を占めるものを上位5位表記
（今井孝成，他．アレルギー．2020；69：701-5より転載）
（海老澤元宏，伊藤浩明，藤澤隆夫，監修．食物アレルギー診療ガイドライン2021．
日本小児アレルギー学会食物アレルギー委員会：協和企画；2021．p52より）

別対応となる．

　診断は問診，食事日誌，血液検査，**パッチテスト**，除去試験，**食物経口負荷試験**（誘発試験）などがあり，アレルゲンが特定されたら，除去食物療法（除去食）を行う．一般的に，動物性たんぱく質食品がアレルゲンとなりやすいため，除去の方法を間違えると児童の発育に影響を及ぼすので，必ず医師の指示の下で行うようにする．

　栄養指導のポイントを**表❽**に示す．

▶パッチテスト
抗原液を皮膚に密着させ，腫れやかゆみ，発赤の有無を判定する検査．
▶食物経口負荷試験
疑わしいとされた食品を少量ずつ経口摂取し，原因抗原の診断，耐性獲得の判断，食物制限のレベルの再評価を主目的として行う．ショック症状の危険性をともなうため，入院設備のある施設で専門の医師が行うことが望ましい．

表❽ 栄養指導のポイント

①原因食物が表示義務のある特定8品目かそれ以外かを区別する．
②アレルギー表示は容器包装された加工食品が対象である．
③代替え表記，特定加工食品を正しく理解し不必要な除去や誤食を防ぐ．

　表示義務と推奨表示については，患者数が多いか，重篤度が高い8品目の表示が義務づけられている．そのほかに20品目の表示が推奨されている（**表❾**）．

表❾ 特定原材料等

義務	えび，かに，くるみ，小麦，そば，卵，乳，らっかせい
推奨	アーモンド，あわび，いか，いくら，オレンジ，カシューナッツ，キウイフルーツ，牛肉，ごま，さけ，さば，大豆，鶏肉，バナナ，ぶた肉，まつたけ，もも，やまいも，りんご，ゼラチン

③周期性嘔吐症

　周期性嘔吐症は，嘔吐と激しい悪心からなる発作を繰り返す疾患で，発作時には顔面蒼白と嗜眠傾向をともなうが，**発作間欠期**には症状が完全に消失すること，数年の経過により自然治癒することを特徴とする．ケトン体増加がみられるため，嘔吐を繰り返す時期には輸液によりブドウ糖を補充しケトーシスを防ぐ．

▶発作間欠期
発作と発作の間．発作が収まっている時期．

④偏食

　自我意識の芽生える2～3歳頃から，食べ物に対して好き嫌いを示すようになる．

とくに，ある特定の食品を嫌って食べなくなり，食べられる食品の幅が狭くなり定着した場合を「偏食」という．偏食が長期間にわたると栄養障害を招くこともあるが，代替できる食品で補うことで栄養素のバランスを保つことができれば，発育段階で嗜好が変化することも多いため，それほど心配する必要はない．軽度の偏食の場合は無理強いせず，日常の食事のなかで時間をかけて忍耐強く対応することが重要である．原因として，家族や周囲の人の偏食傾向，食事前の間食の摂取過剰などがあげられる（表❿）.

表❿ 偏食の対策

a. 離乳食期から，多種類の食品や調理法に親しませ，味や匂い，口当たりに慣れさせるようにする.
b. 食事の時間は規則正しくする.
c. 間食の量や質を考慮し，食事時間に適度な空腹状態になるようにする.
d. 家族や保育者が偏食をしない.
e. 子どもの好みは変化するため，嫌いなものと決めつけず，周囲の人がさりげなく食べさせるようにする.
f. 少量でも食べられたときには，ほめて自信を持たせる.

⑤脱水

乳児は体重あたりの体表面積が大きく，失われる水分量が多いため脱水に陥りやすい．夏季や運動後など発汗が多いとき，発熱，下痢，嘔吐の症状があるとき，喘息発作時は哺乳量や水分摂取に十分注意する．皮膚や口唇・口腔粘膜の乾燥状態，表情，尿量を確認する.

⑥下痢・便秘

乳幼児期に多くみられる嘔吐と下痢を主症状とした疾患に「乳幼児下痢症」がある．原因はさまざまであるが，主としてウイルス感染によるものが多く，冬季の乳幼児下痢症のほとんどがロタウイルスによるものである．ロタウイルス感染症は，11月〜2月頃，4か月〜2歳児に好発する．症状は**感冒症状**や嘔吐，白色水様の下痢が頻回に起こるため脱水症を起こしやすく，重症化しやすい．重症時は絶飲食とし，点滴療法を行う．嘔吐が収まったら白湯，番茶，麦茶などの水分を補給するようにし，症状が落ち着き食欲が出てきたら，乳児は母乳か希釈した人工乳，幼児は重湯，粥，軟らかく煮たうどんなどを少しずつ与える.

▶感冒症状
くしゃみ・鼻水・発熱・倦怠感などの症状を示す急性の呼吸器疾患．「かぜ症状」ともいう.

乳幼児期の便秘は，食事に起因するものが多い．離乳前の場合は母乳や人工乳の不足，離乳後では牛乳の過飲，食物繊維などの不足が考えられる．離乳期であれば，ヨーグルト，海藻類，野菜類，いも類などの食品を取り入れる.

3 ―― 学童・思春期の栄養管理

学童期（6〜11歳）は，幼児期に引き続き心身が著しく発達する時期である．5,6歳頃から乳歯が永久歯に生えかわり，骨や筋肉が発育し身体活動が活発になる．胸腺・リンパ組織の成長が盛んで，疾病に罹りにくく，成長期のなかでもっとも安定した時期である．

▶（1）栄養特性

①学童・思春期の身体的特徴

1年間で平均して体重が約3〜3.5kg，身長が約6cm，頭囲が約2〜3cm大きくなる．脳の発育速度は幼児期より遅くなり，脳細胞の発育は7歳頃までにほぼ完了する．

男女児の体格には大きな性差はみられない（**表❶**）．身長が伸びる期間は発育途上で，骨は弾力性が高く，筋肉や靱帯も柔軟であるため，関節周辺への過剰なストレスは，成長軟骨部の障害（**オスグッド病・野球肩**など）の原因になりやすい．

思春期（12〜18歳）は，**第二次性徴**の発現から完了までの期間であり，平均的には女子が8〜18歳前後，男子が10〜19歳前後であり，身長・体重・骨格・血液量・臓器・生殖器が急激に発達する．第二次性徴の発現と発育の加速度には，体格や栄養状態などの環境要因も影響する．

思春期は成長期の最終段階で，性ホルモンの分泌による身体的・精神的変化が著しく，また性差や個人差が大きいことが特徴である．

女子では初潮・乳房の発達・体脂肪の蓄積が始まり，男子では声変わり・髭など体毛が生える・筋肉質になるといった性差による身体的な特徴が現れる．身長増加率のピークは，女子が10〜11歳，男子が12〜13歳で，思春期を通しての平均的な身長の伸びは，女子が22cm程度，男子は25cm程度である．伸びはじめの時期は女子の方が1年ほど早いために，10歳前後には女子の身長が男子より高い傾向

▶オスグッド病
発育期に跳躍やボールを蹴るスポーツの過剰実施で発生する成長軟骨部の剥離．
▶第二次性徴
生まれながらに持っている男女の違いと異なり，成長にともなって発生する身体の各部分の変化．

表❶ 年齢別身長・体重の平均値

区分		身長（cm）		体重（kg）	
		男子	女子	男子	女子
小学校	6歳	117.5	116.7	22.0	21.5
	7歳	123.5	122.6	24.9	24.3
	8歳	129.1	128.5	28.4	27.4
	9歳	134.5	134.8	32.0	31.1
	10歳	140.1	141.5	35.9	35.4
	11歳	146.6	148.0	40.4	40.3
中学校	12歳	154.3	152.6	45.8	44.5
	13歳	161.4	155.2	50.9	47.9
	14歳	166.1	156.7	55.2	50.2

（令和2年度学校保健統計調査．文部科学省；2021より抜粋）

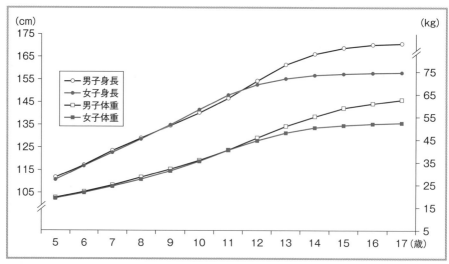

図❶ 年齢による身長・体重の平均値の推移

（令和２年度学校保健統計調査．文部科学省：2021 より作成）

となるが，17 歳時には男子の平均が女子の平均を 10 cm 以上上回る（**図 ❶**）．

②学童・思春期の栄養の重要性と必要量

　学童・思春期は，身長の伸びと体脂肪の変動が著しいため，年齢と性と活動量に応じた必要栄養量の確保が必要である．栄養不足による栄養障害・発育不全を成長期に発症すると，不足していた栄養素の補給を後年に十分に行っても，発育未熟な機能を完全に回復することが困難になる場合がある．

　6〜17 歳の参照体位・推定エネルギー必要量・摂取栄養量が示されている（**別添冊子**参照）．鉄の摂取不足には注意が必要である．

a. **推定エネルギー必要量**；身体活動に必要なエネルギーに加えて，成長に要するエネルギーと組織増加分のエネルギー（エネルギー蓄積量）を余分に摂取する必要がある．思春期は，一生を通じて，推定エネルギー必要量が最大値となる時期である．総エネルギーの 50〜65 ％を炭水化物で摂取することが勧められている．

b. **たんぱく質**；成長急伸に必須の栄養素であり，欠乏を避けるために安全率を見込んだ目標量は，総エネルギーの 13〜20 ％とされる．

c. **脂質**；総エネルギーの 20〜30 ％が目標量とされ，そのうち飽和脂肪酸については，6〜14 歳では 10 ％以下，15〜17 歳では 8 ％以下，18 歳以上では 7 ％以下の摂取が，脂質異常症対策としても勧められている．このように脂質は，量に加えて質も重視する必要がある．とくに必須脂肪酸は成長や性ホルモン産生に欠かせないため，*n*-3 系・*n*-6 系脂肪酸の目安量が設定されている．

d. **ビタミン**；ビタミン A は，成長促進，細胞増殖・分化の制御，免疫機能の維持などに不可欠なビタミンで，推定平均必要量は男子は 15〜17 歳，女子は 12〜14 歳に，一生のなかで最大となる．

　ビタミン D は，骨や筋肉の発達に必要である．日光照射下の皮膚でも合成さ

れるが，摂取不足や過度な日焼け防止により，欠乏が懸念されるビタミンである．ビタミンB_1，B_2，ナイアシンは，糖質・脂質のエネルギー代謝に必要なビタミンで，推定エネルギー必要量の増加にともない摂取量を増やす必要がある．

e. **ミネラル**：カルシウムは，身長の急伸にともなう骨塩量増加によって，カルシウム蓄積量は思春期が生涯で最高となるため，他の年代に比べても多く必要となる．12〜14歳の推奨量は，男子で1,000 mg/日，女子で800 mg/日である．鉄は，6〜17歳の男子の推定平均必要量は4.5〜8.5 mg/日であるが，女子では月経が始まると毎月経血で失われる分を補うため，月経のある女子は男子より3〜4 mg/日多く必要となる．

▶**成長曲線**
身長・体重のパーセンタイル値を年齢ごとに表した曲線．栄養不良等を発見しやすい．
▶**ローレル指数**
計算式は（体重（kg）/身長（cm）^{3}）×10^7.
▶**肥満度**
肥満度の求め方は，標準体重に対して実測体重が何％上回っているかを示すもので下記の式で計算される．
肥満度（%）＝（実測体重−標準体重）/標準体重×100
学童では肥満度20％以上を軽度肥満，30％以上を中等度肥満，50％以上を高度肥満という．
▶**中食**
→87頁参照
▶**子どもの貧困**
子どもが属する世帯の所得が貧困とみなされる場合で，食費も不足していることが多い．対策の一つとして"子ども食堂"がある．食事が必要な子どもに，低価格あるいは無料で食事を提供する場所である．

　学童期・思春期の正常な発育の指標は，**成長曲線**（巻末の**資料**[9] 参照）や体格指数でモニタリングする．学童期の体格指数として**ローレル指数**（**表❷**）が用いられ，**肥満度**も参考にされる．

表❷ ローレル指数による判定

100 未満	やせすぎ
100〜115 未満	やせている
115〜145 未満	ふつう
145〜160 未満	太っている
160 以上	太りすぎ

学童・思春期の肥満は，その40〜80％程度が成人肥満に移行する．令和2年度の学校保健統計調査では学童・思春期の肥満は増加傾向にあり，肥満の原因は，運動不足と塾通いや稽古事・夜更かしなどでの夜食習慣と考えられ，将来の生活習慣病の発症の下地にもなっている．また，女子のやせは12歳で4％程度であるが，無理なダイエットのために貧血や骨量の低下などもみられ，注意深い観察が必要である．

③学童・思春期の日常生活における栄養の留意点

　学童・思春期は，自我の発達にともない，活動範囲や人間関係が急速に広がり，食事や栄養の摂取も主体的にできるようになる．味覚や咀嚼機能が完成する学童期には，食への関心が深まり，思春期には，食嗜好や食生活リズムの基礎が形成され，習慣となる．生活時間が夜型になり家族や仲間と食卓を囲む機会が少なくなるので，自律的にバランスの良い食事ができることを目標とした食育が重要になる．

　食事は，コミュニケーションを含めた社会的な行為である．飲酒・喫煙，孤食，**中食**・外食の機会の増加，**子どもの貧困**，など現代社会の食に関する問題点が，学童・思春期の心身の発育に反映されていることにも留意する必要がある．

▶（2）主な疾病と栄養ケア

▶**糸球体**
腎臓の毛細血管が糸玉のように球状に集まったもので，血液をろ過する機能がある．
▶**浮腫**
細胞間隙の水分貯留で，むくみのこと．原因が腎臓のときはまぶたに，心臓では下肢に多い．

①急性糸球体腎炎

扁桃炎などが軽快して，そのままで10日前後経過した後に発症する一過性の**糸球体**の炎症．予後良好で治癒するが，まれに腎機能障害が残ることがあるので，受診が必要である．

症状は，血尿（褐色・コーラ色）やたんぱく尿が出現し，尿量・尿の回数が減って，とくに上まぶたに**浮腫**が出現し，高血圧をきたし頭痛や嘔吐が出現することもある．秋から冬にかけて4〜10歳児で好発する．

男女比は 2：1 で，男児が多く罹る傾向がある．A 型 β 溶血性連鎖球菌（溶連菌）の**先行感染**から 10〜14 日後に急速に発症する．通常は 2〜6 か月で自然治癒となるが，治療は対症療法が中心で，安静・保温と食事療法が基本となる．

食事療法は，投与エネルギー量は全期間を通して 35 kcal/kg 標準体重/日の比較的多い量を補給し，低たんぱく質，減塩，水分制限となる．

急性期には浮腫の程度により食塩制限（0〜3 g/日），**血清クレアチニン値**の上昇があればたんぱく質制限（0.5 g/kg 標準体重/日）が行われるが，回復期・治療期では 1.0 g/kg となる．カリウムは血清カリウム値が 5.5 mEq/L 以上では制限する（**表❸**）．水分は急性期では前日の尿量＋不感蒸泄量とし，回復期では制限しない．

薬物療法は，感染に対しては腎毒性の少ない抗生物質，高血圧があれば腎への影響が少ないカルシウム拮抗薬やループ利尿薬が用いられる．

▶先行感染
その疾患を発症する前に罹患していた感染症．

▶血清クレアチニン値
腎臓の機能を推定する臨床検査値で，腎機能が低下すると値が高値になる．

表❸ 食塩・カリウムを多く含む食品

食塩の多い食品	カリウムの多い食品
a. 調味料（しょうゆ，みそ，ソースなど）	a. 肉・魚介類
b. 塩漬品（梅干し，たくあん，すじこなど）	b. 海藻類
c. 干物	c. 豆類
d. つくだ煮（昆布や小魚のつくだ煮など）	d. 乳製品
e. 加工食品（塩辛，練製品，ハムソーセージなど）	e. 木の実，生の果実

②1 型糖尿病

学童・思春期では，1 型糖尿病のほかにも 2 型糖尿病を発症する場合がある（**表❹**）．学校検尿の尿糖陽性では血糖・**HbA1c** および尿**ケトン体**の検査を行い診断する．

小児糖尿病の治療目標は，非糖尿病児と同等の発育と QOL の確保である．

▶HbA1c
血液中のブドウ糖がヘモグロビンと結合したもの．採血時から過去 1〜2 か月間の平均血糖値を反映する臨床検査値．糖化ヘモグロビンともいう．

▶ケトン体
インスリン不足の高血糖状態で脂肪分解が亢進したときに副産物として産生される物質．

表❹ 糖尿病の分類

	1 型糖尿病	2 型糖尿病
患　者	20〜40 %	60〜80 %
体　格	やせ型が多い	過体重・肥満型が多い（ただし，やせ型の場合にも発症する）
主な発症年齢	若年者（25 歳以下）が多い	中年以降が多いが，学童期の小児も増えている
主な誘因	ウイルス感染などにより免疫の異常が生じる	過食，運動不足，ストレスなど　また遺伝的な異常によるものもある
発症の経過	急激に発症	年余にわたりゆっくり発症
症　状	のどの渇き，多飲・多尿	無症状のことも多く，学校検尿などで発見されることもある
治　療	インスリン注射が不可欠	食事療法と運動療法が基本　血糖降下薬やインスリン注射を併用する場合もある

（日本小児内分泌学会．病気の解説 糖尿病．http://jspe.umin.jp/public/tounyou.html より一部改変）

▶強化インスリン療法
インスリンを頻回注射することで，健常な血中インスリンの変動を再現する方法．

▶持続皮下インスリン注入療法
体外の小型のポンプから，血糖値に応じたインスリンを持続的に注入する投与方法．

1 型糖尿病は，家庭での血糖自己測定とインスリン注射が必要で，年齢に合わせた摂取エネルギー量で規則正しい食事をしていれば，厳格な食事療法は必要ない．とくに生活上の制限も必要なく，運動や課外活動に参加することも可能である．

栄養ケアは，**強化インスリン療法**が基本で，血糖コントロールには，インスリンの作用の程度・食事の摂取量・運動の強度・持続時間が関係する．**持続皮下インスリン注入療法**は，小児のすべての年齢で適応となっている．患児が血糖のセルフコ

▶小児糖尿病サマーキャンプ
小学生〜高校生を対象に3〜7日間，集団生活を通じて自己管理に必要な糖尿病の知識・技術を身につけると同時にメンタルケアの場でもある.
▶PG（plasma glucose）
血清グルコース.
→4頁「血糖」参照

ントロール能力を身に付けるために，夏季休暇中に行われる**小児糖尿病サマーキャンプ**があり，インスリン皮下注射の訓練や食事の摂取エネルギー量を知る機会となる.

合併症の発症予防には，目標血糖（**PG**）値は早朝（食前）で90〜145 mg/dL，食後で90〜180 mg/dL，就寝時で120〜180 mg/dLである. 目標HbA1c値は，全小児期年齢で7.5％未満であり，HbA1c値9.0％以上はハイリスク（介入必要）である.

小学校高学年や中学生では，個人差があるが，激しいスポーツによる低血糖発作（不機嫌，空腹感，顔色不良，傾眠傾向，あくびなど）が起こることがあり，自分の症状を普段から知っておくことが大切である. 昏睡状態になる場合もあるので，低血糖時には，ただちに砂糖・ブドウ糖を含む飴・ジュースなどを摂取して安静にする. 意識がない場合はグルカゴン注射を用いることがある.

思春期では，成長ホルモンの影響から生理的インスリン抵抗性が大きくなることが知られている. また，試験や試合などの精神的ストレスや，女子の月経周期も血糖コントロールに影響する. 一方で，必要エネルギー量は，思春期に最大量となるので，血糖コントロールのために食事療法を行う場合は，成長に必要なエネルギー量と栄養素が不足しないように，身体計測値（身長，体重，腹囲，血圧，性成熟度）でエネルギー摂取の過不足をモニタリングする必要がある.

▶応用カーボカウント
基礎カーボカウントとは異なり炭水化物の量を毎回一定にする必要がなく，摂取する炭水化物量と血糖値に合わせてインスリンを調整する.
▶ヘモグロビン（Hb）
赤血球に含まれる血色素. 2価の鉄原子に4つのヘムタンパクが結合した構造である.
▶鉄欠乏性貧血
→53頁参照
▶悪性貧血
→49頁参照
▶不飽和鉄結合能
鉄運搬たんぱくのトランスフェリンが鉄と未結合な形. 鉄欠乏性貧血で基準値以上になる.
▶フェリチン
体内での鉄の貯蔵形態. 血清フェリチン値が低いと，隠れ貧血の状態と考えられる.
▶循環血漿量の増加
運動時に必要な循環を確保するための体の適応反応の一つ.
▶血管内溶血
運動時の激しい血流が血管壁と擦れる場合，強く踏み込んだ足底で溶血の可能性がある.

食後血糖値の変動には摂取する炭水化物量が影響するので，食物に含まれている炭水化物量を計算し，摂取する量に応じてインスリン投与量を調節する方法（**応用カーボカウント**）がある. 食事全体のP（たんぱく質）：F（脂質）：C（糖質）バランスと摂取エネルギー量を適正にしたうえで，応用カーボカウントを食生活に取り入れることは，1型糖尿病の血糖コントロールに有用である.

③貧血

赤血球中の**ヘモグロビン（Hb）**量が不足し，血液から組織への酸素の運搬が制限された状態が貧血で，学童・思春期でみられる貧血は大半が**鉄欠乏性貧血**であるが，まれに**悪性貧血**の場合もあるので，鑑別診断は重要である. 鉄欠乏性貧血は，Hbと血清鉄・**不飽和鉄結合能**・フェリチンの値から診断される.

思春期の鉄欠乏性貧血の主な原因は，身体の急速な発育および月経の開始による鉄需要の増大に摂取量が追いつかないこと，ダイエットや運動量増大にともなう鉄の喪失・**循環血漿量の増加・血管内溶血**によるスポーツ貧血があげられる.

鉄欠乏性貧血では，皮膚は蒼白で食欲不振や頻脈・易疲労・起立性調節障害・集中力低下傾向などが認められる.

食事療法としては，鉄欠乏性貧血の程度が軽い場合は，食事で鉄を摂取することが勧められる（**表❺**）. 食物に含まれる鉄は，動物性食品に多く含まれる吸収率が比較的高いヘム鉄を摂取する. 無機鉄（非ヘム鉄）の吸収率は低いが，たんぱく質とビタミンCを同時に摂取すると（**図❷**），吸収が促進する.

鉄剤の主成分は無機鉄で空腹時に服用すると，悪心・嘔気・下痢・便秘などの副作用が生じるが，食事中や就寝直前の内服などの工夫で治ることもある.

表❺ 鉄欠乏性貧血の食事療法

1. 鉄を多く含む食品（とくに鉄吸収率の高い動物性食品）を摂取する．吸収率の低い植物性食品の場合は，たんぱく質と一緒に摂取する．
2. 鉄の吸収を促進するビタミンCやカルシウムを一緒に摂取する．
3. 赤血球の生成を助ける葉酸やビタミンB_{12}を含む食品を摂取する．
4. ヘモグロビンの成分となるたんぱく質を十分摂取する．
5. タンニンなどは鉄の吸収を阻害するので，食事中に濃いコーヒー，紅茶，緑茶の多飲は控える．

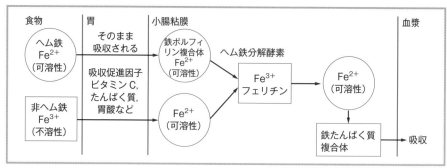

図❷ 鉄の吸収促進

④摂食障害

摂食障害には，神経性やせ症と神経性過食症，過食性障害，回避制限性食物摂取症の4つの疾患がある．近年は患者数の増加と初潮前に発症する低年齢化が目立っている．好発年齢は神経性やせ症が10歳代，神経性過食症は20歳代で，90％以上が女子である．

ファッション性の追求でやせが発症するというよりも，ストレスコーピングの未熟さ，認知機能障害，遺伝的素因が主な原因と考えられている．体重増加への強い恐怖が特徴である．低栄養がすすむと治療が困難になるので，早期対応が求められる．神経性やせ症の診断基準を**表❻**に示す．

表❻ 神経性やせ症の診断基準（DSM-5）抜粋

A	必要量と比べてカロリー摂取を制限し，年齢，性別，成長曲線，身体的健康状態に対する有意に低い体重に至る．有意に低い体重とは，正常の下限を下回る体重で，子どもまたは青年の場合は，期待されている最低体重を下回ると定義される．
B	有意に低い体重であるにもかかわらず，体重増加または肥満になることに対する強い恐怖，または体重増加を妨げる持続した行動がある．
C	自分の体重または体型の体験の仕方における障害，自己評価に対する体重や体型の不相応な影響，または現在の低体重の深刻さに対する認識の持続的欠如．

(American Psychiatric Association. DSM-5 精神疾患の診断・統計マニュアル：医学書院；2014 より)

神経性やせ症には，**家族療法**を主とした精神療法の治療効果にエビデンスがある．適切な食習慣と体重の回復で気持ちが安定する可能性がある．**リフィーディング症候群**の発症に注意しながら，少量でエネルギーがとれる食品や調理法を，また自己嘔吐を繰り返して**低カリウム血症**をきたしている場合は，カリウムの補給が容易な食品を示す．**ストレスコーピングスキル**や自尊感情の向上を支援する．

神経性過食症には，**認知行動療法・対人関係療法**の治療効果にエビデンスがある．過食嘔吐の症状が重症で生活が成り立たない状態の場合は，当事者が行う症状モニタリングを継続しながら，身体と精神面のケアならびに生活の規則化に向けて支援する．

▶DSM-5
米国精神学会が作成する精神疾患・精神障害の分類マニュアル．
▶家族療法
当人ばかりではなく家族全員や家族関係を含め，家族を対象にした治療法．
▶リフィーディング症候群
→109頁参照
▶低カリウム血症
ドライスキン・筋力低下・不整脈・抑うつ・睡眠障害・イライラなど．
▶ストレスコーピングスキル
ストレスへの対処のことで，ポジティブなものとネガティブなものがある．
▶認知行動療法
物事の捉え方と行動を変えていくことで，つらい・苦しい気持ちを軽くしていく心理療法．
▶対人関係療法
対人関係のストレスを解決すると同時に，対人関係の力を利用して治療する心理療法．

4 —成人・更年期の栄養管理

▶老年期
老年期は一般に65歳以上を意味する. 日本老年医学会では, 65〜74歳を准高齢者, 75歳以上を高齢者, 90歳以上を超高齢者としている.

　成人・更年期は, 青年期に始まり, **老年期**を迎えるまでで, その期間は人の一生の半分以上を占めている. 社会的自立の準備期でもある青年期 (18〜30歳頃), 自立した社会生活を営み, 精神活動の充実をはかる壮年期 (30〜55歳頃), 老年期の自立に向けた準備期である向老期 (55〜64歳頃) に分けられる.

　壮年期には加齢現象が加速し, 生殖機能が減退する**更年期**も含まれ, 生活習慣病の発症など変化に富む時期である.

▶（1）栄養特性

▶更年期
日本産婦人科学会による定義では, 女性は平均閉経年齢51歳の前後10年間としている. 男性では, 明確な定義はなく, 個人差も大きいが30〜70歳代とされている.
▶20歳代女性の痩せ
2016 (平成28) 年「国民健康・栄養調査」の結果では, BMI<18.5 kg/m² の割合は20.7 % で全年齢中もっとも高い.

①食習慣

　青年期は, 身体機能が高く, 体力的に安定した時期で, 有訴者率, 受療率, 死亡率ともに低いが, 夜型生活や朝食の欠食率や外食の頻度が高く (**図❶**), **20歳代女性の痩せ** (**図❷**) や 40歳代男性の肥満 (**図❸**) が問題となっている. 食生活では, 野菜摂取量が少なく, 目標量の 350 g より約 70 g 少ない.

　壮年期は, 仕事中心の生活となり, 不規則な生活や過食, 多量の飲酒 (**図❹**), 運動不足などにより, 肥満を含めて生活習慣病の危険因子が増加する.

　向老期の身体機能の低下は, 個人差が大きく, 女性の肥満者は増える傾向にあるが, 全般的に健康への関心が高くなり, 運動習慣のある者の割合は増加する (**図❺**).

②栄養素の摂取不足と摂取過多

　成人期の食事摂取基準の目標量や推奨量と比較して, 摂取量が不足している栄養素は, 食物繊維, ビタミンC, カルシウム, 鉄があげられ, 摂取過多になっている栄養素は, たんぱく質と食塩である (**表❶**).

　食物繊維は, 男女とも大いに不足しており, **便秘**が誘因となる**大腸がん**の増加の原因と考えられている. 1日に野菜 (きのこ類と藻類を含む) 350 g, 果実類 100 g, いも類 100 g 程度や玄米などの精製していない穀物は, 食物繊維が多く食生活に取り入れると良い.

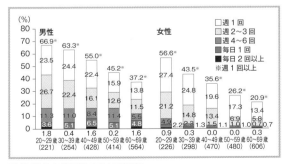

図❶ 外食を利用している頻度
（厚生労働省. 令和元年国民健康・栄養調査；2019 より）

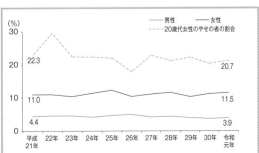

図❷ やせの者 (BMI<18.5 kg/m²) の割合の年次推移
（20歳以上；平成21〜令和元年）
（厚生労働省. 令和元年国民健康・栄養調査；2019 より）

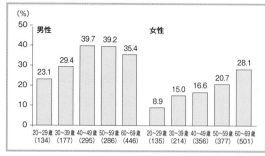

図❸ 肥満者（BMI ≧ 25 kg/m²）の割合
（厚生労働省．令和元年国民健康・栄養調査；2019 より）

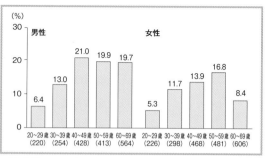

図❹ 飲酒している者の割合（生活習慣病のリスクを高める量の飲酒）
（厚生労働省．令和元年国民健康・栄養調査；2019 より）

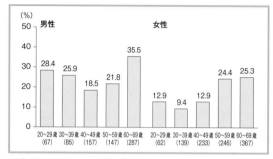

図❺ 運動習慣のある者の割合
「運動習慣のある者」とは，1 回 30 分以上の運動を週 2 回以上
実施し，1 年以上継続している者．
（厚生労働省．令和元年国民健康・栄養調査；2019 より）

カルシウムの不足は，骨粗鬆症や骨折を招くので，更年期や向老期ではとくに摂取する必要がある．供給源である乳製品は**カルシウム吸収率**が良く，1日に牛乳 200 mL，ヨーグルト 100 mL，豆腐 100 g，納豆 45 g，こまつな 100 g を摂取すれば 650 mg 以上のカルシウムが摂取できる．20 歳代女性の鉄不足は，貧血や生殖機能への影響がある．レバー，ぶりやかつおなどの血合い肉の摂取を心がける．

動物性たんぱく食品の過剰摂取は，動物性脂質の過剰摂取となりやすく，動脈硬化性疾患の誘因となるので，注意が必要である．成人期では，植物性たんぱく質源である大豆・大豆製品，穀類を多く摂取する．食塩摂取でもっとも多いのは，カップめん類で摂取量の半分を占めており，ついで梅

▶便秘
排便の回数や便量が減ること（日本消化器病学会）であるが，排便の頻度が週 2 回以下で，便が硬く，排便困難，残便感がある状態と考えられている（厚生労働省人口動態統計）．
▶大腸がん
2022（令和 4）年に，がんで死亡した人は385,797 人（男性223291人，女性 162,506 人）で，うち大腸がんの死亡順位は女性が第1 位，男性は第 2 位である（厚生労働省人口動態統計）．
▶骨粗鬆症
→165 頁参照
▶カルシウム吸収率
乳製品の吸収率は40 ％で，カルシウムとリンのバランスが理想的であるほか，乳糖やカゼインホスホペプチドの作用と考えられている．

表❶ 成人期の栄養素の摂取不足と摂取過多

<table>
<thead>
<tr><th colspan="2" rowspan="2">栄養素</th><th rowspan="2">性</th><th colspan="4">摂取量（/日）*1</th><th rowspan="2">目標量または推奨量（/日）
（日本人の食事摂取基準
2020 年版）より</th></tr>
<tr><th>20 歳代</th><th>30 歳代</th><th>40 歳代</th><th>50 歳代</th></tr>
</thead>
<tbody>
<tr><td rowspan="8">摂取不足</td><td rowspan="2">食物繊維</td><td>男</td><td>17.5 g</td><td>18.3 g</td><td>18.3 g</td><td>19.4 g</td><td>目標量21 g 以上</td></tr>
<tr><td>女</td><td>14.6 g</td><td>15.9 g</td><td>16.0 g</td><td>16.8 g</td><td>目標量18 g 以上</td></tr>
<tr><td rowspan="2">ビタミンC</td><td>男</td><td>62 mg</td><td>66 mg</td><td>76 mg</td><td>82 mg</td><td>推奨量 100 mg</td></tr>
<tr><td>女</td><td>62 mg</td><td>65 mg</td><td>74 mg</td><td>88 mg</td><td>推奨量 100 mg</td></tr>
<tr><td rowspan="2">カルシウム</td><td>男</td><td>462 mg</td><td>395 mg</td><td>442 mg</td><td>471 mg</td><td>推奨量 789, 738, 737 mg*2</td></tr>
<tr><td>女</td><td>408 mg</td><td>406 mg</td><td>441 mg</td><td>472 mg</td><td>推奨量 661, 660, 667 mg</td></tr>
<tr><td rowspan="2">鉄</td><td>男</td><td>7.4 mg</td><td>7.2 mg</td><td>7.6 mg</td><td>8.1 mg</td><td>推奨量 7.5 mg*3</td></tr>
<tr><td>女</td><td>6.2 mg</td><td>6.4 mg</td><td>6.7 mg</td><td>7.2 mg</td><td>推奨量 10.5～11.0 mg*4，
6.5 mg*5</td></tr>
<tr><td rowspan="4">摂取過多</td><td rowspan="2">たんぱく質
（動物性比率）</td><td>男</td><td>80.1 g
（58.0 ％）</td><td>74.8 g
（54.3 ％）</td><td>79.2 g
（56.7 ％）</td><td>77.5 g
（53.3 ％）</td><td>推定量 60 g
（動物性＜植物性）</td></tr>
<tr><td>女</td><td>61.1 g
（56.9 ％）</td><td>61.6 g
（53.7 ％）</td><td>65.9 g
（54.9 ％）</td><td>64.1 g
（52.1 ％）</td><td>推定量 50 g
（動物性＜植物性）</td></tr>
<tr><td rowspan="2">食塩相当量</td><td>男</td><td>10.6 g</td><td>10.4 g</td><td>10.6 g</td><td>10.6 g</td><td>目標量 7.5 g 未満</td></tr>
<tr><td>女</td><td>8.3 g</td><td>8.5 g</td><td>8.9 g</td><td>9.2 g</td><td>目標量 6.5 g 未満</td></tr>
</tbody>
</table>

＊1　令和元年国民健康・栄養調査結果より．
＊2　男性/女性　18～29 歳は 789/661 mg，30～49 歳は 738/660 mg，50～64 歳は 737/667 mg．
＊3　18～64 歳は 7.5 mg．
＊4　月経ありで 18～64 歳まで．
＊5　月経なしで 18～64 歳は 6.5 mg．

干し，野菜類の漬物，魚類の干物，つくだ煮の順である．カップめんの摂取頻度は，男性で週に1日程度，女性で月に2〜3日程度がもっとも多い（日本即席食品工業協会調査2019年）．習慣的な食塩の過剰摂取は血圧の上昇を招くことになる．

③生活習慣病の予防と食事摂取基準

生活習慣病の予防や健康の保持・増進に向け，目標とするBMIの範囲が設定されている（**別添冊子**参照）．

a. **推定エネルギー必要量**；成人期では消費エネルギー量に見合う摂取エネルギー量とする．過剰な摂取は肥満を招き，生活習慣病の引き金になるので，運動習慣などでの消費を高める必要がある．

b. **たんぱく質**；推奨量は18歳以上で男性65 g/日，女性50 g/日である．適度の運動は食事性たんぱく質の利用を高めるが，激しい運動はたんぱく質分解を亢進させることから，年齢に見合った運動をするのが良い．一方，運動不足はたんぱく質異化状態を促進させ，老化を早める．

c. **脂質**；目標量（20〜30 % E）が設定されている．低脂肪食では，必須脂肪酸の摂取不足や脂溶性ビタミンの吸収率低下を招き，高脂肪食では，LDL（low density lipoprotein)-コレステロール値の上昇から冠動脈疾患，肥満，メタボリックシンドローム，糖尿病の誘因となる．飽和脂肪酸の目標量は7 % E以下である．n-6系脂肪酸（98 %はリノール酸）は，LDL-コレステロールの低下作用を有するが，**炎症を惹起させる物質**の生成や乳がん罹患の増加と関連していることが報告されている．n-3系脂肪酸は欠乏により皮膚炎が生じる．いずれも目安量が設定されている．

▶炎症を惹起させる物質
プロスタグランジンやロイコトリエン.

d. **エネルギー産生栄養素バランス**；P：F：C比率は13〜20：20〜30：50〜65である．生活習慣病の発症予防の観点からは弾力的に運用し，脂質は食品に含まれる脂肪酸の種類への配慮を十分に行う．炭水化物には**アルコールのエネルギー量**も含まれるが，アルコール摂取を勧めてはいない．

▶アルコールのエネルギー量
1 gあたり7 kcalとされている.

e. **ビタミン**；青年期では活発な活動に必要なビタミンB群，妊娠希望の女性では葉酸を十分に摂取する．更年期では，骨粗鬆症の予防に必要なビタミンDの摂取を心がける．

f. **ミネラル**；とくに，青年期の女性では貧血予防のために鉄の摂取，壮年期では男女ともに高血圧予防のためにナトリウムの制限やカリウムの摂取に注意する．

▶ (2) 主な疾患と栄養ケア

①メタボリックシンドローム，肥満

メタボリックシンドロームは，内臓脂肪蓄積，糖代謝異常，脂質代謝異常，高血圧を複合合併する症候群で，肥満にともない発症する場合が多い．メタボリックシンドロームの判定基準を**表❷**に示す．**肥満度**や身体活動量に応じたエネルギー量とするが，エネルギー摂取量を制限する場合は，**除脂肪体重**（LBM）が減少しないように注意し，運動療法を併用する．肥満は，25≦BMI＜35の「肥満」とBMI≦35の「高度肥満」に分類され，さらに合併症や内臓脂肪蓄積を認め医学的に治療が必

▶肥満度
→75頁参照
▶除脂肪体重
lean body mass：LBM. 全体重から体脂肪量を除いた筋肉や骨，内臓の総重量.

表❷ メタボリックシンドロームの診断基準

必須条件	内臓脂肪（腹腔内脂肪）蓄積	ウエスト周囲径*1	男性≧85 cm	内臓脂肪面積男女とも≧100 cm^2 に相当	
			女性≧90 cm		
上記に加え以下のうち2項目以上	脂質代謝異常	高トリグリセリド血症≧150 mg/dL	かつ/または	低 HDL コレステロール血症<40 mg/dL（男女とも）	
	高血圧	収縮期血圧≧130 mmHg	かつ/または	拡張期血圧≧85 mmHg	
	高血糖	空腹時高血糖≧110 mg/dL			

注1）ウエスト周囲径は立位，軽呼気時，臍レベルで測定する．脂肪蓄積が著明で臍が下方に偏位している場合は肋骨下縁と前上腸骨棘の中点の高さで測定する．
（メタボリックシンドローム診断基準検討委員会．メタボリックシンドロームの定義と診断基準．日本内科学会雑誌 2005；94（4）：794-809 より）

要な「肥満症」と「高度肥満症」に分けられる．肥満症では，現在の体重から3～6か月で3％以上，高度肥満症では5～10％の減量を目標とする．

　食事療法は，25≦BMI<30 では，25 kcal/kg×標準体重以下を基準としたエネルギー量を選択する．急速な減量が必要な場合，600 kcal/日の**超低エネルギー食**（VLCD）の選択を考慮する．VLCD は入院管理下で行われる．また，エネルギー制限だけでなく，欠食，夜食，間食，早食いなどの食行動の問題も考慮する．

▶超低エネルギー食
very low calorie
diet：VLCD

　たんぱく質を多めに，脂質を少なめに抑えることを原則とし，P：F：C 比率は13～20：20～25：50～65 程度の配分とする．低エネルギー食では，脂溶性ビタミンやミネラルが不足しやすく栄養バランスが偏りやすいので，豆類，乳製品，緑黄色野菜などを十分摂取する．

②糖尿病

　糖尿病は，1型・2型糖尿病，妊娠糖尿病，その他の原因（遺伝子異常など）による糖尿病に分類される．2019 年（令和元年国民健康・栄養調査より推計）では，20歳以上の糖尿病有病者は1千150万人とされ，増加傾向にある．肥満者の増加が**インスリン抵抗性**を主病態とする2型糖尿病患者の増加の誘因となっている．

▶インスリン抵抗性
インスリンを受け取るインスリン受容体の働きなどが十分でない状態をいい，糖尿病ではインスリン抵抗性が高く（感受性が低く）なる．

　食事療法は，糖尿病治療の基本で，インスリン需要を減少させ，インスリン作用不足を改善させるためにエネルギー摂取を適正に保ち，バランスのとれた栄養素の配分が必要になる．

a．適正なエネルギー摂取量の決め方

　性，年齢，肥満度，身体活動量，血糖値，合併症の有無などを考慮し，エネルギー摂取量を決定する．治療開始時の目安とするエネルギー量の算出方法は，以下である．

エネルギー摂取量＝目標体重×エネルギー係数

目標体重とエネルギー係数について表❸，❹に示す．

　治療開始後は代謝状態を評価し，適正体重の個別化をはかる．肥満者は，20～25 kcal/kg 標準体重として，まず5％の体重減少をめざす．摂取エネルギー量は，必要に応じて随時見直す．

b．バランスのとれた食品構成

　指示エネルギー量の50～60％を炭水化物から，さらに食物繊維を増やすことで消化吸収を緩やかにし，食後高血糖を抑制する．たんぱく質は20％まで，残りを脂質とするが，25％を超える場合は，飽和脂肪酸を減らし，多価不飽和脂肪酸を増やす．

表❸ 目標体重（kg）の目安

65 歳未満	［身長（m）］^{2}×22	＊75 歳以上の後期高齢者では現体重に基づき，フレイル，
65〜74 歳	［身長（m）］^{2}×22〜25	（基本的）ADL 低下，併発症，体組成，身長の短縮，摂
75 歳以上	［身長（m）］^{2}×22〜25＊	取状況や代謝状態の評価を踏まえ，適宜判断する．

（日本糖尿病学会編・著. 糖尿病診療ガイドライン 2019：南江堂；2019. p35 より）

表❹ 身体活動レベルと病態によるエネルギー係数（kcal/kg）

軽い労作（大部分が座位の静的活動）	25〜30
普通の労作（座位中心だが通勤・家事，軽い運動を含む）	30〜35
重い労作（力仕事，活発な運動習慣がある）	35〜

高齢者のフレイル予防では，身体活動レベルより大きい係数を設定できる．また，肥満で減量をはかる場合には，身体活動レベルより小さい係数を設定できる．いずれにおいても目標体重と現体重との間に大きな乖離がある場合は，表を参考に柔軟に係数を設定する．

（日本糖尿病学会，編・著. 糖尿病診療ガイドライン 2019：南江堂；2019. p35 より）

▶低血糖
血糖値が 70 mg/dL 以下では発汗，動悸，手指の震えが出現し，50 mg/dL 以下になると，めまい，脱力感，意識障害などの症状が出現する．

▶カーボカウント
食後の急激な血糖上昇を抑えるのを目的として，食事中の炭水化物量を計算（カウント）して投与するインスリン量を調節する方法．

▶インスリンポンプ療法
携帯型インスリン注入ポンプを用いて，インスリンを皮下に持続的に注入する治療法．

ビタミン，ミネラル，食塩などの過不足にも留意し，身体活動量，合併症の状態，嗜好性などに応じて柔軟な対応が求められる．アルコール，嗜好飲料，菓子類，間食，偏食，外食・中食などの食習慣の把握や調整，**低血糖**対策としての補食の考慮など，個々に応じた栄養・食事管理は多岐にわたる．

c. 栄養管理の実際

従来の食品交換表を用いた食事療法に加えて，**カーボカウント**による栄養管理が近年浸透しつつあるが，各指導方法のメリットやデメリットを考慮しながら，病態や治療方法（薬物療法，**インスリンポンプ療法**など）に応じた食事療法を選択し，いずれの場合も医師および管理栄養士と連携をとり，生活の質（quality of life：QOL）を低下させない食事療法を実践することが望ましい．

③脂質異常症

脂質異常症は，動脈硬化性疾患の主要な危険因子であり，冠動脈疾患や脳卒中の初発，再発予防が治療目的である．脂質管理の基本は，食事療法，運動，節酒，肥満改善，禁煙が重要である．冠動脈疾患の既往・家族歴，糖尿病や高血圧などのリスクを評価し，薬物療法が検討される（表❺）．

表❺ リスク区分別脂質管理目標値

治療方針の原則	管理区分	脂質管理目標値（mg/dL）			
		LDL-C	non-HDL-C	TG	HDL-C
一次予防 まず生活習慣の改善を行った後，薬物療法の適用を考慮する．	低リスク	<160	<190	<150 （空腹時）＊＊＊ <175 （随時）	≧40
	中リスク	<140	<170		
	高リスク	<120 <100＊	<150 <130＊		
二次予防 生活習慣の是正とともに薬物治療を考慮する．	冠動脈疾患またはアテローム血栓性脳梗塞（明らかなアテローム＊＊＊＊を伴うその他の脳梗塞を含む）の既往	<100 <70＊＊	<130 <100＊＊		

＊糖尿病において，PAD，細小血管症（網膜症，腎症，神経障害）合併時，または喫煙ありの場合に考慮する．『動脈硬化性疾患予防ガイドライン 2022 年版』の第 3 章 5.2 を参照．
＊＊「急性冠症候群」，「家族性高コレステロール血症」，「糖尿病」，「冠動脈疾患とアテローム血栓性脳梗塞（明らかなアテロームを伴うその他の脳梗塞を含む）」の 4 病態のいずれかを合併する場合に考慮する．
・一次予防における管理目標達成の手段は非薬物療法が基本であるが，いずれの管理区分においても LDL-C が 180 mg/dL 以上の場合は薬物治療を考慮する．家族性高コレステロール血症の可能性も念頭に置いておく．『動脈硬化性疾患予防ガイドライン 2022 年版』の第 4 章を参照．
・まず LDL-C の管理目標値を達成し，次に non-HDL-C の達成を目指す．LDL-C の管理目標を達成しても non-HDL-C が高い場合は高 TG 血症を伴うことが多く，その管理が重要となる．低 HDL-C については基本的には生活習慣の改善で対処すべきである．
・これらの値はあくまでも到達努力目標であり，一次予防（低・中リスク）においては LDL-C 低下率 20〜30％も目標値としてなり得る．
＊＊＊10 時間以上の絶食を「空腹時」とする．ただし水やお茶などカロリーのない水分の摂取は可とする．それ以外の条件を「随時」とする．
＊＊＊＊頭蓋内外動脈の 50％以上の狭窄，または弓部大動脈粥腫（最大肥厚 4 mm 以上）
・高齢者については，『動脈硬化性疾患予防ガイドライン 2022 年版』の第 7 章を参照．

（日本動脈硬化学会，編. 動脈硬化性疾患予防ガイドライン 2022 年版：日本動脈硬化学会；2022. p71 より）

a. 適正体重の維持と栄養素配分のバランス

摂取エネルギー量を適正化し，エネルギー配分は，脂質 20〜25 %，炭水化物を 50〜60 %とする．

b. 脂質

飽和脂肪酸を摂り過ぎないようにして，*n*-3 系脂肪酸を積極的に摂取する．**トランス脂肪酸**の摂取を控える．高 LDL-コレステロール血症では，コレステロール摂取量は 1 日 200 mg 未満とする．

c. 炭水化物

食物繊維の摂取量を増やし，**GI** の低い食事を心がける．高 LDL-コレステロール血症では，**水溶性食物繊維**を増やす．高トリグリセリド血症では，炭水化物の多い菓子類，果糖やブドウ糖入り飲料などを減らし，穀類や果実類は適量にする．

d. 大豆・大豆製品，野菜類

1 日の摂取量は，大豆・大豆製品は 100 g，野菜類は 350 g（きのこ類，藻類を含み，緑黄色野菜は 1/3 以上）以上とする．

e. 食塩摂取量

1 日の食塩摂取量を 6 g 未満にする．減塩の工夫と調味料，加工食品からの食塩摂取を減じる．

f. アルコール摂取量

エタノール量で 1 日 25 g 以下とする．清酒 1 合（180 mL）またはビール大ビン 1 本（633 mL）またはぶどう酒 125 mL 程度が相当する．

④動脈硬化症

臨床的に**アテローム硬化**（粥 状 動脈硬化）が問題となり，虚血性心疾患，心不全，不整脈，脳血栓，一過性脳虚血発作，末梢動脈疾患などの原因になる．主要な危険因子は高 LDL-コレステロール血症，そのほかには，高血圧，喫煙，糖尿病，冠動脈疾患家族歴，低 HDL-コレステロール血症，加齢（男性 45 歳以上，女性 55 歳以上）などがある．糖・脂質代謝異常，高血圧などは単独でも動脈硬化を進展させるが，危険因子が重積した病態のメタボリックシンドロームが動脈硬化の原因として重視されている．動脈硬化性疾患予防のための運動療法指針と食事療法を**表❻**，**❼**に示す．

▶トランス脂肪酸
菓子などに使われるショートニングやマーガリンをつくるときに，植物油に水素を加えて固形化する過程などで生成される脂肪酸．

▶GI
Glycemic Index．グリセミックインデックス．食後血糖値の上昇度を示す指標．GI 値が低い食品は血糖値の上昇を穏やかにする．

▶水溶性食物繊維
藻類，こんにゃくいもなどに含まれるペクチン，アルギン酸，ポリデキストロースなどで水分を吸収してゲル状になり腸内細菌の栄養分になる．

▶アテローム硬化（粥状動脈硬化）
動脈の内側に粥状（アテローム性）の隆起（プラーク）が発生する状態．

表❻ 運動療法指針

種類	有酸素運動を中心に実施する（ウォーキング，速歩，水泳，エアロビクスダンス，スロージョギング，サイクリング，ベンチステップ運動など）
強度	中強度以上を目標にする*
頻度・時間	毎日合計 30 分以上を目標に実施する（少なくとも週に 3 日は実施する）
その他	運動療法以外の時間もこまめに歩くなど，できるだけ座ったままの生活を避ける

*中強度
- 通常速度のウォーキング（＝歩行）に相当する運動強度
- メッツ（METs）（安静時代謝の何倍に相当するかを示す活動強度の単位）では，一般的に，3 メッツ（歩行）であるが個々人の体力により異なる．
- 運動中の主観的強度としてボルグ・スケール 11〜13（楽である〜ややきつい）

（日本動脈硬化学会，編．動脈硬化性疾患予防ガイドライン 2022 年版：日本動脈硬化学会；2022，p102 より）

表❼ 動脈硬化性疾患予防のための食事療法

1．過食に注意し，適正な体重を維持する
・総エネルギー摂取量 (kcal/日) は，一般に目標とする体重 (kg) *×身体活動量 (軽い労作で 25〜30，普通の労作で 30〜35，重い労作で 35〜) を目指す
2．肉の脂身，動物脂，加工肉，鶏卵の大量摂取を控える
3．魚の摂取を増やし，低脂肪乳製品を摂取する
・脂肪エネルギー比率を 20〜25 %，飽和脂肪酸エネルギー比率を 7 %未満，コレステロール摂取量を 200 mg/日未満に抑える
・n-3 系多価不飽和脂肪酸の摂取を増やす
・トランス脂肪酸の摂取を控える
4．未精製穀類，緑黄色野菜を含めた野菜，海藻，大豆および大豆製品，ナッツ類の摂取量を増やす
・炭水化物エネルギー比率を 50〜60 %とし，食物繊維は 25 g/日以上の摂取を目標とする
5．糖質含有量の少ない果物を適度に摂取し，果糖を含む加工食品の大量摂取を控える
6．アルコールの過剰摂取を控え，25 g/日以下に抑える
7．食塩の摂取は 6 g/日未満を目標にする

*18〜49 歳：[身長 (m)]^2×18.5〜24.9 kg/m^2，50〜64 歳：[身長 (m)]^2×20.0〜24.9 kg/m^2，65〜74 歳：[身長 (m)]^2×21.5〜24.9 kg/m^2，75 歳以上：[身長 (m)]^2×21.5〜24.9 kg/m^2 とする

（日本動脈硬化学会，編．動脈硬化性疾患予防ガイドライン 2022 年版：日本動脈硬化学会；2022．p101 より）

⑤高尿酸血症，痛風

　高尿酸血症は，血清尿酸値が 7.0 mg/dL 以上と定義され，尿酸塩沈着による急性関節炎発作（痛風），さらには腎障害などをきたす．治療目標は，肥満，高血圧，糖・脂質代謝異常などの合併症に配慮し，心血管疾患のリスクの減少をはかることであり，食事を含めた生活習慣改善が重要である．

a．肥満の是正

　肥満があれば適正エネルギー量として減量をはかる．

b．高プリン体食の制限

▶プリン体
核酸の材料になる塩基で，動物性食品に豊富に含まれる．プリン体の最終代謝産物の尿酸がナトリウム塩となって関節に沈着し痛風が発症する．

　食品 100 g あたり**プリン体** 200 mg 以上含む高プリン体食を制限する．プリン体は，水溶性のため，魚肉類のスープにも注意する（表❽）．

表❽ 主な食品中のプリン体含有量（100 g あたり）

きわめて多い (300 mg〜)	鶏レバー，干物（まいわし），白子（いさき，ふぐ，たら），あんこう（肝酒蒸し），たちうお，健康食品（DNA/RNA，ビール酵母，クロレラ，スピルリナ，ローヤルゼリー）など
多い (200〜300 mg)	豚レバー，牛レバー，かつお，まいわし，大正えび，おきあみ，干物（まあじ，さんま）など
中程度 (100〜200 mg)	肉（豚・牛・鶏）類の多くの部位や魚類など，ほうれんそう（芽），ブロッコリースプラウト
少ない (50〜100 mg)	肉類の一部（豚・牛・羊），魚類の一部，加工肉類など，ほうれんそう（葉），カリフラワー
きわめて少ない (〜50 mg)	野菜類全般，米などの穀類，卵（鶏・うずら），乳製品，豆類，きのこ類，豆腐，加工食品など

（日本痛風・核酸代謝学会ガイドライン改訂委員会，編．高尿酸血症・痛風の治療ガイドライン第 3 版：診断と治療社；2018．p142 より）

c．尿酸の尿中排泄の促進

　尿中へ尿酸排泄を促すために，1 日 2 L 程度の水分を摂取する．

d．禁酒

　血清尿酸値を上昇させるので，アルコール飲料類は控える．

⑥消化器疾患—胃腸・肝臓・膵臓・胆嚢

▶胃・十二指腸潰瘍
ヘリコバクター・ピロリの感染により発症する．

　20〜40 歳代では，ストレスから消化器症状（**胃・十二指腸潰瘍**，潰瘍性大腸炎など）を呈し，これらの疾患では，男性は下痢，女性は便秘が常習となっている場合が多い．

肝疾患では**肝炎**や**脂肪肝**の発症がみられ，膵臓や胆囊疾患では飲酒や脂肪摂取過多による膵炎やコレステロール胆石が発症する.

　これらの疾患に対しては，規則正しい生活習慣の確立や心身の休養が大切で，消化の良いものをゆっくりよく嚙んで食べるようにする. 1日に3食を摂取し，常にバランスの良い食事を心がけ，**休肝日**を設けて，飲酒時には脂肪の多い料理は控えて質の良いたんぱく質や食物繊維の多い料理を選ぶと良い.

⑦慢性腎臓病（CKD）

　CKDは，心血管疾患の重大な危険因子で，生活習慣病やメタボリックシンドロームはCKDの発症に関与している. 薬物療法や食事療法で病気の進行を抑えることができる. 栄養管理では，たんぱく尿や腎機能のレベルにより，たんぱく質制限，カリウム制限，水分制限を行う.

⑧がん（悪性新生物）

　がんは成人期の死因の第1位で，およそ3.8人に1人が死亡している. 男性では肺，大腸，胃，膵臓の順で，女性では大腸，肺，膵臓，乳房のがんの順である（2022年人口動態統計）.

　がんの発症には，喫煙，食生活，運動などの生活習慣が大きくかかわっているので，生活習慣の改善が重要である（巻末の**資料**[2]参照）.

　がんの治療は，手術（外科治療），薬物療法（抗がん剤治療），放射線治療で，手術では，術前の栄養状態の改善により術後のリスクを軽減できるよう，早期からの経口摂取が試みられている.

　薬物療法は，抗がん剤，ホルモン剤，免疫賦活剤などを使う化学療法で，症状を和らげるための鎮痛剤，制吐剤などが使われる. 化学療法や放射線治療では，副作用として，口内炎，悪心・嘔気，下痢，脱毛などがあり，食欲不振に対しては，嗜好，味付け・彩り・香り・温度・形態の好み，嚥下機能などを観察しながら，調理や献立の個別対応や食環境の整備を行う. 終末期では，食べる喜びを感じることができるような栄養ケアが望まれる.

⑨更年期障害

　卵巣機能の低下から，エストロゲンが十分に分泌されず，ホルモンのバランスが崩れた状態が自律神経失調症状（のぼせ，発汗，動悸など），精神神経症状（不眠，不安，憂鬱など），泌尿器症状（頻尿，尿失禁など）や腰痛，関節痛など多種・多様な更年期症状を出現させ，日常生活に支障をきたす病態が更年期障害と定義されている.

　対症療法として，ホルモン補充療法や漢方療法などがあり，栄養バランスの良い食事，適度な運動，十分な睡眠などが基本である. 女性ホルモン類似の作用をもつ**イソフラボン**の摂取が効果的との報告があり，大豆イソフラボンを多く含む豆腐，納豆，きな粉などを積極的に食事に取り入れることで，更年期障害の緩和がみられる.

　エストロゲン分泌の減少により，血中LDL-コレステロールの上昇と骨粗鬆症が発症しやすくなるので，これらに対する栄養管理に留意しなければならない.

5 —— 老年期の栄養管理

　老年期とは，加齢にともない身体機能・各臓器の生理機能が徐々に低下し，種々の機能低下が進行する時期である．人口統計調査や世界保健機関（WHO）では 65 歳以上を高齢者と定義しており，食事摂取基準では 65 歳以上と定義し，65〜74 歳，75 歳以上とに区別されている．

▶（1）栄養特性

　高齢者は，多くの疾患を抱え，その病態は若年者と大きく異なる．加齢にともなう種々の身体機能の変化は，栄養状態にも影響を与えるため，その特性を理解し適切な栄養管理を実施することで，疾患の予防・回復および健康寿命の延伸をはかることができる（表❶）．

表❶ 加齢にともなう身体機能の変化

感覚機能		視力，聴力，嗅覚，味覚の低下にともなう食欲低下
消化・吸収機能	口腔	唾液分泌量の減少，咀嚼力の低下，歯牙の欠損
	食道	食道括約筋機能低下，食道蠕動運動低下にともない逆流性食道炎の発症リスクが高まる
	胃	萎縮性慢性胃炎を認める場合，胃酸分泌機能低下にともなう抗菌力の低下
	小腸・大腸	抗生物質など薬剤投与による腸内細菌叢の変化，蠕動運動低下にともなう便秘
	肝臓	薬物代謝機能の低下（薬効の増強）
排泄機能	腎臓	腎機能は加齢とともに 50 ％以下まで低下，糸球体濾過機能の低下
	膀胱容量減少	頻尿
精神・心理面		視力，聴力低下にともなうコミュニケーション力が低下 環境変化にともなううつ傾向　認知機能の低下 うつ傾向にともなう食欲不振
身体活動レベルの変化		関節可動域低下および筋肉量減少にともない，転倒・骨折リスクの増大

（武部久美子．高齢者の生理的特徴と栄養マネジメント．In：日本栄養改善学会，監．応用栄養学　ライフステージ別・環境別：医歯薬出版；2016．p81-7 より）

①老年期の栄養特徴と食事摂取基準

▶同化・異化
高分子化合物を低分子化合物へ分解する反応を異化（反応），低分子化合物から高分子化合物を合成する反応を同化（反応）という．
→3 頁参照

a. **エネルギー**：基礎代謝量は，加齢とともに減少し，とくに男性での減少率が大きいと報告されている．基礎代謝量の減少は，男性で 40 歳代，女性で 50 歳代に著しく減少することも明らかになっている．高齢者では，活動量の個人差も大きいため，個別のアセスメントが必要である．

b. **たんぱく質**：骨格筋量，筋力，身体機能は，栄養素としてはたんぱく質と強い関連がある．加齢にともない，骨格筋タンパクの**同化**は抑制され，**異化**は増強するため，十分なたんぱく質摂取が必要となる．

▶ホモシステイン
メチオニン代謝の中間代謝物．高ホモシステイン血症は，脳血管障害，冠動脈疾患，血栓症など動脈硬化性疾患との因果関係が報告されている．

c. **脂質**：脂肪エネルギー比率は，30 ％を上限とし成人期と同様である．n-3 系脂肪酸はサルコペニアや認知機能の低下の予防に関与するという報告がみられる．

d. **ビタミン**：ビタミン B_6，B_{12}，葉酸の欠乏は，**ホモシステイン**上昇と関連するため，推奨量を充足する必要がある．ビタミン D は，腸管でのカルシウム（Ca）

吸収を促進し，カルシウム代謝，骨代謝に密接にかかわっている．ビタミン D 欠乏は，筋肉量を減少させ，サルコペニアおよびフレイルのリスクを高めるとの報告もある．

e. ミネラル；潜在性貧血の予防に鉄を摂取する．骨粗鬆症予防にはカルシウムの摂取を心がける．

▶ (2) 主な疾患と栄養ケア

①低栄養

摂取エネルギー不足，または特定の栄養素の摂取不足により，健康上の支障を認める状態のことである．高齢者の低栄養は，慢性疾患の罹患率および死亡率の増加，入院期間の延長に関与する．また歩行能力など ADL 低下と密接に関連する．高齢者の低栄養の要因は，社会環境，心理的要因，疾患の影響など多様である（**表❷**）．

低栄養リスクを早期に抽出し，介入することが求められる．高齢者の包括的栄養スクリーニング法として，MNA®-SF が広く用いられている．

▶ADL
activities of daily
living. 日常生活活動度. 人が生活を送るために行う活動能力のこと.
▶MNA®-SF
→101 頁参照

表❷ 高齢者の代表的な低栄養の要因

社会的要因	独居，介護力不足・ネグレクト，貧困，生鮮食料品入手困難（地域性），孤独感
精神心理的要因	認知機能障害，うつ，うつ傾向，誤嚥・窒息の恐怖
加齢の関与	味覚障害，臭覚障害，咀嚼・嚥下機能の低下，食欲低下
疾病要因	臓器不全，炎症・悪性腫瘍，疼痛，義歯など口腔内の問題 薬物副作用（多剤服用），日常生活動作障害，消化管の問題（下痢・便秘）
その他	不適切な食形態の問題，栄養に関する誤った認識

（葛谷雅文. 低栄養の要因. In：大内尉義・秋山弘子，編著. 新老年学第 3 版：東京大学出版会；2010. p597-660 より一部改変）

栄養療法は，背景要因を評価して，摂食嚥下機能・消化・吸収機能を考慮し栄養補給量，栄養補給ルート，補給のタイミングについてプランニングする（**図❶**）．

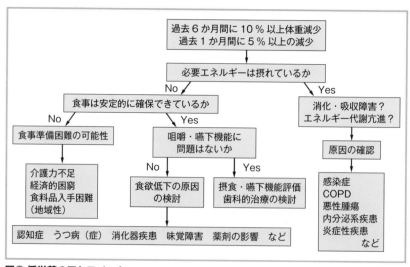

図❶ 低栄養のアセスメント
（武部久美子. 高齢者の生理的特徴と栄養マネジメント. In：日本栄養改善学会，監. 応用栄養学
ライフステージ別・環境別：医歯薬出版；2016. p91 より一部改変）

▶慢性気管支炎
気管支の炎症による
せきや痰などの呼吸
器症状が，数週間か
ら数か月以上，慢性
的に続く状態.
▶肺気腫
末梢の気腔が異常に
拡大し，肺胞壁が破
壊されガス交換がで
きなくなる状態.

②慢性閉塞性肺疾患（COPD）

慢性気管支炎や**肺気腫**と呼ばれてきた疾患である．罹患者数は喫煙者の20％程度と報告されており，緩徐に進行し高齢者の罹患者が多いのが特徴である．疾患の進行に伴い，咳，喀痰，呼吸困難などを認め，とくに労作時の息切れ，呼吸困難を呈する（**表③**）．

治療は薬物療法（気管支拡張薬など）および，禁煙，呼吸リハビリテーション，栄養管理，酸素療法など非薬物療法を行う．

表③ COPD の病期分類

COPD 分類		I期	II期	III期	IV期
病期		軽度の気流閉塞	中等度の気流閉塞	高度の気流閉塞	きわめて高度の気流閉塞
%FEV$_1$		%FEV$_1$≧80 %	50 %≦%FEV$_1$<80 %	30 %≦%FEV$_1$<50 %	%FEV$_1$<30 %
症状	咳	−〜+	±〜++	++〜+++	+++
	痰	−〜+	±〜++	++〜+++	+++
	息切れ	−〜±	±〜+	++	+++
	息苦しさ	−	±〜+	++	+++
日常生活		坂道や階段歩行，早歩きで息切れがある	同年代の人と歩いていても遅れてしまう	更衣，洗顔などの日常動作でも息切れがする	会話や食事のときに息切れがする 息切れのために外出できない 呼吸困難のために寝たきりになることがある
栄養との関係		症状は比較的軽度であるため，普段通りに食事が摂れる	%1秒量が低下するにつれて呼吸困難感が増強．食事摂取量低下傾向がみられる	食事中の呼吸困難感による食欲低下や全身疲労が増強する．肺の過膨張による胃の圧迫などにより食事摂取量の減少を認める

%FEV$_1$　%1秒量．年齢，性別，身長をもとにあらかじめ算出された健常者の予測1秒量（FEV$_1$予測値）に対する患者の1秒量（FEV$_1$実測値）の比率．
（日本呼吸器学会 COPD ガイドライン第4版作成委員会，編．診断基準，栄養管理．COPD 診療と治療のためのガイドライン第4版：メディカルレビュー社；2014．p28-36, p78-81 より）

COPD 患者では，代謝亢進・全身性炎症などにより増大した消費エネルギー量に対し，食事中の呼吸困難感より，必要エネルギー量が確保できず高頻度に栄養障害を認める．

- 栄養療法は，エネルギー消費量に見合う十分なエネルギー量を補給する必要がある．
- 食後腹部膨満や呼吸困難を訴えることが多いため，4〜6回の分割食を工夫する．

▶BCAA
branched chain
amino acid.
→24 頁参照

- 分枝（分岐鎖）アミノ酸（**BCAA**）は，たんぱく質合成促進作用を有し異化抑制するため，栄養補助食品を活用した積極的な栄養補給が推奨される．

③肺炎

肺炎は日本人の死因の第3位であり，肺炎で死亡する人のほとんどが高齢者である．高齢者肺炎の特徴は，再発を繰り返し抗生剤耐性菌が出現し，抗生物質による治療が困難となり死に至ることである．また，高頻度で唾液が夜間肺内に侵入する

▶不顕性誤嚥
せき反射を認めずに
睡眠中に無意識のう
ちに唾液が気道に流
れ込む誤嚥のこと.

不顕性誤嚥<ruby>ごえん</ruby>を認めることも特徴である．咳嗽反射や嚥下反射の低下が背景要因として影響する．

細菌などが主に気道を介して肺に感染し，炎症を起こす．咳嗽，呼吸困難，喀痰<ruby>がいそう</ruby>などの呼吸器症状と発熱，全身倦怠感，悪寒などの全身症状を呈する．抗生物質を

用いた化学療法が主体となる．発熱・呼吸困難などによりエネルギー代謝は亢進するため低栄養状態となり，水・**電解質インバランス**も認めやすい．呼吸器の障害だけではなく全身の消耗をともなうため，静脈・経腸栄養を含め積極的な栄養管理が必要となる．

▶電解質インバランス
体液中の電解質（ナトリウム，カリウム，塩素イオンなど）のバランスが乱れると，アシドーシス，アルカローシスの状態へと変化する．

④高血圧

収縮期血圧は60歳以後急速に上昇するため，高齢者の高血圧は収縮期高血圧の頻度が高くなる．年齢，併存疾患により降圧目標は異なる（**表❹**）．腎血流量，糸球体濾過量，尿細管機能も加齢により低下するため，高齢高血圧患者では慢性腎臓病（chronic kidney disease：CKD）の合併が多い．また，**起立性低血圧**や**食後血圧低下**が起こりやすいのも特徴である．減塩，減量，節酒，禁煙，運動励行など生活習慣の修正を行う．効果が不十分な場合に降圧薬治療を行う（**図❷**）．

▶起立性低血圧
立位をとった際に生じる過度の血圧低下．収縮期血圧の低下（20 mmHg以上），拡張期血圧の低下（10 mmHg以上）の場合に診断される．

▶食後血圧低下
食後に限局して血圧が過度に低下する状態．食後腸管に血液が集中し脳への血流量が減少するために生じる．

表❹ 降圧目標

	診察室血圧（mmHg）	家庭血圧（mmHg）
75歳未満の成人 脳血管障害患者 　（両側頸動脈狭窄や脳主幹動脈閉塞なし） 冠動脈疾患患者 CKD患者（蛋白尿陽性） 糖尿病患者 抗血栓薬服用中	<130/80	<125/75
75歳以上の高齢者 脳血管障害患者 　（両側頸動脈狭窄や脳主幹動脈閉塞あり，または未評価） CKD患者（蛋白尿陰性）	<140/90	<135/85

（日本高血圧学会高血圧治療ガイドライン作成委員会，編．降圧目標．高血圧治療ガイドライン2019：ライフサイエンス出版：2019．p53より）

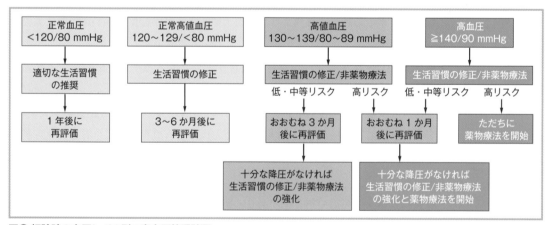

図❷ 初診時の血圧レベル別の高血圧管理計画
（日本高血圧学会高血圧治療ガイドライン作成委員会，編．初診時の高血圧管理計画．高血圧治療ガイドライン2019：ライフサイエンス出版：2019．p51より）

栄養療法は，生活習慣の修正を目標とし，a. 適正体重の維持，b. 1日6g未満の食塩制限，c. 野菜類・果実類の積極的な摂取，d. コレステロール・飽和脂肪酸の摂取制限，e. 多価不飽和脂肪酸，低脂肪乳製品の摂取，f. アルコールの制限，g. 運

動療法, h. 禁煙について指導する.

⑤骨粗鬆症

骨組織は骨基質（コラーゲン線維, Ca などの骨塩）で構成されている. 骨基質量を骨量という. 骨量は, 思春期から20歳にかけて最大骨量（peak bone mass）に達し20〜30年間は維持されるが, 更年期以降は加齢とともに減少する（図❸）.

骨粗鬆症は, 骨強度が低下して骨が脆くなり, 骨折しやすくなる骨疾患で, 閉経後の女性に好発する. 脆弱性骨折の有無と骨密度で診断する（表❺）. 骨密度は二重エネルギーX線吸収測定法（DXA）などで測定する. 薬物療法（骨吸収抑制薬, 骨代謝調整薬）や栄養療法および運動療法を行う.

▶DXA
dual-energy X-ray absorptiometry.
▶YAM
young adult mean.

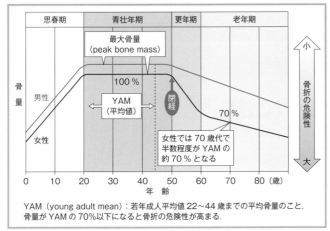

YAM（young adult mean）: 若年成人平均値22〜44歳までの平均骨量のこと. 骨量がYAMの70%以下になると骨折の危険性が高まる.

図❸ 骨量の年齢変化
（細井孝之. 骨量・骨強度. In：医療情報科学研究所, 編. 糖尿病・代謝・内分泌（病気がみえる vol.3）：メディックメディア；2014. p136 より）

表❺ 骨粗鬆症の診断基準

Ⅰ. 脆弱性骨折あり
1. 椎体骨折または大腿骨近位部骨折あり
2. その他の脆弱性骨折あり, 骨密度がYAMの80%未満

Ⅱ. 脆弱性骨折なし
骨密度がYAMの70%以下または−2.5SD以下

YAM：若年成人平均値（腰椎では20〜44歳, 大腿骨近位部では20〜29歳）
（骨粗鬆症の予防と治療ガイドライン作成委員会. 原発性骨粗鬆症の薬物療法開始基準. 骨粗鬆症の予防と治療ガイドライン2015年版：ライフサイエンス出版；2015. p36 より一部改変）

栄養療法として, 食事によるカルシウム摂取は予防と治療に不可欠である. 骨量を増やすため, カルシウムは食品から1日に700〜800 mg摂取することが推奨されている.

カルシウム以外に, ビタミンD 10〜20 µg, ビタミンK 250〜300 µgの摂取が推奨されている. リンを多く含む食品, 食塩, アルコールおよびカフェインの過剰摂取には留意する必要がある.

エストロゲンと骨粗鬆症

女性ホルモンのエストロゲンは, 副甲状腺（上皮上体）から分泌されるパラトルモン（骨吸収促進に働く）の作用に拮抗し, 破骨細胞の活動を抑制し骨吸収を抑制する. 閉経後, エストロゲン分泌が急激に低下すると破骨細胞の活動が活発化し, 骨吸収（骨中のCaを血液中に放出する）が進む.

---

⑥摂食嚥下障害

嚥下機能障害とは, 食物を口腔内に取り込み, 咀嚼し食塊を形成し咽頭に送り込み, 嚥下反射により食道に移送されるまでの機能が障害されることである（図❹）. 高齢者が摂食嚥下障害を呈する背景には, 加齢, 疾患, 心理面などが影響している（表❻）

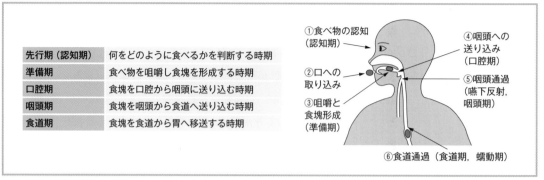

先行期（認知期）	何をどのように食べるかを判断する時期
準備期	食べ物を咀嚼し食塊を形成する時期
口腔期	食塊を口腔から咽頭に送り込む時期
咽頭期	食塊を咽頭から食道へ送り込む時期
食道期	食塊を食道から胃へ移送する時期

図❹ 摂食・嚥下機能の5期
（藤島一郎．摂食・嚥下にかかわる器官の解剖・生理とその障害．In：藤島一郎，監．摂食・嚥下リハビリテーション：中山書店；2014．p3 より）

表❻ 嚥下機能低下をきたす要因

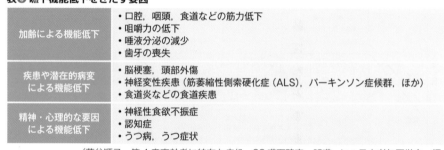

加齢による機能低下	・口腔，咽頭，食道などの筋力低下 ・咀嚼力の低下 ・唾液分泌の減少 ・歯牙の喪失
疾患や潜在的病変による機能低下	・脳梗塞，頭部外傷 ・神経変性疾患（筋萎縮性側索硬化症（ALS），パーキンソン症候群，ほか） ・食道炎などの食道疾患
精神・心理的な要因による機能低下	・神経性食欲不振症 ・認知症 ・うつ病，うつ症状

（藤谷順子．第4章高齢者に特有な症候　22嚥下障害・誤嚥．In：日本老年医学会，編．老年医学テキスト改訂第3版：メジカルビュー社；2008．p129 より一部改変）

▶嚥下造影（VF）検査
video fluoroscopic examination of swallowing. 造影剤や造影剤を含む食物を嚥下させ，X線透視下で観察する．

▶嚥下内視鏡（VE）検査
video endoscopic examination of swallowing. 内視鏡を用いて咽頭・喉頭の器質的・機能的状態を観察する．

嚥下機能状態を，**嚥下造影（VF）検査**，**嚥下内視鏡（VE）検査**により診断する．嚥下機能のスクリーニングとしては，反復唾液嚥下テスト，改訂水飲みテストなども用いられる．

嚥下調整食は，a. 食塊がまとまった凝集性の高い商品（ゼリー，プリンなど），b. 流動性を有し咽頭や食道をなめらかに通過する食品（ゼリー，ヨーグルトなど），c. 液体は咽頭通過速度が速く，誤嚥リスクが高まる．とろみ調整用食品を用いて，適度な粘性を付け，咽頭通過速度を調整する必要がある．クラッカーなどパサつく食品や，餅やわかめなど咽頭に付着しやすい食品，酸味の強い食品・料理は誤嚥リスクが高いため避ける必要がある．

病院・施設・在宅医療および福祉関係者が共通に使用できる基準として，「嚥下調整食学会分類2021」が示されている（巻末の**資料** [11] 参照）．

⑦褥瘡

▶可動性
体位を変えたり整えたりできる能力．

▶褥瘡対策に関する診療計画書
褥瘡発生リスクのある患者に対し，発生リスク，創部の評価を実施し看護計画をまとめる．

褥瘡は，皮膚局所への持続的圧迫による血流障害により，虚血性皮膚障害を認める疾患である．褥瘡の発症要因は，a. **可動性・活動性の低下による皮膚局所への圧迫**，b. 局所および全身的要因による皮膚の耐久性低下によって発症する（**図❺**）．

褥瘡対策はチームで実践し，対象者の全身を観察し褥瘡発生リスクのある場合には，褥瘡評価を行う．入院患者では，**褥瘡対策に関する診療計画書**に沿ってケアを実施する（**図❻**および巻末の**資料** [12] 参照）．

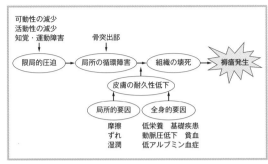

図⑤ 褥瘡発生の要因
（上出良一. 褥瘡発生の要因. In：宮地良樹，溝上祐子，編. 褥瘡治療，ケアトータルガイド：照林社；2009 より）

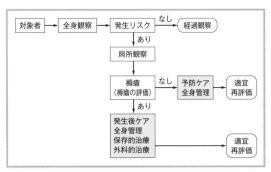

図⑥ 褥瘡予防・管理のアルゴリズム
（日本褥瘡学会. 褥瘡予防・管理ガイドライン第 5 版：照林社；2022. p10 より）

表⑦ 褥瘡と栄養

項　目	褥瘡との関連性	目安量
エネルギー	褥瘡により生体は侵襲され，侵襲にともないエネルギー代謝は増大するため，十分な補給が必要	軽度褥瘡の場合 25〜35 kcal/体重 kg/日 重症例は基礎代謝量（BEE）×活動係数（AF）×傷害係数（SF）
たんぱく質	滲出液による漏出もあるため十分に補給する	1.1〜1.5 g/体重 kg/日
アルギニン	生体に強い侵襲が加わると需要が増大する条件付き必須アミノ酸	7 g 以上
ビタミンA	皮膚粘膜を形成，コラーゲン合成，上皮形成に関与	800〜900 μgRE/日
ビタミンC	コラーゲン合成に需要が増大する	500 mg 以上
ビタミンE	血行促進による褥瘡治癒促進効果，抗酸化作用	8〜9 mg/日
カルシウム	コラーゲンの架橋形成に関与	800〜1,000 mg/日
亜鉛	創傷治癒にかかわる上皮組織，コラーゲン形成に重要	12〜15 mg/日
鉄	鉄欠乏による貧血は，循環障害から創傷治癒を遅延させるため，十分に補給する	12〜15 mg/日
水分	高齢者では脱水を認めやすい. 尿量を確認し，確実な補充に努める	30〜35 mL/体重 kg/日
サプリメントの検討	全身状態低下や基礎疾患のため，食事摂取量も不安定となりやすい. 状況により経腸栄養剤や栄養補助食品などの利用を検討する	

（田村佳奈美. 褥瘡治療・予防に関わる栄養素と必要量. In：宮地良樹，溝上祐子，編. 褥瘡治療，ケアトータルガイド：照林社；2009. p212 より一部改変）

　　低栄養は褥瘡発生の重要な危険因子であり，予防・治療のためには適切な栄養管理が必要となる（**表⑦**）.

⑧フレイル，サルコペニア，老年症候群

a. フレイル

　　フレイルは，加齢による運動機能・認知機能の低下，複数の慢性疾患併存の影響も受けて，生活機能が障害され，心身ストレスに対する脆弱性（ぜいじゃくせい）が増大した状態である. そのため障害・施設入所・死亡など重篤な健康問題へと結びつきやすくなる. フレイルは自立と要介護の間にあり，適切な介入により自立へと戻すことも可能である（**図⑦**）.

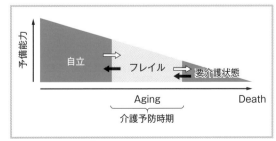

図⑦ フレイルモデル
（葛谷雅文. 超高齢社会におけるサルコペニアとフレイル. 日本内科学会誌 2015；104（12）：2602-7 より）

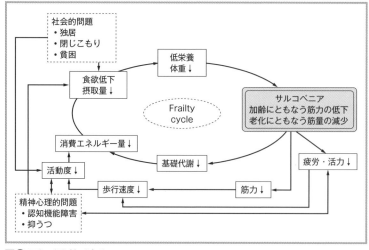

図❽ フレイルサイクル
(Xue QL, et al. J Gerontol A Biol Sci Med Sci 2008；63（9）：984-90 より一部改変)

　疲労感や活動量低下にともない食事摂取量が低下し体重減少・筋力低下と悪循環となりサルコペニアへとつながっていく（**図❽**）．フレイルは，体重減少，筋力低下（握力），主観的疲労感，日常生活活動量の減少，身体能力（歩行速度）の減弱により評価する．

　認知機能の評価には，精神状態短時間検査 改訂日本版（MMSE-J）などを用いる（巻末の**資料**［12］参照）．

b．サルコペニア

　サルコペニアは，加齢にともなう骨格筋量の低下と筋力もしくは身体機能（歩行速度など）の低下を症状とする．加齢がもっとも重要な要因であるが，活動の低下，疾患（代謝性疾患，消耗性疾患），栄養不良が危険因子となる．

　フレイル・サルコペニアによる筋肉量減少の要因には，たんぱく質不足，ビタミンD低下など低栄養，エストロゲン，テストステロンなどホルモン変化，インスリン抵抗性，炎症性変化など多様な因子が複雑に関与している．

　サルコペニア・フレイルの予防と治療は，運動と栄養による介入が中心となる．加齢にともない，骨格筋タンパクの同化は抑制され，異化は増強するため，たんぱく質の十分な摂取が必要である．また，**ロイシン**の投与により全身のタンパク同化作用に効果があるとの報告もある．とくに，ビタミンD摂取不足は，筋肉量を減少させサルコペニアおよびフレイルのリスクを高めるため，十分に補充する必要がある．

　フレイル・サルコペニアにより転倒・骨折リスクが高まり，要介護状態へつながる．

▶**ロイシン**
分岐鎖アミノ酸の一種．ロイシンは筋肉細胞に働き，筋タンパク合成を促進する作用があると報告されている．

c．老年症候群

　加齢にともない高齢者に多くみられる，治療と介護・看護を必要とする一連の症状・所見の総称．老年症候群では複数の症状を併発する（**表❽**）．

　老年症候群は，頻尿や息切れなど加齢にともなう生理的老化と多臓器疾患の影響による病的老化が混在している．

　後期高齢者で増加する，ADL低下，骨粗鬆症，尿失禁，せん妄，うつ，貧血，低栄養，褥瘡などは，要介護状態への関連性も高く留意が必要である．とくにADLの低下にともない転倒リスクも高まる．フレイル予防の面からも早期の段階からの継続的な運動習慣も重要である．

表❽ 老年症候群

	症　状
加齢変化に影響しない	めまい，息切れ，頭痛，意識障害，不眠，転倒，骨折，腹痛，下痢，肥満，睡眠時呼吸障害
前期高齢者で増加	認知症，脱水，骨関節変形，関節痛，腰痛，視力低下，発熱，食欲不振，浮腫，しびれ，悪心嘔吐，便秘，呼吸困難，やせ，体重減少
後期高齢者で増加	ADL低下，骨粗鬆症，椎体骨折，尿失禁，頻尿，せん妄，うつ，貧血，低栄養，褥瘡

（鳥羽一郎．第1章～4 高齢者に特有な症候　①老年症候群．In：日本老年医学会，編．
老年医学テキスト改定版：メジカルビュー社；2011．p67-71 より一部改変）

6 ――障がい者（児）の栄養管理

　障がい者（児）のほとんどが在宅で生活をしている（115頁参照）．年齢や障害の程度，原因となる疾患，摂食・嚥下機能の状態，治療状況なども個々人で異なっており，それらの食生活を支援していくことは非常に重要で，生活の質（quality of life：QOL）の向上に直結しているといえる．

▶（1）栄養特性

　出生直後から高齢者までライフステージが異なり，食事をすることは身体をつくるだけでなく，QOLを上げ，社会参加の一助にもなるため，障害をもつすべての人が楽しく食事ができるように医療福祉に携わる多職種が連携して取り組むことが重要である．

　近年，18歳未満の障がい児が増加し（図❶），なかでも発達障害のある子どもの増加は教育の場だけの現象ではなく，病院，療育センター，障がい児の通園・通所施設，保健所，児童相談所，自治体の教育研究所や教育相談室など，医療・保健・福祉の関連諸機関でみられている．

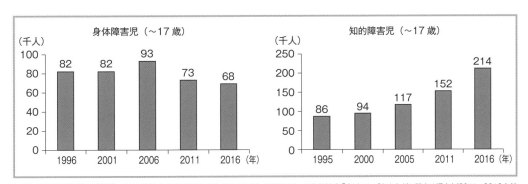

図❶ 障がい児数の推移（厚生労働省「知的障害児（者）基礎調査」（～2005年），厚生労働省「生活のしづらさなどに関する調査」（2011・2016年））

　発達障害とは，主に先天性の脳機能障害が原因で，乳幼児期に生じる発達の遅れや精神障害，知的障害をともなう場合もある症状で3種類に分類されている（**表❶**）．

表❶ 発達障害の分類と主な特徴

広範性発達障害（自閉症，アスペルガー症候群，トウレット症候群）	コミュニケーション・対人関係・社会性の障害，行動にパターン化がみられる．また，記憶力がとてもすぐれている場合がある．
学習障害（LD）	知的な発達に遅れがない場合が多く，聞く・読む・書く・計算するなどの能力の一つ，またはいくつかを身につけることに困難が生じる．
注意欠陥多動性障害（ADHD）	不注意，集中力がない，多動性・衝動性（善悪を判断せずに行動してしまう）などがある．

▶LD
learning disorders, learning disabilities. 基本的には全般的な知的発達に遅れはないが，聞く，話す，読む，書く，計算するまたは推論する能力のうち特定のものの習得と使用に著しい困難を示すさまざまな状態．
▶ADHD
attention deficit hyperactivity disorder.

　障害のある子どものために小・中学校に障害の種別ごとに置かれる少人数の学級（8人を上限）を特別支援学級といい，給食が提供されている．特別支援学校における教育の目的は，学校教育法第72条に「幼稚園，小学校，中学校又は高等学校に準ず

る教育を施すとともに，障害による学習上又は生活上の困難を克服し自立を図るために必要な知識技能を授けることを目的とする」と示されている．食に関する指導の目的は，「食に関する指導の手引―第二次改訂版」（文部科学省，平成31年3月）に，幼稚園，小学校，中学校又は高等学校に準ずるとともに，児童生徒の実態を十分考慮しながら，健康状態の維持・改善に関することや食事をするために必要な動作に関することなど，自立活動の視点を加味して設定することが必要である旨が記載されている．

給食での取り組みは，個々の障害の状態や発達段階，生活環境などの実態を的確に踏まえた指導方法などを工夫することが望まれ，正しい摂食行動がとれなかったり，拒食・偏食が多くみられたりするなど，幼児・児童・生徒により課題がかなり異なるので，実態に即したきめ細やかな指導と適切な配慮が必要となる（**表❷**）．

調理形態の工夫では，幼児・児童・生徒の食べる機能の発達段階に合わせて，食べ物の大きさ・硬さ・軟らかさ・水分量・粘稠性などに配慮した別調理（**表❸**）と再調理（**表❹**）が示されている．

食物調理の要素は，大きさ，硬さ，とろみ（つなぎ）で，最低限この3つを考慮する．大きさは小さくすれば食べやすくなるわけではなく，細かく刻むイコール食べやすい・飲み込みやすいではない．とろみ（つなぎ）は，増粘剤の量や時間経過により粘度が変わるので，加えすぎるとべとべとになり，飲み込みにくくなる場合がある．

表❷ 幼稚部幼児または高等部生徒1人1回あたりの学校給食摂取基準（特別支援学校）

区　分	基準値	
	幼　児	生　徒
エネルギー（kcal）	490	860
たんぱく質（%）	学校給食による摂取エネルギー全体の13〜20%	
脂質（%）	学校給食による摂取エネルギー全体の20〜30%	
ナトリウム（食塩相当量）（g）	1.5未満	2.5未満
カルシウム（mg）	290	360
マグネシウム（mg）	30	130
鉄（mg）	2	4
ビタミンA（μgRE）	190	310
ビタミンB$_1$（mg）	0.3	0.5
ビタミンB$_2$（mg）	0.3	0.6
ビタミンC（mg）	15	35
食物繊維（g）	3以上	7.5以上

注 1. 表に掲げるもののほか，次に掲げるものについても示した摂取について配慮すること．
　　亜鉛：幼児1mg，生徒3mg
　 2. この摂取基準は，全国的な平均値を示したものであるから，適用に当たっては，個々の健康および生活活動等の実態ならびに地域の実情等に十分配慮し，弾力的に運用すること．
　 3. 献立の作成に当たっては，多様な商品を適切に組み合わせるように配慮すること．

（令和3年文部科学省告示第11号より）

表❸ 別調理について

形　態	目的・必要性	食べ物の状態
初期食	（嚥下，補食機能の練習食）食べ物を摂り込み，飲み込み，食道に送る一連の動きを身につけさせる．	水分が多く，適度な粘性．粒がなく，なめらかな状態でそのまま飲み込める．（例：ヨーグルト）
中期食	（押しつぶし機能の練習食）舌で食べ物を口蓋の前方に押しつけ，つぶす動きを身につけさせる．	形はあるが舌でつぶせる程度の硬さで，舌と上あごで押しつぶして飲み込める状態．（例：プリン，煮かぼちゃ）
後期食	（咀しゃく機能の練習食）前歯で噛みとりや奥歯，歯ぐきで噛む動きを身につけさせる．	舌でつぶせず，奥歯で噛みつぶせる硬さ．（例：よく煮込んだ野菜，軟らかいひき肉料理）

表❹ 再調理について

形　態	目的・必要性	食べ物の状態
刻み食	噛み切ることを補い，食べやすく調理する．	調理はさみで一口大の大きさに刻む．
ミキサー食	噛み砕くことを補う．また，誤飲（嚥）を防ぐために，汁物などには粘りを持たせる．	ミキサー，ミルミキサーやフードプロセッサーで，細かく刻む．とろみ剤でとろみをつける．（例：ヨーグルト）

▶ (2) 主な疾患と栄養ケア

① 視覚障害

　消化吸収や食行動に問題がない場合，健常者と同様に栄養バランスの良い食事を提供する．食物を認識，識別，判断がむずかしくなるため，誤食や食べ残しがある．机の上の配膳については，両手を導いて食器を触ってもらうことや，各料理を**クロックポジション**（図❷）で配置する．

　異食を防止するために，煮魚を提供する場合は骨を取り除く，食べられないもの（アルミホイルやバラン，ようじ，わさびなど）

▶クロックポジション
料理の配膳場所を時計の短針に例えて知らせる手段．
▶異食
食べ物でないものを食べること．誤食．

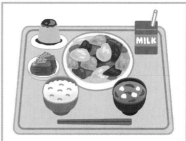

お箸：6時　ご飯：7時　みそ汁：5時
大皿：まん中（12時）　小皿：9時
デザート：11時　牛乳：1時

図❷ クロックポジション

は器に盛りつけない．熱い料理は，適温まで冷まして提供する．食器は認識しやすいものを選ぶことが重要で，ご飯用には色のコントラストを考慮して，黒色のしゃもじや内側に色が付いた茶わんなど，平皿はこぼれにくいように深めの皿を使用する．視野が狭い場合は，左右どちらか半分や中央と周縁のどちらかが認識できない場合があるため，見える場所へ配膳を変更する，認識していない場所にも意識が向けられるような声掛けをすることも必要である．

　食堂内での安全面では，手洗い設備や座席配置の工夫も大切である．メニュー表は，活字や点字での配布や音声パソコンで確認できるようにし，料理への関心を持てるようにメニュー名の工夫も大切である．

②聴覚障害

　複雑な言い回しや抽象的な言葉の理解がむずかしいため，さまざまなコミュニケーション方法（音声言語や初期言語，手話）に視覚的な補助教材（絵や写真）を活用しながら，情報が伝わるようにすることが必要である．

　そのため，実際に給食を食べながら，その日の献立に入っている食材の絵カード（または写真）と実物を照らし合わせて食材の名前を覚えるように指導する．また，甘い・辛い・苦い・すっぱい・熱い・冷たいなど食事に関する言葉を実体験と結びつけて身につける．

　コミュニケーション不足から喫食者の意図が介護者や調理者などに，伝わりにくい場合がある．音声機能や言語機能の障害の場合，発声や発音が不明瞭になるため，食事中に自分の意思を伝達することがむずかしい．咀嚼する音や調理をする音が聞こえない状態のため，聴覚以外の感覚でおいしさが体感できるように支援する．コミュニケーションの手段は，筆談が主に用いられるが，**読話**や手話もある．

③肢体不自由

　むせやせき込み，誤嚥などの嚥下機能障害や口を閉じられない過開，**舌挺出**などで食べこぼしや喫食率の低下などがある．障害の程度はさまざまなため，個々に応じて食形態の変更や自助具の使用など，なるべく自分で喫食できるような工夫を必要とする．残存機能をいかし適切で安全に支援する必要がある．

　食事の提供や介助のみでなく，介護者と一緒に食事をつくる場合もあるため，個々のニーズに応じた食事のケアが必要である．

　四肢の機能障害には，手や指，足を一部切断した状態，関節や脊柱が固くなり，変形や**拘縮**，筋力が低下した状態，自らの意思での運動が困難となる麻痺がある．

　体幹の機能障害により身体を支えることが困難で，バランスを保つことができない場合，座位が可能なときは，安定した状態が保てるように特殊マットを活用する．

　感覚障害があり，温冷覚や痛覚，触覚が鈍くなる場合は，提供する食事の温度を適温にしてやけどに注意する．

　自助具（図❸）を用いて自分の意志で食事ができるように支援する必要がある．

▶**読話**
聴覚障害のある人が，話し手の口唇の形や前後の文脈などから相手の言いたいことを推測する手段．

▶**舌挺出**
舌に低緊張な状態で，前歯ないしは唇より外に出ている状態．

▶**拘縮**
筋肉の持続性収縮で関節の動きが制限された状態．

●**シンデレラシチューの秘密**●（埼玉県立特別支援学校塙保己一学園給食部ホームページより一部改変）

中学部給食のメニュー；◇砂糖揚げパン，◇牛乳，◇ハムサラダ，◇シンデレラシチュー

単なるかぼちゃシチューではなく，何が入ったシチュー？　と思ってもらい，興味を持ってもらえるようなネーミングにした．シンデレラシチュー⇒シンデレラが乗る魔法の馬車は何に魔法をかけたのか？⇒かぼちゃ．かぼちゃは苦手な子どもが多いが，シチューにすると食べることができる．

図❸ さまざまな自助具

握りやすく，柄が左右に曲げられるスプーン・フォーク	ばね付きの箸	持ちやすく，傾けずに飲みやすいコップ	裏に滑り止めの付いたすくいやすいお皿	柄に凹凸があり握りやすいスプーン
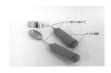	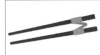	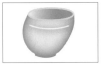	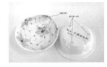	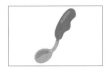

④内部障害

　それぞれの疾患や重度症の程度をよく理解することが必要である．腎機能低下や心疾患などによって食事療法が必要な場合がある．また，これらの疾患を複数もつ重複障害の場合もあるため，個々に合った食事の支援が必要となる．

⑤知的障害

　記憶，推理，判断などの知的機能の発達に明らかな遅れがみられ，社会生活などへの適応がむずかしい状態である．食行動では，摂食拒否，過食，早食い，丸飲み（噛まずに飲み込む），ばっかり食べ（特定の食品を極端に嫌うまたは特定の食物しか食べない），異食（食品でないものを口にする）があり，茶わんや箸を持たずに食事をする傾向もみられる．とくに食にこだわりのある場合は，無理に食べさせようとして，食べることがストレスにならないような配慮が必要である．

●食品の種類●

- 主食は米，パン類，めん類のみを好み，混ぜ物があると食べなくなることがある．
- 野菜類やいも類はゆでたスティックや乱切りにする．肉より魚（焼き魚やフライ）が好まれる．
- ペラペラした食感（レタスやわかめなど），皮が口に残る豆やトマト，えびやいか・かたまり肉のように硬すぎるもの，弾力があるもの（こんにゃく，かまぼこなど）や唾液を吸うもの（パン類，ゆで卵，さつまいも），匂いの強いもの（にら，しいたけ），口の中でまとまりにくいもの（ブロッコリー，ひき肉），誤嚥しやすいもの（こんにゃくゼリーや餅など）は丸飲みされがちである．
- たまご焼・フレンチフライ・コロッケ・バナナ・おにぎり・フレンチトーストなどは，容易に噛み取ることができ，手に持つことができるため好まれるが，トンカツやあらびきウインナー，鶏肉の空揚げなどは噛み取りがむずかしい食品である．

　食べる機能の発達を促し，誤嚥しないように，障害に合わせて食べやすい形態を考慮する（**表❺**）．食べるたびにせき込みや丸飲みすると，食べることが上手にならない．料理の形状が食べる機能と一致しないと，嘔吐，舌の突出，せき込み，むせなどの要因となる．

表❺ 発達段階に合わせた調理形態

発達段階	目　安	目　標	食べさせ方	調理形態
経口摂取準備期	口腔周囲に触れても過敏症状を呈さない.	口に食物が入ってからも嫌がらない. 口を閉じて鼻で呼吸ができる. 唾液の嚥下ができる.	手指やおもちゃを使って口で遊ばせる. 味の刺激で食物の感覚に触れさせる.	トロリと流れるような食物
初期	口を閉じられ下唇が内側に入り込む動き.	唇を閉じて飲み込む(取り込まれた食物を口を閉じて嚥下反射が誘発される部位まで移送する).	姿勢に注意する. 顎を閉じさせる介助を行う.	ベタ状のペースト食
中期	上下唇がしっかり閉じる. 左右口角部が同時にほぼ水平に伸縮する.	唇で食物を取り込む. 舌前方部で口蓋ひだに食物を押しつけてつぶす.	スプーンを下唇に乗せ, 口を閉じるのを待つ. 上唇で食物を取り込む動きを介助する	軟らかいつぶし食
後期	咀嚼側の口角が頬と強調して縮む動き	食物の臼歯咬合面上に頬と舌で保持する. 舌顎側方運動	前歯を使って取り込ませる. (嚙み切らせる).	軟らかいほぐし食
自立期	前歯で一口食べられる量を調整して嚙み取れる. 食物の硬さ, 大きさに応じて咀嚼できる.	食器(スプーン, フォークなど)を使って食べる. コップを使って自分で飲める	手づかみ食べをさせ, 目. 手・口の協調を促す. スプーンが上手になったらフォークを使わせるのを原則とする.	食べやすい軟食→普通食

(向井美恵, 編. 食べる機能を促す食事:医歯薬出版;1994)

a. マッシュ

　ドロドロした粘りが必要で, スプーンにのせても流れ落ちない程度の形状. ヨーグルト, いも類, 野菜類ペースト, パン粥(かゆ), マッシュなど.

b. 舌でつぶせる

　ベタベタした状態でプリン, 絹ごし豆腐, ゼリー, 煮かぼちゃなど.

c. つぶつぶ状

　軟らかい割には弾力がある料理で, よく煮込んだいも類や野菜類, うどん, 軟らかいひき肉料理など.

d. 歯ごたえがあってなめらかな状態

　一口で摂り込める大きさにする. 食べる機能の発達を促すには, 大きさ・硬さ・軟らかさ・水分・粘りを考慮して調理する.

⑥精神障害

　主要な原因により, 内因性精神障害(統合失調症やうつ病, 躁(そう)うつ病などの気分障害), 外因性精神障害(アルコール・薬物依存症, アルツハイマー型認知症, 不安障害), 心因性精神障害(神経症, 心的外傷後ストレス障害), その他(パーソナリティー障害, 広範性発達障害)に分類される.

▶幻覚
→116頁参照
▶悪性症候群
精神神経用薬服薬下で起こる発熱, 意識障害, 錐体外路症状, 自律神経症状などの副作用のこと.

　症状としては, **幻覚**, 幻聴, 不安感が強い, 薬の副作用による**悪性症候群**や水中毒, 服薬の中断による疾病の再発がある.

　症状にともなう食行動は, 過食, 小食, パターン化した食行動の固持(こじ), 薬物の副作用による食欲低下, 味覚低下, 消化管障害がある. 精神障害のある人は, 対人関係が苦手で孤立してストレスを感じやすく, 日常生活や社会生活に困難をきたしている状態があり, これらが食行動に現れる. 入退院を繰り返す場合もあるため, 本人が安心した生活が送れるように, 地域保健医療サービスを利用し, 家族や地域で支援する必要がある.

参考図書

Ⅰ　人体の構造と機能

1) 遠藤克己. 栄養の生化学 1-2-3 改訂第 3 版：南江堂；2003.
2) 加藤秀夫，中坊幸弘，宮本賢一，編. 栄養生化学（栄養科学シリーズ NEXT）：講談社サイエンティフィク；2012.
3) 吉田　勉，監. 篠田粧子，南　道子，編. 最新基礎栄養学第 9 版：医歯薬出版；2019.
4) 奈良信雄. 看護・栄養指導のための臨床検査ハンドブック第 6 版：医歯薬出版；2022.
5) 文部科学省，厚生労働省，農林水産省. 食生活指針；2016.
   https://www.mhlw.go.jp/file/06-Seisakujouhou-10900000-Kenkoukyoku/0000129379.pdf（閲覧日：2023 年 11 月 10 日）
6) 友竹浩之，桑波田雅士，編. 新・栄養学総論第 2 版（栄養科学シリーズ NEXT）：講談社サイエンティフィク；2020.
7) 池田彩子，石原健吾，小田裕昭，編著. 生化学・基礎栄養学第 3 版（栄養科学ファウンデーションシリーズ）：朝倉書店；2022.

Ⅱ　食品（食物）と栄養

1) 日本栄養士会，監，武見ゆかり，吉池信男，編.「食事バランスガイド」を活用した栄養教育・食育実践マニュアル：第一出版；2018.
2) 日本食品衛生学会，編. 食品安全の事典新装版：朝倉書店；2022.
3) 山本勝彦，白井直洋，山中克己. 医療・福祉介護者も知っておきたい食と薬の相互作用改訂第 2 版：幸書房；2018.
4) 永井　毅，監. 食品加工が一番わかる（しくみ図解シリーズ）：技術評論社；2015.
5) 久保田紀久枝，森光康次郎，編. 食品学―食品成分と機能性第 2 版（新スタンダード栄養・食物シリーズ 5）：東京化学同人；2021.
6) 日本フードスペシャリスト協会，編. 三訂食品の安全性第 3 版：建帛社；2021.
7) 山内知子，編. たのしい調理―基礎と実習第 5 版：医歯薬出版；2016.
8) 和泉秀彦，熊澤茂則，編. 食品学Ⅱ改訂第 4 版. 食品の分類と利用法：南江堂；2022.
9) 河内公恵. 第 6 章調理操作と調理機器. ln：河内公恵，編. 調理学―食品の調理特性を正しく理解するために（ステップアップ栄養・健康科学シリーズ）：化学同人；2017.
10) 海老原　清，渡邊浩幸，竹内弘幸，編. 食べ物と健康，食品と衛生 食品加工・保蔵学（栄養科学シリーズ NEXT）：講談社サイエンティフィク；2017.
11) 文部科学省科学技術・学術審議会資源調査分科会報告. 日本食品標準成分表 2020 年版（八訂）：蔦友印刷/全国官報販売協同組合；2021.
12) 栄養調理関係法令研究会，編. 栄養調理六法令和 6 年版：新日本法規出版；2023
13) 水品善之，菊崎泰枝，小西洋太郎，編. 食品学Ⅰ改訂第 2 版. 食べ物と健康 食品の成分と機能を学ぶ：羊土社；2021.
14) 栢野新市，水品善之，小西洋太郎，編. 食品学Ⅱ改訂第 2 版. 食べ物と健康 食品の分類と特性，加工を学ぶ：羊土社；2021.

Ⅲ　栄養素の役割

1) 日本食物繊維学会，監，日本食物繊維学会編集委員会，編. 食物繊維―基礎と応用第 3 版：第一出版；2008.
2) 加藤秀夫，中坊幸弘，宮本賢一，編. 栄養生化学（栄養科学シリーズ NEXT）：講談社サイエンティフィク；2012.
3) 小林謙一，編著. 基礎栄養学（栄養管理と生命科学シリーズ）理工図書；2021.
4) 奈良信雄. 看護・栄養指導のための臨床検査ハンドブック第 6 版：医歯薬出版；2022.
5) 木村修一，古野純典，翻訳監修. 最新栄養学第 10 版―専門領域の最新情報：建帛社；2014.
6) 光岡知足. 腸を整える―腸内細菌と腸内フローラ：祥伝社；2015.
7) 木元幸一，鈴木和春，編著. 四訂基礎栄養学（N ブックス）：建帛社；2022.
8) 清水孝雄，監訳. ハーパー・生化学原書 30 版：丸善出版；2016.
9) 友竹浩之，桑波田雅士，編. 新・栄養学総論第 2 版（栄養科学シリーズ NEXT）：講談社サイエンティフィク；2020.
10) 青柳康夫，編著. 改訂食品機能学第 4 版（N ブックス）：建帛社；2021.
11) 池田彩子，石原健吾，小田裕昭，編著. 生化学・基礎栄養学第 3 版（栄養科学ファウンデーションシリーズ）：朝倉書店；2022.
12) 森田英利，田辺創一，編著. わかりやすい食品機能学第 2 版：三共出版；2017.
13) 中河原俊治，編著. 食べ物と健康Ⅱ 食品の機能第 3 版：三共出版；2023.

IV　健康と栄養

1）島内憲夫. WHO ヘルスプロモーションとは何か？　民医連医療 No.586 2021 年 7 月号〜 No.597 2022 年 6 月号.
2）市村久美子, 島内憲夫, 編. 新体系看護学全書＜別巻＞ヘルスプロモーション：メヂカルフレンド社；2018.
3）島内憲夫, 鈴木美奈子, 翻訳. ヘルスプロモーション— WHO オタワ憲章 (21 世紀の健康戦略シリーズ)：垣内出版；2013.
4）和田雅史, 齊藤理砂子. 健康科学 ヘルスプロモーション：聖学院大学出版会；2016.
5）国立健康・栄養研究所. 健康日本 21 (第二次) とは.
　　https://www.nibiohn.go.jp/eiken/kenkounippon21/kenkounippon21/ (閲覧日：2023 年 11 月 10 日)
6）本田　徹. 世界の医療の現場から—プライマリ・ヘルス・ケアと SDGs の社会を：連合出版；2019.
7）村上　芽, 渡辺珠子. SDGs 入門：日本経済新聞出版；2019.
8）厚生労働省. 日本人の食事摂取基準 (2020 年版)；2019.
　　https://www.mhlw.go.jp/content/10904750/000586553.pdf (閲覧日：2023 年 11 月 10 日)
9）食事摂取基準の実践・運用を考える会, 編. 日本人の食事摂取基準 (2020 年版) の実践・運用—特定給食施設等における栄養・食事管理第 2 版：第一出版；2022.
10）厚生労働省. 令和元年国民健康・栄養調査報告；2020.
　　https://www.mhlw.go.jp/stf/seisakunitsuite/bunya/kenkou_iryou/kenkou/eiyou/r1-houkoku_00002.html
　　(閲覧日：2023 年 11 月 10 日)
11）医薬基盤・健康・栄養研究所, 監. 国民健康・栄養の現状—令和元年厚生労働省国民健康・栄養調査報告より：第一出版；2021.
12）厚生労働統計協会. 図説国民衛生の動向 2022/2023：厚生労働統計協会；2022.
13）健康日本 21 (第 3 次)・スマートライフプロジェクト.
　　https://www.smartlife.mhlw.go.jp (閲覧日：2023 年 11 月 10 日)

V　医療と栄養

1）Zander, K. Managed care within acute care settings：design and implementation via nursing case management：Health Care Superv 1988；6 (2)：27-43.
2）内科系学会社会保険連合. 標準的医療説明—インフォームド・コンセントの最前線：医学書院；2021.
3）雨海照祥, 監, 葛谷雅文, 編. 高齢者の栄養スクリーニングツール MNA ガイドブック：医歯薬出版；2011.
4）細田満和子. 「チーム医療」とは何か第 2 版—医療ケアに生かす社会学からのアプローチ：日本看護協会出版会；2021.
5）日本静脈経腸栄養学会, 編. 静脈経腸栄養ガイドライン第 3 版：照林社；2013.
6）比企直樹, 土師誠二, 向山雄人, 編. NST・緩和ケアチームのためのがん栄養管理完全ガイド— QOL を維持するための栄養管理：文光堂；2014.
7）日本クリニカルパス学会学術・出版委員会, 監. 総説クリニカルパス：サイエンティスト社；2023.
8）井上善文. 栄養管理テクニック 1 静脈栄養：照林社；2015.
9）山田雅子, 小野若菜子, 編. こんなときどうする？　在宅看護 Q&A —小児から高齢者まで：メディカ出版；2015.
10）渡邉早苗, 寺本房子, 石山麗子, 編著. 保健・福祉・医療のための栄養ケア入門—多職種連携の栄養学：建帛社；2019.
11）厚生労働統計協会. 国民衛生の動向 2023/2024. 厚生の指標 2023；70 (9).
12）内閣府, 編. 令和 3 年版高齢社会白書：日経印刷；2021.
13）尾形裕也. 日本の医療政策と地域医療システム—医療制度の基礎知識と最新動向第 4 版；日本医療企画；2018.
14）臨床栄養代謝学会, 編. 日本臨床栄養代謝学会 JSPEN テキストブック：南江堂；2021.
15）河原加代子, 著者代表. 在宅看護論第 5 版 (系統看護学講座)：医学書院；2017.
16）社会保険研究所. 医科点数表の解釈 (令和 4 年 4 月版)；2022.
17）亀井智子, 小玉敏江, 編. 高齢者看護学第 3 版：中央法規出版；2018.
18）MNA®. 簡易栄養状態評価表 Mini Nutritional Assessment-Short Form.
　　https://www.mna-elderly.com/sites/default/files/2021-10/mna-mini-japanese.pdf (閲覧日：2023 年 11 月 10 日)

VI　福祉と栄養

1）日野原重明, 監, 岡安大仁, 柏木哲夫, 編. ターミナルケア医学：医学書院；1989.
2）Connell BR, Jones M, Mace R, et al (松本　廣, 小林　巌, 訳). ユニバーサル・デザインの原則：国立特殊教育総合研究所；1995.
　　http://www.nise.go.jp/research/kogaku/hiro/uni_design/uni_design.html (閲覧日：2023 年 11 月 10 日)

3) 長岡美代. 多死社会に備える―介護の未来と最期の選択：平凡社；2021.
4) 下田妙子，編. カラー図解 高齢者の栄養管理ガイドブック：文光堂；2010.
5) 寺本房子ほか，編著. 演習で学べる在宅栄養支援第2版―地域共生社会における管理栄養士の役割：建帛社；2023.
6) はじめてのケアマネジメント作成委員会. はじめてのケアマネジメント―仕事のコツがわかるチェックポイント：中央法規出版；2011.
7) 大和田浩子，中山健夫. 知的・身体障害者のための栄養ケア・マネジメントマニュアル：建帛社；2009.
8) 東　美奈子，大久保　薫，島村　聡. 障がい者ケアマネジメントの基本―差がつく相談支援専門員の仕事33のルール：中央法規出版；2015.
9) 西堀すき江，編. よくわかる「栄養ケア・マネジメント」ハンドブック第3版：中央法規出版；2013.
10) 野中　猛，上原　久. ケア会議で学ぶケア・マネジメントの本質：中央法規出版；2013.
11) 厚生労働省. 令和4年生活のしづらさなどに関する調査（全国在宅障害児・者等実態調査）；2022.
　　https://www.mhlw.go.jp/toukei/list/seikatsu_chousa_r04.html（閲覧日：2023年11月10日）
12) 障害者福祉研究会，監. 障害者総合支援法 障害支援区分認定ハンドブック：中央法規出版；2015.
13) 吉田貞夫，編. 高齢者栄養ケア UPDATE ―介護予防から終末期まで栄養ケアの現在がわかる（臨床栄養別冊 JCN セレクト10）：医歯薬出版；2015.
14) 山田雅子，小野若菜子，編. こんなときどうする？　在宅看護 Q&A ―小児から高齢者まで：メディカ出版；2015.
15) 厚生労働統計協会. 国民衛生の動向 2023/2024. 厚生の指標 2023；70（9）.
16) 社会福祉士養成講座編集委員会，編. 社会保障第6版（新・社会福祉士養成講座12）：中央法規出版；2019.
17) 佐藤登美，箕浦とき子. 看護と倫理・患者の心理（看護学入門4巻）：メヂカルフレンド社；2012.
18) 社会福祉士養成講座編集委員会，編. 高齢者に対する支援と介護保険制度第6版（新・社会福祉士養成講座13）：中央法規出版；2019.
19) 厚生労働統計協会. 国民の福祉と介護の動向 2022/2023. 厚生の指標 2022；69（10）.
20) 河原加代子，著者代表. 在宅看護論第5版（系統看護学講座）：医学書院；2017.
21) 亀井智子，小玉敏江，編. 高齢者看護学第3版：中央法規出版；2018.
22) 厚生労働省. 障害者福祉，障害者の自立と社会参加を目指して.
　　https://www.mhlw.go.jp/bunya/shougaihoken/idea01/（閲覧日：2023年11月10日）

Ⅶ　ライフステージ別栄養管理

1) 渡邉早苗，寺本房子ほか，編著. 思春期・妊娠期の疾患と栄養食事療法（栄養食事療法シリーズ7）：建帛社；2009.
2) 渡邉早苗，寺本房子ほか，編著. 小児・学童期の疾患と栄養食事療法（栄養食事療法シリーズ6）：建帛社；2009.
3) 藤井知行，鮫島浩二，監. ママとパパのはじめての妊娠・出産事典：朝日新聞出版；2019.
4) 厚生労働省. 妊娠前からはじめる妊産婦のための食生活指針～妊娠前から，健康なからだづくりを～解説要領；2021.
　　https://www.cfa.go.jp/assets/contents/node/basic_page/field_ref_resources/a29a9bee-4d29-482d-a63b-5f9cb8ea0aa2/aaaf2a82/20230401_policies_boshihoken_shokuji_02.pdf（閲覧日：2023年11月10日）
5) 巷野悟郎，向井美惠，今村榮一，監. 心・栄養・食べ方を育む 乳幼児の食行動と食支援：医歯薬出版；2008.
6) 日本栄養士会，監，武見ゆかり，吉池信男，編. 「食事バランスガイド」を活用した栄養教育・食育実践マニュアル：第一出版；2018.
7) 宮地良樹，溝上祐子，編著. 褥瘡治療・ケアトータルガイド：照林社；2009.
8) 大和田浩子，中山健夫. 知的・身体障害者のための栄養ケア・マネジメントマニュアル：建帛社；2009.
9) 大内尉義，秋山弘子，編集代表. 新老年学第3版：東京大学出版会；2010.
10) 日本老年医学会，編. 老年医学テキスト 改訂第3版：メジカルビュー社；2008.
11) 今泉久美. 鉄分とれれば元気できれいに！　貧血改善レシピ：文化出版局；2012.
12) 日本痛風・核酸代謝学会ガイドライン改訂委員会，編. 高尿酸血症・痛風の治療ガイドライン第3版：診断と治療社；2018.
13) 武谷雄二，上妻志郎，藤井知行，大須賀　穣，編. プリンシプル産科婦人科学2 産科編第3版. メジカルビュー社；2014.
14) 宇理須厚雄，総監修. ぜん息予防のための食物アレルギー対応ガイドブック 2021 改訂版：環境再生保全機構；2021.
15) 鈴木眞理，西園マーハ文，小原千郷. 摂食障害：見る読むクリニック― DVD とテキストでまなぶ：星和書店；2014.
16) 田口素子，樋口　満，編著. 体育・スポーツ指導者と学生のためのスポーツ栄養学：市村出版；2014.
17) 日本腎臓学会，編. 慢性腎臓病に対する食事療法基準 2014 年版：東京医学社；2014.
18) 日本女性医学学会，編. 女性医学ガイドブック更年期医療編 2019 年度版第2版. 金原出版；2019.
19) 日本呼吸器学会 COPD ガイドライン第6版作成委員会，編. COPD（慢性閉塞性肺疾患）診療と治療のためのガイドライン第6版 2022：メディカルレビュー社；2022.

20）日本高血圧学会高血圧治療ガイドライン作成委員会，編．高血圧治療ガイドライン 2019：ライフサイエンス出版；2019.

21）医療情報科学研究所，編．糖尿病・代謝・内分泌第 5 版（病気がみえる vol.3）：メディックメディア；2019.

22）藤島一郎，柴本　勇，監．動画でわかる摂食・嚥下リハビリテーション：中山書店；2004.

23）日本消化器病学会・日本肝臓学会，編．NAFLD/NASH 診療ガイドライン 2020 改訂第 2 版：南江堂；2020.

24）骨粗鬆症の予防と治療ガイドライン作成委員会，編．骨粗鬆症の予防と治療ガイドライン 2015 年版：ライフサイエンス出版；2015.

25）日本褥瘡学会，編．褥瘡予防・管理ガイドライン第 5 版：照林社；2022.

26）葛谷雅文．超高齢社会におけるサルコペニアとフレイル．日本内科学会雑誌 2015；104（12）：2602-7.

27）介護福祉士養成講座編集委員会，編．障害の理解第 2 版（最新介護福祉士養成講座 14）：中央法規出版；2022.

28）功刀　浩．こころに効く精神栄養学：女子栄養大学出版部；2016.

29）小川雄二，編著．子どもの食と栄養演習第 6 版：建帛社；2022.

30）食べもの文化編集部，編．0・1・2 歳未満児の食事：芽ばえ社；2017.

31）厚生労働統計協会．図説国民衛生の動向 2023/2024：厚生労働統計協会；2023.

32）齊藤　康，佐々木　巖，松澤勇佑次，監，日本肥満症治療学会治療ガイドライン委員会，編．肥満症の総合的治療ガイド：日本肥満症治療学会；2013.

33）日本肥満学会，編．肥満症診療ガイドライン 2022：ライフサイエンス出版；2022.

34）日本肥満学会，編．肥満・肥満症の生活習慣改善指導ハンドブック 2022：ライフサイエンス出版；2022.

35）日本動脈硬化学会，編．動脈硬化性疾患予防ガイドライン 2022 年版：日本動脈硬化学会；2022.

36）日本病態栄養学会，編．認定 NST ガイドブック 2023 改訂第 6 版：南江堂；2023.

37）日本糖尿病学会，編著．糖尿病治療ガイド 2022-2023：文光堂；2022.

38）日本妊娠高血圧学会，編．妊娠高血圧症候群の診療指針 2021：メジカルビュー社；2021.

39）国立国際医療研究センター糖尿病情報センター．妊娠と糖尿病．
https://dmic.ncgm.go.jp/general/about-dm/080/030/13.html（閲覧日：2023 年 11 月 10 日）

40）日本糖尿病学会，編著．糖尿病診療ガイドライン 2019：南江堂；2019.

演習問題——I 人体の構造と機能

1

健常な成人の血中グルコース濃度が低下したときに，グルカゴンの働きでグリコーゲンを分解してグルコースを生成し，血中に放出する臓器はどれか．
1. 肝臓
2. 骨格筋
3. 心臓
4. 膵臓

1	2	3	4	答
○	×	×	×	1

1. グルカゴンは肝細胞に作用してグリコーゲンを分解し，グルコースを生成することで血糖値を上昇させる．
2. グルカゴンは骨格筋に対してはグリコーゲンの分解を促進しない．
3. グルカゴンは骨格筋同様に，心筋に作用してグリコーゲンの分解を促進する作用はない．
4. グルカゴンは膵臓のランゲルハンス島のA細胞（α細胞）で合成，分泌される．

2

胃から分泌される消化管ホルモンはどれか．
1. ガストリン
2. セクレチン
3. 胃抑制ペプチド（GIP）
4. コレシストキニン

1	2	3	4	答
○	×	×	×	1

1. ガストリンは，胃酸・ペプシノーゲンの分泌促進や胃運動促進の作用をもつ．
2. セクレチンは，十二指腸より分泌され，胃酸分泌抑制や炭酸水素イオン分泌促進の作用をもつ．
3. GIPは，十二指腸や空腸より分泌され，胃液分泌抑制やインスリン分泌促進の作用をもつ．
4. コレシストキニンは，十二指腸や空腸上部から分泌され，膵酵素分泌促進や胆嚢収縮の作用をもつ．

3

胃底腺の主細胞の分泌物に由来するたんぱく分解酵素はどれか．
1. アミラーゼ
2. キモトリプシン
3. リパーゼ
4. ペプシン

1	2	3	4	答
×	×	×	○	4

1. アミラーゼは，主に膵臓や唾液腺から分泌され，でんぷんなどの多糖類を分解する．
2. キモトリプシンはたんぱく質の分解にかかわるが，膵液に含まれる．
3. リパーゼはトリグリセリド（中性脂肪）を分解し，主に膵液に含まれる．
4. ペプシンは胃液中の消化酵素で，たんぱく質の分解にかかわる．主細胞より分泌されたペプシノーゲンが，胃酸（塩酸）により活性化されたものである．

4

生体内でたんぱく質が分解され，アミノ酸の代謝が進んで生じたアンモニアは，肝臓で（　）に変換される．（　）に入るのはどれか．
1. 尿酸
2. 尿素
3. 亜硝酸
4. 一酸化窒素

1	2	3	4	答
×	○	×	×	2

1. 尿酸は，肝臓でプリン体より合成される．尿により排泄される．
2. 尿素は，肝臓でアンモニアより合成される．アンモニアは有害物質であり，無毒な尿素に変換され尿中へ排泄される．
3. 亜硝酸は，窒素酸化物が水に吸収溶解して生じる．亜硝酸塩が加工肉の発色剤に用いられている．
4. 一酸化窒素はアルギニンが変換されて生じ，生体内では強い血管拡張作用を有する．

5

成人におけるバイタルサインで緊急に対応が必要なのはどれか．
1. 脈拍70/分
2. 体温34.4℃
3. 呼吸数14/分
4. 血圧130/80 mmHg

1	2	3	4	答
×	○	×	×	2

1. 成人の脈拍の基準値は60〜100回/分であり，正常範囲内である．
2. 35℃以下の体温は低体温であり，ただちに対応する必要がある．
3. 成人の正常な呼吸数は12〜20回/分であり，正常範囲内である．
4. 数値は成人の血圧としては高血圧には至っておらず，緊急対応を要するほどの逸脱ではない．

演習問題—— Ⅱ　食品（食物）と栄養

1

食品とその特徴に関する記述である．適切なのはどれか．
1. 穀類は，たんぱく質・ミネラルの重要な供給源である．
2. きのこ類は，食物繊維・ビタミンC を多く含む．
3. 乳類は，たんぱく質・鉄を多く含む．
4. 動物性油脂は，飽和脂肪酸を多く含む．

1	2	3	4	答
×	×	×	○	4

1. 穀類は，主要なエネルギー源で，たんぱく質も含む．
2. きのこ類は，食物繊維・ビタミンDを多く含む．
3. 乳類は，たんぱく質・カルシウムを多く含む．

2

特別用途食品と保健機能食品について正しいのはどれか．
1. 特別用途食品は，病者の回復にのみ使用される食品である．
2. 特別用途食品の販売には，表示について厚生労働大臣の許可が必要である．
3. 保健機能食品には，「栄養機能食品」と「機能性表示食品」がある．
4. 保健機能食品は，食品衛生法によって決められている．

1	2	3	4	答
×	×	×	○	4

1. 特別用途食品は，乳児の発育，妊産婦，授乳婦，嚥下困難者，病者などの健康の保持・回復などに適するという特別の用途について表示を行う食品．
2. 特別用途食品として食品を販売するには，その表示について消費者庁長官の許可を受けなければならない（健康増進法第43条第1項）．
3. 保健機能食品には，「栄養機能食品」，「特定保健用食品（トクホ）」，「機能性表示食品」がある．
4. 保健機能食品は，安全性や有効性など一定の条件を満たした食品で，食品衛生法によって決められている．

3

食事バランスガイドのイラストで，A，B，Cの内容で正しいのはどれか．

1. A：主菜
2. B：副菜
3. C：主食
4. C：デザート

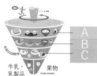

1	2	3	4	答
×	○	×	×	2

従来の食品群による区分ではなく，主食，副菜，主菜，牛乳・乳製品，果物の5つの料理区分で示されている．
A：1番上が主食，B：2番目が副菜，C：3番目を主菜として，どの料理をどれだけ食べたらよいかをイラストで示している．不足しがちな主食（穀類）の摂取を強調したガイドとなっている．

4

食品交換表に記載されている食品重量で正しいのはどれか．
1. 糖尿病の食品交換表は100 kcal の食品重量
2. 糖尿病の食品交換表は80 kcal の食品重量
3. 腎臓病の食品交換表はたんぱく質5 g の食品重量
4. 腎臓病の食品交換表はたんぱく質10 g の食品重量

1	2	3	4	答
×	○	×	×	2

1，2．糖尿病の食品交換表には，80 kcal を含む食品の重量を1単位として，食品に含まれる栄養成分の特徴によって6つの表に分けて示されている．
3，4．腎臓病の食品交換表には，たんぱく質を含む食品を4つの表に分け，たんぱく質3 g を含む食品の重量を1単位として示されている．たんぱく質を含まない食品については，油脂類，砂糖類に分けて100 kcal あたりの重量が示されている．

5

Aさん（65歳，男性）は大動脈弁置換術を受け，ワルファリンの内服を開始することになった．Aさんが摂取を避けるべき食品はどれか．
1. 牛乳
2. 緑茶
3. グレープフルーツ
4. 納豆

1	2	3	4	答
×	×	×	○	4

ビタミンKは，血液凝固因子のうち第Ⅱ，Ⅶ，Ⅸ，Ⅹ因子を活性化する．ワルファリンは，この作用を阻止して血液凝固を抑制する．したがって，ワルファリン服用時に，大量のビタミンKを含む食品を摂取すると，ワルファリンの作用を弱めることになる．納豆のほかに，ビタミンKを多く含むクロレラや青汁にも注意が必要である．

演習問題——Ⅲ　栄養素の役割

1　たんぱく質（アミノ酸）に関する記述である．正しいものを2つ選べ．
1. 血液中のたんぱく質量は身体の栄養状態を示している．
2. 必須アミノ酸は体内で合成される．
3. 成長期や妊娠中の窒素出納は平衡状態にある．
4. たんぱく質の代謝産物は腎機能や肝機能検査の指標となる．

1	2	3	4	答
○	×	×	○	1, 4

1. 血液中の総たんぱく質量やアルブミン値は，栄養状態の指標に用いられている．
2. 人体を構成するアミノ酸のうち，必須アミノ酸9種類は体内で合成されないため，毎日の食事から摂取する必要がある．
3. たんぱく質摂取量と排泄量のバランスを窒素出納といい，成長期や妊娠期は，排泄量より摂取量が多いので正の状態にある．
4. 尿素，尿酸，クレアチニンの血液中濃度は腎機能検査，アンモニア濃度は肝機能検査の指標である．

2　次の糖質のうち，小腸からそのまま吸収されるのはどれか．
1. グルコース
2. スクロース
3. マルトース
4. ラクトース

1	2	3	4	答
○	×	×	×	1

1. グルコース（ブドウ糖；単糖類）は，そのまま小腸から吸収される．フルクトース（果糖；単糖類）も同様である．
2. スクロース（ショ糖；二糖類）は，腸液中のスクラーゼで，グルコースとフルクトースに分解されてから小腸で吸収される．
3. マルトース（麦芽糖；二糖類）は，腸液中のマルターゼで，グルコースに分解されてから小腸で吸収される．
4. ラクトース（乳糖；二糖類）は，腸液中のラクターゼで，グルコースとガラクトースに分解されてから小腸で吸収される．

3　弛緩性便秘の患者に対する食事指導で，適切なのはどれか．
1. 水分摂取の制限
2. 脂肪の多い食品の摂取の制限
3. 塩分の多い食品の摂取の推奨
4. 食物残渣の多い食品の摂取の推奨

1	2	3	4	答
×	×	×	○	4

1. 弛緩性便秘の予防には十分な水分摂取が必要である．制限はしない．
2. 脂肪の多い食事を大量に摂ると下痢をすることから，適度の脂肪の摂取は弛緩性便秘の予防に効果がある．制限はしない．
3. 塩分の多い食品の摂取は弛緩性便秘の予防と関係がない．電解質ではマグネシウムに緩下作用がある．
4. 食物繊維が消化管で食物残渣となるので，食物残渣の多い食品の摂取は推奨される．

4　脂質に関する記述で，正しいのはどれか．
1. トリグリセリドは複合脂質である．
2. 不飽和脂肪酸は炭素鎖に二重結合をもつ．
3. ドコサヘキサエン酸はn-6系脂肪酸である．
4. オレイン酸は必須脂肪酸である．

1	2	3	4	答
×	○	×	×	2

1. 単純脂質である．
3. n-3系脂肪酸である．
4. 非必須脂肪酸である．

5　ビタミンと欠乏症の組み合わせで，正しいのはどれか．
1. ビタミンB_1—口角炎
2. ビタミンC—壊血病
3. ビタミンD—新生児メレナ
4. ビタミンE—悪性貧血

1	2	3	4	答
×	○	×	×	2

1. ビタミンB_1欠乏症では，脚気を生じる．口角炎はビタミンB_2欠乏症で生じる．
2. ビタミンC欠乏症では，壊血病を生じる．
3. ビタミンD欠乏症では，くる病が生じる．新生児メレナはビタミンK欠乏症で生じる．
4. ビタミンE欠乏症では，神経・筋肉障害等が生じる．悪性貧血はビタミンB_{12}欠乏症で生じる．

6 カルシウムと鉄の吸収に関する問題で，正しいのはどれか．
1. カルシウムの吸収は，小魚や野菜が乳製品より優れている．
2. カルシウムの吸収は，リンにより促進される．
3. ヘム鉄の吸収は，ビタミンCにより促進される．
4. 非ヘム鉄の吸収は，動物性たんぱく質により促進される．

1	2	3	4	答
×	×	×	○	4

1. カルシウムの吸収率は，小魚30％，野菜20％，乳製品40％で，乳製品のほうが優れている．
2. カルシウム：リン＝2：1がカルシウムの吸収がよく，リンが多いと，カルシウム吸収は抑制される．
3. ヘム鉄（赤身の魚や肉類に含まれる）はそのままで吸収される．
4. 非ヘム鉄（豆類や緑黄色野菜に含まれる）の吸収はビタミンCやたんぱく質により促進される．

7 ミネラルについての記述で，正しいのはどれか．
1. 鉄はビタミンB$_{12}$の構成成分である．
2. 亜鉛の過剰摂取で，味覚障害が起こる．
3. 銅はセルロプラスミンの構成成分である．
4. ヨウ素は70％以上が肝臓に存在する．

1	2	3	4	答
×	×	○	×	3

1. 鉄はヘモグロビンの構成成分で，コバルトがビタミンB$_{12}$の構成成分である．
2. 味覚障害は，亜鉛の欠乏によって生じる．
3. 銅は血漿中でセルロプラスミンとして存在し，鉄の代謝に関与している．
4. ヨウ素は甲状腺ホルモンの構成成分で，甲状腺に存在する．

8 水と電解質に関する記述で，正しいのはどれか．
1. 発汗によって，体温が上昇する．
2. 代謝水は，水分出納における供給源となる．
3. 低張性脱水では，電解質を含まない水を補給する．
4. 体水分量が不足すると，バソプレシン分泌が抑制される．

1	2	3	4	答
×	○	×	×	2

1. 発汗により熱の放散が起こるため，体温は低下する．
2. 代謝水は，3大栄養素の代謝により生じる水分量（約0.3 L／日）で，①飲水，②食事中の水分と同様に摂取水分量である．
3. 低張性脱水は，水分よりも電解質の損失が大きいため，体液が薄まっている状態である．電解質を含む水を補給する必要がある．
4. 体水分量が不足すると，細胞外液量が減少し，浸透圧が増加する．口渇感によって下垂体前葉からのバソプレシン分泌が促進される．

演習問題──Ⅳ　健康と栄養

1　ヘルスプロモーションが提唱されたのはどれか.
1. ヘルシンキ宣言
2. リスボン宣言
3. アルマ・アタ宣言
4. オタワ憲章

1	2	3	4	答
×	×	×	○	4

1. ヘルシンキ宣言 (1964年) は "ヒトを対象とする医学研究の倫理的原則" で薬物開発の倫理規範を提唱した.
2. リスボン宣言 (1995年) は "患者の権利章典" と呼ばれ,良質の医療を受ける権利,選択の自由の権利などについて規定されている.
3. アルマ・アタ宣言 (1978年) は第1回プライマリー・ヘルス・ケア国際会議で採択され,"すべての人に健康を" という目標が掲げられた.
4. オタワ憲章 (1986年) は第1回ヘルスプロモーション国際会議で提唱され定義された.

2　ヘルスプロモーション (オタワ憲章) の定義はどれか.
1. 人々が自らの健康をコントロールするプロセスである.
2. 人々が自らの健康をコントロールし,改善できるようにするプロセスである.
3. 人々が自らの健康を改善できるようにするプロセスである.
4. 人々が自らの健康を守り,改善できるようにするプロセスである.

1	2	3	4	答
×	○	×	×	2

ヘルスプロモーションのための3つの戦略 (①唱道・支援する,②能力を与え可能にする,③調整・調停する) と,5つの優先的行動分野 (①健康公共政策の確立,②健康を支援する環境づくり,③地域活動の強化,④個人技術の向上,⑤保健医療サービスの方向転換) がある.

3　世界保健機関 (WHO) が定義する健康について正しいのはどれか.
1. 単に病気や虚弱のない状態である.
2. 国家に頼らず個人の努力で獲得するものである.
3. 肉体的,精神的,社会的に満たされた状態である.
4. 経済的または社会的な条件で差別が生じるものである.

1	2	3	4	答
×	×	○	×	3

1948年に世界保健機関 (WHO) が設立した際に掲げたWHO憲章の前文で以下のように定義している.「健康とは,肉体的,精神的および社会的に完全に良好な状態であり,単に疾病または病弱の存在しないことではない.」
"Health is a state of complete physical, mental and social well-being and not merely the absence of disease or infirmity."

4　国際保健の機関について正しい組み合わせはどれか.
1. 世界保健機関 (WHO)—国際疾病分類 (ICD)
2. 国際協力機構 (JICA)—国境なき医師団の派遣
3. 国連開発計画 (UNDP)—労働者の健康保護勧告
4. 赤十字国際委員会 (ICRC)—国際連合 (UN) の機関の1つ

1	2	3	4	答
○	×	×	×	1

1. ICDはWHOが作成する国際的に統一した基準で定められた死因および疾病の分類.
2. JICAは開発途上国に対する支援や青年海外協力隊事業で,国境なき医師団の派遣は国際NPO (民間非営利団体) が行う.
3. UNDPは国連の開発ネットワークを先導する機関で,労働者の健康保護の勧告を行うのは国際労働機関 (ILO).
4. ICRCは独立の国際人道支援組織で,UN (1945年設立) の機関ではない.

5 健康日本 21（第二次）について正しいのを 2 つ選べ.
1. 三次予防のための施策である.
2. 医療制度改革により作成された施策である.
3. 食育基本法の施策である.
4. 第 4 次国民健康づくり対策での施策である.

1	2	3	4	答
×	○	×	○	2, 4

1. 一次予防（病気の発生を予防）, 二次予防（重症化を予防）, 三次予防（病気を管理し, 社会復帰と機能の回復をはかる）. 健康日本 21（第二次）は, 健康寿命の延伸と健康格差の縮小のための施策である.
2. 医療制度改革は 2001（平成 13）年に, 健康増進法は 2002（平成 14）年に公布. 健康日本 21 は健康増進法の基本方針.
3. 食育基本法は 2005（平成 17）年公布. 豊かな人間性をはぐくむための食育を推進する.
4. 健康日本 21 は第 3 次国民健康づくり対策, 健康日本 21（第二次）は第 4 次国民健康づくり対策にあたる.

6 健康日本 21（第二次）における目標で正しいのをすべて選べ.
1. 食塩摂取量は 8.0 g.
2. 食塩摂取量は 6.0 g.
3. 野菜摂取量は 350 g.
4. 妊娠中の飲酒をなくす.

1	2	3	4	答
○	×	○	○	1, 3, 4

健康日本 21（第二次）の基本的方針は, ①健康寿命の延伸と健康格差の縮小, ②生活習慣病の発症予防と重症化予防の徹底（NCD［非感染性疾患］の予防）, ③社会生活を営むために必要な機能の維持および向上, ④健康を支え, 守るための社会環境の整備, ⑤栄養・食生活, 身体活動・運動, 休養, 飲酒, 喫煙, 歯・口腔の健康に関する生活習慣の改善及び社会環境の改善.
53 項目の目標を設定. 最終評価は 2022（令和 4）年に行われ, 目標値に達したのは 8 項目.

7 国民健康・栄養調査について正しいのはどれか.
1. 4 年毎に実施される.
2. 調査内容は, 1 日の食事内容と歩数, 身体計測, 生活習慣アンケート, 1 年間の病歴である.
3. 全項目の対象者は 15 歳以上である.
4. 健康日本 21（第二次）の評価に活用される.

1	2	3	4	答
×	×	×	○	4

1. 毎年実施（11 月）され, 国民生活基礎調査で設定された単位区から 300 単位区を無作為抽出する（令和 2, 3 年度は実施せず）.
2. 1 日の食事内容と歩数, 身体計測, 生活習慣アンケートの 4 項目で, 病歴はない.
3. 1 日の食事内容と身長・体重は 1 歳以上, 他の項目は 20 歳以上が対象である.
4. 健康日本 21（第二次）の目標項目全体の約 3 割の 17 項目において, 国民健康・栄養調査の結果が活用されている.

8 望ましい生活習慣で正しいのはどれか.
1. 1 日 30 分以上・週 1 日の運動習慣をもつ.
2. 1 日平均純アルコール摂取量は約 30 g.
3. 1 日に野菜をあと 70 g 多く摂る.
4. 妊婦の喫煙は禁止であるが, 健康な成人では禁煙ではない.

1	2	3	4	答
×	×	○	×	3

1. 健康づくりのための身体活動・運動ガイド 2023 では, 成人は 3 メッツ以上の強度の運動を週 60 分以上, 筋力トレーニングを週 2～3 日行うことを推奨している.
2. 健康に配慮した飲酒に関するガイドラインでは, 1 日平均純アルコール摂取量が女性 20 g, 男性 40 g 以上で, 生活習慣病のリスクが高まるとしている.
3. Smart Life Project では, 野菜摂取量の目標は 350 g であるが, 日本人の平均摂取量は 280 g.
4. Smart Life Project では,「運動」「食生活」「禁煙」を健康寿命を伸ばす具体的アクションとしている.

演習問題── V　医療と栄養

1 わが国の医療保険制度について正しいのはどれか.
1. 任意の加入である.
2. 被用者保険は1種類である.
3. 75歳以上の高齢者は後期高齢者医療制度に該当する.
4. 保険料は被保険者が全額負担する.

1	2	3	4	答
×	×	○	×	3

1. 強制加入の下で保険料を支払った人々が給付を受けられる.
2. 全国健康保険協会管掌健康保険, 組合管掌健康保険, 各種共済組合, 船員保険がある.
3. 後期高齢者医療制度は, 75歳以上(一定の障害がある場合には65歳以上)の高齢者を対象とした医療制度である.
4. 保険料は, 事業主と被保険者が負担する. 任意継続被保険者の保険料は全額本人負担である.

2 クリニカルパスについて正しいのはどれか.
1. 1990年代に米国の急性期病院の診療報酬で導入された.
2. 診断群分類包括評価は, 1か月あたりの入院費用を定めたものである.
3. 医療の介入内容を一元化してチーム医療の実現をめざすものである.
4. 手術前から退院予定まで, 時間軸に沿ってケア介入が記載される.

1	2	3	4	答
×	×	○	×	3

1. 1980年代に看護師のカレン・ザンダーが開発し, 1983年に米国の急性期病院を中心に診療報酬で導入された.
2. 診断群分類包括評価は, DPC(診断群分類)に基づき, 群別ごとに1日あたりの入院費用を定めた医療費の計算方式である.
3. クリニカルパスは, 医療の介入内容を一元化し, チーム医療の実現, 医療の質の向上をはかろうとするものである.
4. クリニカルパスには, 入院から退院予定まで, 時間軸に沿ってケア介入が記載される.

3 栄養スクリーニングと栄養アセスメントについて正しいのはどれか.
1. 栄養スクリーニングは, 入院後1週間以内に行う.
2. 栄養スクリーニングツールとして主観的包括的評価が用いられる.
3. 上腕周囲長は, 高齢者のサルコペニア診断として有用である.
4. 食事摂取状況の把握には, 24時間思い出し法が望ましい.

1	2	3	4	答
×	○	×	×	2

1. 栄養スクリーニングは, リスク対象者抽出のため, 緊急入院時は24時間以内, 一般の入院時は72時間以内に行う.
2. 一般的な栄養スクリーニングツールは, 主観的包括的評価(SGA)で, 病歴, 身体所見から3ランクに評価する.
3. 身体計測の下腿周囲長は, サルコペニアの診断項目として有用である.
4. 食事摂取状況を把握するためには, 24時間思い出し法は, 記憶力の低下等がある高齢者には不適切である.

4 栄養補給の特徴について正しいのはどれか.
1. 一般治療食は, 疾患ごとに栄養素や形態の調整を必要とする食事である.
2. 経腸栄養法は, バクテリアルトランスロケーションを防御できる.
3. 半消化態栄養剤は, 浸透圧が高いため下痢に注意する.
4. 中心静脈栄養法は, 大腿静脈からのカテーテル挿入を第一選択とする.

1	2	3	4	答
×	○	×	×	2

1. 一般治療食は, 特別な栄養素の調整をせず, 栄養状態を良好に保ち, 疾病治療に必要な体力の維持, 向上を目的とする.
2. 経腸栄養法は, 腸の使用により廃用性の機能低下を予防し, バクテリアルトランスロケーションの防御ができる.
3. 半消化態栄養剤は, 浸透圧が低いが, 消化吸収能力を必要とする.
4. 中心静脈栄養法は, 感染防止のため鎖骨下静脈からのカテーテル挿入を第一選択とする.

5 訪問看護について正しいのはどれか.
1. 訪問看護は, 訪問看護ステーションと医療機関が行う.
2. 看護小規模多機能型居宅介護は, 小規模多機能型居宅介護に訪問看護が受けられる.
3. 市町村長が指定居宅サービス事業者の指定を行う必要がある.
4. 訪問看護の内容は, 自宅の療養者への看護の提供である.

1	2	3	4	答
×	○	×	×	2

1. 訪問看護には, 訪問看護ステーションと医療機関が行う訪問看護と, 市町村や保健センターが行う訪問指導がある.
2. 看護小規模多機能型居宅介護は, 小規模多機能型居宅介護と訪問看護を組み合わせた複合型サービスが受けられる.
3. 訪問看護ステーションにおける訪問看護は, 都道府県知事が指定居宅サービス事業者の指定を行う必要がある.
4. 訪問看護の内容は, 自宅や居住系施設の療養者への看護の提供である.

演習問題── Ⅵ 福祉と栄養

1 介護保険制度における施設サービスはどれか.
1. 介護医療院
2. 小規模多機能型居宅介護
3. 短期入所生活介護
4. 認知症対応型共同生活介護（グループホーム）

1	2	3	4	答
○	×	×	×	1

1. 施設サービス
2. 居宅サービス
3. 居宅サービス
4. 居宅サービス

2 障害者総合支援法に基づいて利用できるサービスはどれか.
1. 特定福祉用具販売
2. 居宅療養管理指導
3. 共同生活援助
4. 介護予防通所リハビリテーション

1	2	3	4	答
×	×	○	×	3

1. 介護保険制度における入浴や排泄で使用され，貸与に適さない特定福祉用具の販売のこと.
2. 介護保険制度における医師，歯科医師，薬剤師，管理栄養士などによって提供される，療養上の管理や指導を行うこと.
3. 障害者総合支援法における訓練等給付に含まれる.
4. 介護保険制度における予防給付による通所サービスのこと.

3 栄養ケア・マネジメントに関する記述でもっとも適当なのはどれか.
1. 栄養アセスメントでは，血液検査データを用いない.
2. 栄養ケア・マネジメントは，栄養士，管理栄養士のみが携わる.
3. モニタリングは，栄養に関するリスクを有する者を抽出することである.
4. 栄養ケア・マネジメントは，栄養状態を判定し改善することで，疾病の治療やQOL向上に貢献することである.

1	2	3	4	答
×	×	×	○	4

1. 栄養ケア・マネジメントで行う栄養アセスメントは，身体計測，血液検査，食事調査，問診から得られたデータを用いる.
2. 栄養士，管理栄養士が栄養補給や栄養教育計画を作成し，保健，医療，福祉の他職種と連携して行う.
3. 栄養スクリーニングで栄養に関するリスクを有する者を抽出する.
4. 栄養状態を判定し，健康増進や栄養改善上の問題点を整理して改善することで，疾病の治療やQOL向上に貢献する.

4 すべての人が差別されることなく同じように生活できるという考え方を示しているのはどれか.
1. ヘルスプロモーション
2. ノーマライゼーション
3. ユニバーサルデザイン
4. エンパワーメント

1	2	3	4	答
×	○	×	×	2

1. 人々の健康を保持し生活の質を向上させること.
2. 障がい者も健常者と同様の生活ができるように支援すべきという考え方.
3. 障がい，能力の如何を問わずに利用することができる施設，製品などの設計のこと.
4. 権限の付与，自立の促進，地位の向上のこと.

5 死期が近いときにどのような医療を受けたいかあらかじめ文書で示しておくのはどれか.
1. ヘルスリテラシー
2. リビングウィル
3. セカンドオピニオン
4. インフォームド・コンセント

1	2	3	4	答
×	○	×	×	2

1. 健康を管理するために必要な情報を得て使う能力のこと.
2. 治る見込みがなく，死期が近いときにどのような医療を受けたいか書面に記しておく，事前意思表明のこと.
3. 主治医以外の医師に診断や治療方法について意見を聞くこと.
4. 医師は患者へ病名や病状，治療法を十分に説明し，患者は理解したうえで治療法を選択，医師に同意を伝え，治療を進めること.

演習問題——VII　医療と栄養

1

非妊時体格 BMI＝22 の妊婦の推奨体重増加量の範囲で正しいのはどれか．
1. 5 kg まで
2. 7〜10 kg
3. 10〜13 kg
4. 12〜15 kg

1	2	3	4	答
×	×	○	×	3

妊娠前からはじめる妊産婦のための食生活指針では，非妊時の体格で推奨体重増加量を提示している．
1. 肥満 2 度（BMI≧30）の場合である．
2. 肥満 1 度（25≦BMI＜30）の場合である．
3. 普通体重（18.5≦BMI＜25）の場合である．対象者は BMI22 なので普通体重である．
4. 低体重（BMI＜18.5）の場合である．

2

母乳栄養の児に不足しやすいビタミンはどれか．
1. ビタミン A
2. ビタミン B
3. ビタミン C
4. ビタミン K

1	2	3	4	答
×	×	×	○	4

1.〜3.　ビタミン A，ビタミン B，ビタミン C は通常不足しない．
4.　ビタミン K は血液凝固に関するビタミンで，母乳栄養で不足しやすい．欠乏すると出血性疾患を生じるため，予防として新生児，乳児には K_2 シロップを投与する．

3

離乳の開始で正しいのはどれか．
1. 人工乳はフォローアップミルクとする．
2. 哺乳反射の減弱を離乳開始の目安の一つとする．
3. 舌と上あごでつぶせる硬さのものから始める．
4. 離乳食の開始は 1 日 2 回とする．

1	2	3	4	答
×	○	×	×	2

1.　フォローアップミルクは生後 9 か月以降の乳児に離乳食の補助として用いることもあるが，乳児用粉乳を代替するものではない．
2.　哺乳反射は哺乳に関する原始反射の一つで，反射の減弱は離乳開始の目安となる．
3.　離乳食の開始はなめらかにすりつぶした状態から始める．
4.　離乳食の開始は 1 日 1 回，1 さじずつから始める．

4

学童期の肥満の記述でもっとも適切なのはどれか．
1. 学童期の肥満の判断基準は BMI である．
2. 成人期の生活習慣病の危険因子である．
3. 症候性の肥満がほとんどを占める．
4. たんぱく質の摂取制限を行う．

1	2	3	4	答
×	○	×	×	2

1.　BMI は成人期における体型や栄養状態の評価に用いられる．学童期の体格は主にローレル指数や肥満度が用いられる．
2.　学童期の食生活や運動習慣は成人期の生活習慣病の重要な危険因子の一つである．
3.　学童期の肥満の多くは単純性肥満である．症候性肥満は内分泌や遺伝等が原因である．
4.　学童期は身体をつくる時期であり，たんぱく質の制限は不適切である．

5

高齢者の栄養特徴について正しいのはどれか．
1. 基礎代謝は加齢とともに増加する．
2. 骨格筋タンパクの同化が増強している．
3. 認知症予防のために飽和脂肪酸を増加する必要がある．
4. 栄養スクリーニング法として MNA®-SF が用いられる．

1	2	3	4	答
×	×	×	○	4

1.　基礎代謝は加齢とともに減少する．
2.　骨格筋タンパクの同化は抑制され，異化は増強するため，十分なたんぱく質摂取が必要である．
3.　n-3 系多価不飽和脂肪酸の摂取はサルコペニアや認知症発症予防にも関連するとされている．
4.　高齢者用の簡便な栄養スクリーニングツールとして MNA®-SF（簡易栄養状態評価表）が広く用いられている．

6 高齢者の加齢による咀嚼・嚥下障害の特徴で正しいのはどれか.
1. 咳嗽反射が低下する.
2. 口腔内の残渣物が減る.
3. 唾液の粘稠度が低下する.
4. 食道入口部の開大が円滑になる.

1	2	3	4	答
○	×	×	×	1

1. 高齢者は咳嗽反射が低下するため,異物が排除されずに気道に入ることが多い.
2. 高齢者は歯の欠損や咀嚼力の低下により,口腔内に残渣物が残りやすい.
3. 高齢者は唾液の減少,咀嚼力の低下により,口腔粘膜の水分が減少しやすく粘稠度が増加しやすい.
4. 高齢者の食道入口部は開大不全となりやすく,誤嚥を起こしやすい.

7 2型糖尿病の食事指導において正しいのはどれか.
1. 炭水化物は指示エネルギーの約30％とする.
2. 食物繊維はなるべく避ける.
3. 食品交換表だけでなく,カーボカウントを用いた方法なども紹介する.
4. 脂質摂取は指示エネルギーの40％程度とし,多価不飽和脂肪酸の摂取をすすめる.

1	2	3	4	答
×	×	○	×	3

1. 炭水化物は指示エネルギーの50〜60％程度,たんぱく質は20％程度とする.
2. 食物繊維は消化吸収を穏やかにし食後高血糖を抑制するため摂取をすすめる.
3. カーボカウント法は近年栄養指導として導入されている場合が多い.従来の食品交換表を用いた栄養指導もある.各指導方法のメリットとデメリットを考慮しながら指導する.
4. 脂質は指示エネルギーの25％程度を上限とする.

8 疾患と食事指導の内容で正しいのはどれか.
1. 脂質異常症では不飽和脂肪酸を制限する.
2. 高尿酸血症では十分な水分を摂取するが,アルコールは制限する.
3. 更年期障害が疑われる場合は大豆製品の摂取を制限する.
4. 脂質異常症ではGI(グリセミックインデックス)の高い食品を制限する.

1	2	3	4	答
×	○	×	×	2

1. 脂質異常症,とくにLDLコレステロール高値では,飽和脂肪酸の過剰摂取に注意し不飽和脂肪酸の摂取をすすめる.
2. 高尿酸血症では尿中に尿酸排泄を促すために十分な水分を摂取し,アルコールは制限する必要がある.
3. 更年期障害では女性ホルモン類似の作用をもつ大豆イソフラボンを含む大豆製品の摂取をすすめる.
4. 脂質異常症の要因には糖質や脂質,アルコールの過剰摂取などがあげられる.糖質の吸収をおだやかにするGI(グリセミックインデックス)の低い食品の摂取をすすめる.

資 料

[1]──健康日本 21（第三次）の主な目標

○基本的な方向に沿って，目標を設定．健康（特に健康寿命の延伸や生活習慣病の予防）に関する<u>科学的なエビデンスに基づく</u>こと，継続性や事後的実態把握などを加味し，データソースは<u>公的統計を利用する</u>ことを原則．目標値は，直近のトレンドや科学的なエビデンス等も加味しつつ，原則として，健康日本 21（第二次）で未達のものは同じ目標値，<u>目標を達成したものはさらに高い目標値</u>を設定．（全部で 51 項目）

目　標	指　標	目標値
健康寿命の延伸と健康格差の縮小		
健康寿命の延伸	日常生活に制限のない期間の平均	平均寿命の増加分を上回る健康寿命の増加
個人の行動と健康状態の改善		
適正体重を維持している者の増加（肥満，若年女性のやせ，低栄養傾向の高齢者の減少）	BMI 18.5 以上 25 未満（65 歳以上は BMI 20 を超え 25 未満）の者の割合	66 %
野菜摂取量の増加	野菜摂取量の平均値	350 g
運動習慣者の増加	運動習慣者の割合	40 %
睡眠時間が十分に確保できている者の増加	睡眠時間が 6〜9 時間（60 歳以上については，6〜8 時間）の者の割合	60 %
生活習慣病（NCDs）のリスクを高める量を飲酒している者の減少	1 日当たりの純アルコール摂取量が男性 40 g 以上，女性 20 g 以上の者の割合	10 %
喫煙率の減少（喫煙をやめたい者がやめる）	20 歳以上の者の喫煙率	12 %
糖尿病有病者の増加の抑制	糖尿病有病者数（糖尿病が強く疑われる者）の推計値	1,350 万人
COPD（慢性閉塞性肺疾患）の死亡率の減少	COPD の死亡率（人口 10 万人当たり）	10.0
社会環境の質の向上		
「健康的で持続可能な食環境づくりのための戦略的イニシアチブ」の推進	「健康的で持続可能な食環境づくりのための戦略的イニシアチブ」に登録されている都道府県数	47 都道府県
健康経営の推進	保険者とともに健康経営に取り組む企業数	10 万社
ライフコースアプローチを踏まえた健康づくり（女性の健康関係）		
若年女性のやせの減少	BMI 18.5 未満の 20〜30 歳代女性の割合	15 %
生活習慣病（NCDs）のリスクを高める量を飲酒している女性の減少	1 日当たりの純アルコール摂取量が 20 g 以上の女性の割合	6.4 %
骨粗鬆症検診受診率の向上	骨粗鬆症検診受診率	15 %

[2]──日本人のためのがん予防法（5＋1）

1．禁煙する
- たばこは吸わない
- 他人のたばこの煙を避ける

2．節酒する
- 飲むなら，節度のある飲酒をする

3．食生活を見直す
- 減塩する
- 野菜と果物をとる
- 熱い飲み物や食べ物は冷ましてから

4．身体を動かす
- 日常生活を活動的に

5．適正体重を維持する
- 太りすぎ，痩せすぎに注意

6．感染症の検査を受ける
- 肝炎ウイルス感染の有無を知り，感染している場合は治療を受ける
- ピロリ菌感染の有無を知り，感染している場合は除菌を検討する
- 該当する年齢の人は，子宮頸がんワクチンの定期接種を受ける

（国立がん研究センター，2022）

[3]──食生活指針

①食生活指針（文科省・厚労省・農水省 2016 年 6 月一部改正）

1．食事を楽しみましょう
- 毎日の食事で，健康寿命をのばしましょう
- おいしい食事を，味わいながらゆっくりよく嚙んで食べましょう
- 家族の団らんや人との交流を大切に，また，食事づくりに参加しましょう

2．1 日の食事のリズムから，健やかな生活リズムを
- 朝食で，いきいきした 1 日を始めましょう
- 夜食や間食はとりすぎないようにしましょう
- 飲酒はほどほどにしましょう

3．適度な運動とバランスのよい食事で，適正体重の維持を
- 普段から体重を量り，食事量に気をつけましょう
- 普段から意識して身体を動かすようにしましょう
- 無理な減量はやめましょう
- 特に若年女性のやせ，高齢者の低栄養にも気をつけましょう

4．主食，主菜，副菜を基本に食事のバランスを
- 多様な食品を組み合わせましょう
- 調理方法が偏らないようにしましょう
- 手作りと外食や加工食品・調理食品を上手に組み合わせましょう

5．ごはんなどの穀類をしっかりと
- 穀類を毎食とって，糖質からのエネルギー摂取を適正に保ちましょう
- 日本の気候・風土に適している米などの穀類を利用しましょう

6．野菜・果物，牛乳・乳製品，豆類，魚なども組み合わせて
- たっぷり野菜と毎日の果物で，ビタミン，ミネラル，食物繊維をとりましょう
- 牛乳・乳製品，緑黄色野菜，豆類，小魚などで，カルシウムを十分にとりましょう

7．食塩は控えめに，脂肪は質と量を考えて
- 食塩の多い食品や料理を控えめにしましょう．食塩摂取量の目標値は，男性で 1 日 8 g 未満，女性で 7 g 未満とされています
- 動物，植物，魚由来の脂肪をバランスよくとりましょう
- 栄養成分表を見て，食品や外食を選ぶ習慣を身につけましょう

8．日本の食文化や地域の産物を活かし，郷土の味の継承を
- 「和食」をはじめとした日本の食文化を大切にして，日々の食生活に活かしましょう
- 地域の産物や旬の素材を使うとともに，行事食を取り入れながら，自然の恵みや四季の変化を楽しみましょう
- 食材に関する知識や料理技術を身につけましょう
- 地域や家庭で受け継がれてきた料理や作法を伝えていきましょう

9．食料資源を大切に，無駄や廃棄の少ない食生活を
- まだ食べられるのに廃棄されている食品ロスを減らしましょう
- 料理や保存を上手にして，食べ残しのない適量を心がけましょう
- 賞味期限や消費期限を考えて利用しましょう

10．「食」に関する理解を深め，食生活を見直してみましょう
- 子供のころから，食生活を大切にしましょう
- 家庭や学校，地域で食品の安全を含めた「食」に関する知識や理解を深め，望ましい習慣を身につけましょう
- 家族や仲間と，食生活を考えたり，話し合ったりしてみましょう
- 自分たちの健康目標をつくり，よりよい食生活を目指しましょう

②妊娠前からはじめる妊産婦のための食生活指針（厚生労働省 2021）〜妊娠前から，健康なからだづくりを〜

1. 妊娠前から，バランスのよい食事をしっかりとりましょう
2. 「主食」を中心に，エネルギーをしっかりと
3. 不足しがちなビタミン・ミネラルを，「副菜」でたっぷりと
4. 「主菜」を組み合わせてたんぱく質を十分に
5. 乳製品，緑黄色野菜，豆類，小魚などでカルシウムを十分に
6. 妊娠中の体重増加は，お母さんと赤ちゃんにとって望ましい量に
7. 母乳育児も，バランスのよい食生活のなかで
8. 無理なくからだを動かしましょう
9. たばことお酒の害から赤ちゃんを守りましょう
10. お母さんと赤ちゃんのからだと心のゆとりは，周囲のあたたかいサポートから

③成長期の食生活指針

1. 子どもと親を結ぶ絆としての食事－乳児期－
   ①食事を通してスキンシップを大切に
   ②母乳で育つ赤ちゃん，元気
   ③離乳の完了，満 1 歳（2007 年の厚生労働省の「授乳・離乳の支援ガイドでは，離乳の完了は 12〜18 か月頃とされている」）
   ④いつも活用，母子健康手帳
2. 食習慣の基礎づくりとしての食事―幼児期―
   ①食事のリズム大切，規則的に
   ②何でも食べられる元気な子
   ③薄味と和風料理に慣れさせよう
   ④与えよう，牛乳，乳製品を十分に
   ⑤一家そろって食べる食事の楽しさを
   ⑥心掛けよう，手づくりおやつのすばらしさ
   ⑦保育所や幼稚園での食事にも関心を
   ⑧外遊び，親子そろって習慣に

（資料：対象特性別食生活指針（成長期の食生活指針）
平成 2 年厚生省（現厚生労働省）策定）

[4]——健康づくりのための身体活動・運動，睡眠
①健康づくりのための身体活動・運動ガイド 2023（厚生労働省 2024）推奨事項一覧

全体の方向性	個人差を踏まえ，強度や量を調整し，可能なものから取り組む 今よりも少しでも多く身体を動かす		
対象者[※1]	身体活動		座位行動
高齢者	歩行又はそれと同等以上の （3メッツ以上の強度の） 身体活動を1日40分以上 （1日約6,000歩以上） （＝週15メッツ・時以上）	**運動** 有酸素運動・筋力トレーニング・バランス運動・柔軟運動など多要素な運動を週3日以上 【筋力トレーニング[※2]を週2～3日】	座りっぱなしの時間が長くなりすぎないように注意する（立位困難な人も，じっとしている時間が長くなりすぎないように，少しでも身体を動かす）
成人	歩行又はそれと同等以上の （3メッツ以上の強度の） 身体活動を1日60分以上 （1日約8,000歩以上） （＝週23メッツ・時以上）	**運動** 息が弾み汗をかく程度以上の （3メッツ以上の強度の） 運動を週60分以上 （＝週4メッツ・時以上） 【筋力トレーニングを週2～3日】	
こども （※身体を動かす時間が少ないこどもが対象）	（参考） ● 中強度以上（3メッツ以上）の身体活動（主に有酸素性身体活動）を1日60分以上行う ● 高強度の有酸素性身体活動や筋肉・骨を強化する身体活動を週3日以上行う ● 身体を動かす時間の長短にかかわらず，座りっぱなしの時間を減らす．特に余暇のスクリーンタイム[※3]を減らす		

※1 生活習慣，生活様式，環境要因等の影響により，身体の状況等の個人差が大きいことから，「高齢者」「成人」「こども」について特定の年齢で区切ることは適当でなく，個人の状況に応じて取組を行うことが重要であると考えられる．
※2 負荷をかけて筋力を向上させるための運動．筋トレマシンやダンベルなどを使用するウエイトトレーニングだけでなく，自重で行う腕立て伏せやスクワットなどの運動も含まれる．
※3 テレビやDVDを観ることや，テレビゲーム，スマートフォンの利用など，スクリーンの前で過ごす時間のこと．

②健康づくりのための睡眠ガイド 2023（厚生労働省 2024）推奨事項一覧

全体の方向性	個人差等を踏まえつつ，日常的に質・量ともに 十分な睡眠を確保し，心身の健康を保持する
対象者[※]	推奨事項
高齢者	● 長い床上時間が健康リスクとなるため，床上時間が8時間以上にならないことを目安に，必要な睡眠時間を確保する． ● 食生活や運動等の生活習慣や寝室の睡眠環境等を見直して，睡眠休養感を高める． ● 長い昼寝は夜間の良眠を妨げるため，日中は長時間の昼寝は避け，活動的に過ごす．
成人	● 適正な睡眠時間には個人差があるが，6時間以上を目安として必要な睡眠時間を確保する． ● 食生活や運動等の生活習慣，寝室の睡眠環境等を見直して，睡眠休養感を高める． ● 睡眠の不調・睡眠休養感の低下がある場合は，生活習慣等の改善を図ることが重要であるが，病気が潜んでいる可能性にも留意する．
こども	● 小学生は9～12時間，中学・高校生は8～10時間を参考に睡眠時間を確保する． ● 朝は太陽の光を浴びて，朝食をしっかり摂り，日中は運動をして，夜ふかしの習慣化を避ける．

※ 生活習慣や環境要因等の影響により，身体の状況等の個人差が大きいことから，「高齢者」「成人」「こども」について特定の年齢で区切ることは適当でなく，個人の状況に応じて取組を行うことが重要であると考えられる．

[5]——一般的に利用される栄養パラメータと栄養アセスメント

	項目・パラメータ		基準値	栄養アセスメント
エネルギーおよび栄養素摂取量	食事調査	①食事記録法，②食事思い出し法，①食物摂取頻度法，③食事歴法，⑤陰膳法など		エネルギーおよび各栄養素の過不足の状況，偏りをチェック
	間接熱量測定	呼吸商（RQ）	0.7以下…飢餓 1.2以上…脂肪合成	
		基礎エネルギー消費量（BEE）〔単位：kcal/日〕		
		安静時エネルギー消費量（REE）〔単位：kcal/日〕		

		項目・パラメータ	基準値	栄養アセスメント
身体計測	身長・体重	標準（理想）体重比率（%IBW）（現在体重÷標準体重×100）　標準体重＝身長（m）×身長（m）×22		70％以下…高度の栄養不良
		健常時体重比率（%UBW）（現在体重－普段の体重×100）		－5％以上の減少…高度の栄養不良
		BMI［体重（kg）÷身長（m）÷身長（m）］	18.5〜25	18.5未満…低体重，25以上…肥満傾向，30以上…肥満
	皮下脂肪厚	上腕三頭筋部皮下脂肪厚（TSF）*〔単位：mm〕	男性 11.36±5.42　女性 16.07±7.2	基準値の　80〜90％…軽度栄養障害　60〜80％…中等度栄養障害　60％以下…高度栄養障害
	筋囲	上腕周囲長（AC）*〔単位：cm〕	男性 27.23±2.98　女性 25.28±3.0	
		上腕筋囲（AMC）*　［AC（cm）－ 3.14×TSF（mm）÷10］	男性 23.67±2.76　女性 20.25±2.5	
	体脂肪率**	〔単位：%〕	男性 15〜20　女性 20〜25 以下	男性 25 以上，女性 30 以上で肥満
	筋力測定	握力		骨格筋量に比例する
問診				
血液生化学検査　尿生化学検査　免疫能検査				

＊ 日本栄養アセスメント研究会身体計測基準値検討委員会．日本人の新身体計測基準値（JARD2001）による．「18〜24歳」から「85歳〜」の14の年齢階級の平均値±標準偏差の値．
＊＊ 厚生労働省．

[6]──栄養スクリーニングと栄養アセスメントの例
①SGA（主観的包括的評価）

```
A．病歴
  1．体重の変化
     過去6か月間における体重喪失：＿＿＿＿＿＿kg　（喪失率 ＿＿＿＿＿＿ %）
     過去2週間における変化（最近の変化）：
        □増加　　□変化なし　　□減少
  2．食物摂取の変化（平常時との比較）
     □変化なし
     □変化あり
        期間：　□数年　□数か月　□数週　□数日　（具体的に＿＿＿＿＿＿＿）
        型　：　□不十分な固形食　□完全液体食　□低カロリー液体食　□絶食
  3．消化管症状（2週間の持続）
     □なし　□悪心　□嘔吐　□下痢　□食欲低下
  4．身体機能
     □機能不全なし
     □機能不全あり
        期間：　□数年　□数か月　□数週　□数日　（具体的に＿＿＿＿＿＿＿）
        型　：　□労働制限　□歩行可能　□歩行不可（ベッド上）
  5．疾患名，疾患と栄養必要量の関係
        初期診断：＿＿＿＿＿＿＿＿＿＿＿＿＿＿
        代謝（ストレス）：　□なし　□軽度　□中等度　□高度
B．身体所見（スコア表示する：0＝正常，1＋＝軽度，2＋＝中等度，3＋＝高度）
     皮下脂肪の喪失（上腕三頭筋，側胸部）＿＿＿＿＿＿
     筋肉喪失（大腿四頭筋，三角筋）＿＿＿＿＿＿
     くるぶし部浮腫＿＿＿＿＿＿　仙骨部浮腫＿＿＿＿＿＿　腹水＿＿＿＿＿＿
C．主観的包括的評価
     □栄養状態良好（軽度不良が含まれる）　　　：SGA rank A
     □中等度栄養不良（もしくは疑われる）　　　：SGA rank B
     □高度栄養不良　　　　　　　　　　　　　　：SGA rank C
```

②簡易栄養状態評価表（Mini Nutritional Assessment-Short Form：MNA®-SF）

数値を加算し，11ポイント以下の場合，アセスメントに進み総合評価値を算出して低栄養状態指標スコアを得る．

スクリーニング	評　点
A　過去3か月間で食欲不振，消化器系の問題，咀嚼・嚥下困難などで食事量が減少しましたか？	0＝著しい食事量の減少
	1＝中程度の食事量の減少
	2＝食事量の減少なし
B　過去3か月で体重の減少がありましたか？	0＝3kg以上の減少
	1＝わからない
	2＝1～3kgの減少
	3＝主体重減少なし
C　自力で歩けますか？	0＝寝たきりまたは車椅子を常時使用
	1＝ベッドや車椅子を離れられるが，外出はできない
	2＝自由に歩いて外出できる
D　過去3か月間で精神的ストレスや急性疾患を経験しましたか？	0＝はい
	2＝いいえ
E　神経・精神的問題の有無	0＝強度認知症またはうつ状態
	1＝中程度認知症
	2＝精神的問題なし
F_1　BMI：体重（kg）÷身長（m）²	0＝BMIが19未満
	1＝BMIが19以上21未満
	2＝BMIが21以上23未満
	3＝BMIが23以上
BMIが測定できない場合は，F_1の代わりにF_2を用いる．F_1とF_2はどちらかとする	
F_2　ふくらはぎの周囲長（cm）	0＝31cm未満
	3＝31cm以上

スクリーニング値小計（最大14ポイント）
12～14ポイント：栄養状態良好，8～11ポイント：低栄養のおそれあり，0～7ポイント：低栄養

③低栄養の判定 GLIM（Global Leadership Initiative on Malnutrition）基準

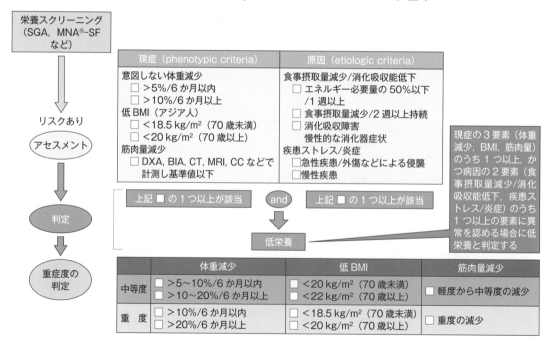

[7] ——クリニカルパスの例
① 医療者用

職員用

糖尿病 10日間入院教育
クリニカルパス名
氏名（ID）
（　　）指示医署名：　　　　　受け持ち看護師署名：

適応基準：
血糖コントロールが不良で入院の必要がある
または耐糖能異常がある
糖尿病教育入院を受ける意思がある

除外基準：（家族の協力や障害がある）
高度の視力障害がある
理解力に著しい問題がある
身体的障害があり日常生活が困難な場合
糖尿病以外の疾患、糖尿病合併症の治療が優先される場合

退院基準
① 血糖コントロールが改善し目標値に近づく
② 糖尿病に対する知識が習得でき、退院後の生活の改善点が見出せている
③ 自己あるいは家族による薬物療法の管理が習得できる
④ インスリン・SMBG の手技が習得できる
⑤ 低血糖時の対応が理解できる

項目	外来受診日	（水）	（木）	（金）	（土）	（日）	（月）	（火）	（水）	（木）退院
達成目標	入院目的を理解できる／患者・家族の協力を得ることができる									
生活指導		入院オリエンテーション	10:30〜ビデオ 糖尿病とは／13:00〜（うち一人30分）栄養個別指導 理美栄養士	14:00〜集団指導（看護師）糖尿病の食事（管理栄養士）糖尿病とは（医師）	10:30〜ビデオ 糖尿病と果物の甘い関係		薬について（薬剤師）／15:30〜検査について（検査技師）	14:30〜ビデオ 食後高血糖に目しよう／15:00〜SMBG説明会（検査技師）	11:00〜ビデオ のびのび運動療法／14:00〜（うち一人30分）栄養個別指導（管理栄養士）入院のまとめ（医師）夕方	
栄養指導										
服薬指導										
治療・処置					□試験外泊	嘔検 食事記録	医長回診／中間カンファレンス 医師 管理栄養士 看護師／運動指導（　）歩	SMBG借用書発行	糖尿病のまとめ 主治医 管理栄養士 薬剤師 担当看護師／糖尿病のまとめ コピー	
検査	胸部X-P／心電図／へそCT／ABI／CVR-R	15:00〜 審尿開始	□検尿 □一般採血（9:30）採血あり／腎エコー（PM 2名）15:00 採尿	マスターW（医師同伴）		NCV	□尿化学 10:00 審尿開始	頸動脈エコー（AM全員）／HbA1c採血／10:00採尿／SMBG貸し出しした患者様にはそれぞれ手技指導を行う	腎エコー（PM 2人）	
血糖測定	7回						7回			
運動療法						有・無				
観察	□眠 □倦怠感 □冷や汗	□眠 □倦怠感 □冷や汗	□眠 □倦怠感 □冷や汗	□眠 □倦怠感 □冷や汗	□眠 □倦怠感 □冷や汗	□眠 □倦怠感 □冷や汗	□眠 □倦怠感 □冷や汗	□眠 □倦怠感 □冷や汗	□眠 □倦怠感 □冷や汗	□眠 □倦怠感 □冷や汗
バリアンス										
担当看護師署名										

※栄養個別指導は○階栄養相談室で、△曜日の集団指導については○階成育指導室にて行います

内服薬（持参薬）

入院時指示
体温　　　1検
血圧
安静度　□院内フリー □病棟内歩行可 □室内歩行可
保清　□入浴 □シャワー □清拭
発熱時　□ボルタレン坐 25 mg □ロルフェナミン1錠セルベックス1錠
不眠時　□ロヒプノール1錠 □プロタノン1錠 □アモバン1錠
便秘時　□テレミンソフト □プルゼニド2錠 □GE 60 ml □ラキソベロン　滴

インスリン
□R　　朝 昼 夕　食直前
□ログ　朝 昼 夕　食直前
□ラピッド 朝 昼 夕（　時）
□N　　眠前

退院指示
□退院日　　　月　　日
□次回外来予約　月　　日　医師名
□血糖測定回数
□退院時インスリン

運動指示
□運動種類
□運動量

②患者用

＜糖尿病 10 日間入院スケジュール＞　名前

	水	木	金	土	日	月	火	水	木	金
午前	□医師からの説明 担当看護師からのオリエンテーション □ 13:30 ～ 生理機能検査について □ （○階カンファレンスルーム）	□検尿 □ 採血 血糖測定 7:00 □ 9:30 □ 10:30 ～ 糖尿病ビデオ 糖尿病とは （○階カンファレンスルーム）	運動負荷 心電図 （マスターW） （検査科△番窓口）	10:30 ～ □ 糖尿病ビデオ 糖尿病と果物の甘い関係 （○階カンファレンスルーム）	試験外泊 ＊食事記録用紙をお渡しします。 パンフレットを参考に記入してください	帰院 ＊食事記録用紙は次の栄養指導に持参してください	10:30 ～ 薬について （○階カンファレンスルーム）	10:00 ～ □ 蓄尿開始	駆血後エコー （検査科△番窓口） 採血 血糖測定 7:00 □ 9:00 □ 11:30 □	11:00 ～ □ のびのび運動療法 （○階カンファレンスルーム）
午後	血糖測定 14:00 □ 17:30 □ 20:00 □ 22:00 □ 13:00 ～ （一人30分） 栄養個別指導 （○階 栄養相談室） 15:00 ～ 蓄尿終了	14:00 ～ □ 糖尿病教室 糖尿病とは（医師） 糖尿病の食事 （管理栄養士） 日常生活について （看護師） 場所：成育指導室	胃エコー （PM） （検査科△番窓口　2名のみ）			神経伝導速度 （検査科△番窓口）	医長回診 □ 15:30 ～ 検査について □ （○階カンファレンスルーム）	14:30 ～ 糖尿病ビデオ □ 食後高血糖に注目しよう （○階カンファレンスルーム） 15:00 ～ 自己血糖測定説明会 （相談室：循環器外来前）	血糖測定 □ 14:00 □ 17:30 □ 20:00 □ 22:00 □	14:00 ～ （一人30分） 栄養個別指導 食事記録チェック （○階栄養相談室） 糖尿病の まとめ（医師より） 胃エコー （PM） （検査科△番窓口　2名のみ）

□は終了したらチェックしてください。　色文字は病棟以外で行う検査。　下線　は病棟で行う検査。　太文字は指導を表しています。　検査の内容について簡単に左右下に書いてありますので、参考にして下さい。

検査の説明
自律神経心電図：自律神経の低下の度合いを見ます。
運動負荷心電図（マスターW）：狭心症などの合併症の有無を見ます。　胸の圧迫感などの差を調べ、下肢閉塞性動脈硬化症の有無を見ます。
血圧脈波検査：
頸動脈エコー：動脈硬化の程度を見ます。
ヘそCT：内臓脂肪の程度を見ます。
神経伝導速度：糖尿病性神経障害の程度を見ます。
24時間蓄尿：1日の尿を容器に貯め尿量を測定し、腎機能を評価します。その尿の一部を検査科へ提出します。
15時（または10時）に蓄尿を開始し、翌日15時（または10時）に終了します。
開始時の尿は捨てて、終了時の尿は容器に入れて下さい。
排便の時なども必ず排尿は容器に貯めて下さい。尿を一回でも捨ててしまうと、正確な値が出ません。

（　　月　　日　　　時）
開始

（　　月　　日　　　時）
終了

この間の尿は、すべてとって貯めます
必ず排尿し、捨てます　→　　必ず排尿し、容器に貯めます　→　　必ず排尿し、容器に貯めて終了

わからないところ、疑問に感じた点などはどんどん質問して下さい。この10日間があなたにとって、有意義に過ごせるように、精一杯お手伝いさせていただきます。

[8]──授乳・離乳の支援ガイド（厚生労働省 2019 年改訂版, 抜粋）

●授乳の支援

　妊娠中から母乳で育てたいと思う人が 93 ％（平成 27 年度乳幼児栄養調査）と高く，これを実現するような支援が望まれている．授乳の支援として，医師，助産師，保健師，栄養師など保健医療従事者に，次のような対応が求められている．

① 妊娠中から，母乳育児が実践できるように生活全般にわたる指導や支援
　たとえば，「母乳育児を成功させるための 10 か条」の啓発，乳房の手入れ，食生活指導，「妊産婦のための食生活指針」（平成 18 年 2 月公表）や「妊産婦のための食生活バランスガイド」の啓発に努め，妊娠期における望ましい体重増加の自己管理に努めさせる．また，母乳が与えられない場合には，適切な授乳方法が選択でき，実践できるような支援を行う．

② 母体の状態を的確に把握して，母親の訴えを聞き，子どもの状態に適合した支援

③ 静かな環境で，スキンシップをはかり，優しい声かけをしながら授乳する環境作り

④ 授乳への理解と支援が深まるように，父親や家族などへの情報提供

⑤ 授乳に関する相談窓口や授乳期間中でも外出や就労しやすい環境作り，など

●離乳の支援の基本的考え方

　離乳は，子どもの成長や発達状況，日々の子どもの様子を見ながら進め，決して強制をせず，食べる楽しさを体験させるように心がける．母親には，育児に自信を持たせ，健やかな親子関係の形成を目指すことを基本にする．

●離乳の支援のポイント

1. 離乳の開始

　離乳の開始は，生後 5～6 か月頃が適当である．発達の目安は，首がしっかりすわり，5 秒以上座れる，スプーンを口に入れても舌で押し出すことが少なくなる（哺乳反射の減弱や消失）などが認められる頃が適当である．
　この時期に果汁を与えることについては，栄養学的意義は認められていない．

2. 離乳の進行

① 離乳開始後ほぼ 1 か月間は，離乳食は 1 日 1 回として，その後に子どもの欲するままに母乳または育児用ミルクを与える．この時期の主な目的は，離乳食を飲み込み，その舌ざわりや味になれることである．

② 離乳を開始して 1 か月ほど過ぎた頃に，離乳食は 1 日 2 回にする．その後に子どもの欲するままに母乳または育児用ミルクを与える．離乳食とは別に，授乳のリズムに沿って子どもの欲するままに母乳または育児用ミルクを与える．生後 7～8 か月頃からは，舌でつぶせる固さのものを与える．

③ 生後 9 か月頃からは，離乳食は 1 日 3 回として，歯ぐきでつぶせる固さのものを与える．離乳食の後に母乳または育児用ミルクを与える．離乳食とは別に，母乳は子どもの欲するままに，育児用ミルクは 1 日 2 回程度与える．食欲に応じて離乳食の量を増やすが，鉄分やビタミン D の不足に十分配慮する．

3. 離乳の完了

　離乳の完了とは，形のある食べ物を噛みつぶすことができ，エネルギーや栄養素の大部分が食べ物から摂れるようになった状態をさす．完了の時期は生後 12～18 か月頃で，1 日 3 回の食事と 1～2 回の間食を目安にする．母乳または育児用ミルクは個々の子どもの状況に応じて与える．母乳育児の場合，母乳をまったく与えない断乳から，子どもが自然に乳離れする卒乳の考え方に変わってきている．

[9]──成長曲線（0～17.5 歳）

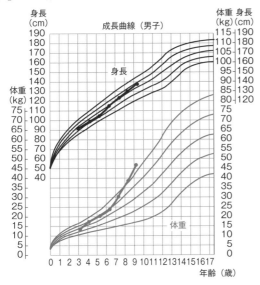

注）太い曲線は 9 歳の単純性肥満の例である．
（厚生労働省．平成 12 年乳幼児身体発育調査報告書，文部科学省．平成 12 年度学校保健統計調査報告書）

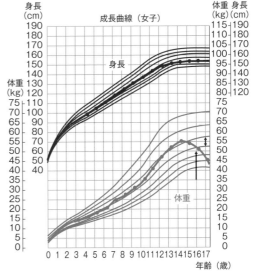

注）太い曲線は思春期やせ症の例で，14 歳を過ぎたところから体重の成長曲線が下向きになりはじめている．矢印で示した時点で小児科などに相談し適切な対応が必要である．

[10] ──特殊ミルク
①登録特殊ミルク適応疾患

分類	主な適応症	記号	品名
糖質代謝異常	●ガラクトース血症Ⅰ型，Ⅱ型，Ⅳ型 ●シトリン欠損型 ●先天性門脈−体循環シャント ●乳糖不耐症 ●ファンコニー・ビッケル症候群	110	ガラクトース除去フォーミュラ （可溶性多糖類・ブドウ糖含有）
	●糖尿病（Ⅰ型・Ⅵ型・Ⅸ型・Ⅲ型） ●先天性高インスリン血症	GSD-D	乳糖・果糖除去低脂肪フォーミュラ（乳たんぱく質・昼用）
		GSD-N	乳糖・果糖除去無脂肪フォーミュラ（乳たんぱく質・夜用）
		8007	乳糖・果糖除去低脂肪フォーミュラ（大豆たんぱく質・昼用）
		8009	乳糖・果糖除去無脂肪フォーミュラ（大豆たんぱく質・夜用）
蛋白質・アミノ酸代謝異常	●フェニルケトン尿症	A-1	フェニルアラニン無添加総合アミノ酸粉末
		MP-11	低フェニルアラニンペプチド粉末
	●ホモシスチン尿症 ●高メチオニン血症	S-26	メチオニン除去粉乳
	●チロシン血症1, 2, 3型	S-1	フェニルアラニン・チロシン除去粉乳
	●メチルマロン酸血症/プロピオン酸血症 ●グルタル酸血症1型, 2型 ●シトルリン酸血症Ⅰ型/アルギニノコハク酸尿症 ●カルバミルリン酸合成酵素欠損症/オルニチントランスカルバミラーゼ欠損症 ●高アルギニン血症 ●高オルニチン血症・高アンモニア血症・ホモシトルリン尿症（HHH症候群） ●リジン尿性蛋白不耐症 ●3-ヒドロキシ-3-メチルグルタル酸血症 ●3-メチルクロトニルCoAカルボキシラーゼ欠損症 ●メチルグルタコン酸尿症（MGCH欠損症） ●イソ吉草酸血症 ●先天性門脈−体循環シャント	S-23	蛋白除去粉乳
	●シトルリン血症Ⅰ型 ●アルギニノコハク酸尿症 ●高アンモニア血症	7925-A	低たんぱく質・アルギニン強化フォーミュラ
有機酸代謝異常	●メチルマロン酸血症 ●プロピオン酸血症	S-22	イソロイシン・バリン・メチオニン・スレオニン・グリシン除去粉乳
	●グルタル酸血症1型	S-30	リジン・トリプトファン除去粉乳
	●メープルシロップ尿症 ●イソ吉草酸血症 ●メチルグルタコン酸尿症 ●3-メチルクロトニルCoAカルボキシラーゼ欠損症 ●3-ヒドロキシ-3-メチルグルタル酸血症 ●高インスリン高アンモニア血症	8003	ロイシン除去フォーミュラ
電解質代謝異常	●副甲状腺機能低下症 ●小児慢性腎臓病	8110	低カリウム・低リンフォーミュラ
	●副甲状腺機能低下症 ●偽性副甲状腺機能低下症	MM-5	低リン乳
	●偽性低アルドステロン症Ⅰ型	507-A	低カリウム・高ナトリウムフォーミュラ
脂肪酸代謝異常症	●シトリン欠損症 ●極長鎖アシルCoA脱水素酵素欠損症 ●三頭酵素欠損症 ●カルニチン回路異常症 ●ミトコンドリア病 ●原発性高カイロミクロン血症（家族性リポタンパクリパーゼ欠損症含む） ●脂肪萎縮症 ●胆道閉鎖症 ●アラジール症候群 ●進行性家族性肝内胆汁うっ滞症 ●シュワッハマン・ダイアモンド症候群	721	必須脂肪酸強化MCTフォーミュラ〔明治〕
神経疾患	●グルコーストランスポーター1欠損症 ●ピルビン酸脱水素酵素複合体異常症	817-B	ケトンフォーミュラ
その他	●シトリン欠損症 ●嚢胞性線維症 ●ミトコンドリア病	ML-3	蛋白質加水分解MCT乳
計			20品目

（特殊ミルク情報，第58号，2023年2月）

②特殊ミルク成分表（薬価収載品成分表）

分　類		アミノ酸代謝異常	
品　　　　名		フェニルアラニン 除去ミルク配合散「雪印」	ロイシン・イソロイシン・ バリン除去ミルク配合散「雪印」
製 造 販 売 元		雪印メグミルク	雪印メグミルク
発　　売　　元		雪印ビーンスターク	雪印ビーンスターク
内　容　量	(g)	1,200	1,200
標　準　組　成		製品 100 g 中	製品 100 g 中
蛋　白　質	(g)	15.80	12.58
（アミノ酸）		(15.80)	(12.58)
脂　　　　質	(g)	17.12	17.12
炭　水　化　物	(g)	60.43	63.66
灰　　　分	(g)	3.68	3.67
水　　　分	(g)	2.97	2.97
エ ネ ル ギ ー	(kcal)	458	459
フェニルアラニン	(mg)	0	600
イ ソ ロ イ シ ン	(mg)	688	0
ロ　イ　シ　ン	(mg)	1,124	0
バ　リ　ン	(mg)	1,007	0
メ チ オ ニ ン	(mg)	494	495
ス レ オ ニ ン	(mg)	449	465
トリプトファン	(mg)	282	290
リ　ジ　ン	(mg)	1,524	1,500
ヒ ス チ ジ ン	(mg)	505	500
ア ル ギ ニ ン	(mg)	1,002	960
アスパラギン酸	(mg)	975	1,000
シ ス チ ン	(mg)	553	520
グ ル タ ミ ン 酸	(mg)	1,799	1,950
グ　リ　シ　ン	(mg)	1,071	1,000
プ　ロ　リ　ン	(mg)	1,029	1,000
セ　リ　ン	(mg)	680	700
チ　ロ　シ　ン	(mg)	1,569	600
ア　ラ　ニ　ン	(mg)	1,046	1,000
ビ タ ミ ン A	(IU)	1,500	1,500
ビ タ ミ ン B₁	(mg)	0.36	0.36
ビ タ ミ ン B₂	(mg)	0.6	0.6
ビ タ ミ ン B₆	(mg)	0.4	0.4
ビ タ ミ ン B₁₂	(µg)	1.0	1.0
ビ タ ミ ン C	(mg)	48.0	48.0
ビ タ ミ ン D	(IU)	300	300
ビ タ ミ ン E	(mg)	4.38	4.38
パントテン酸 Ca	(mg)	2.0	2.0
ナ イ ア シ ン	(mg)	5.0	5.0
葉　　　酸	(mg)	0.10	0.10
塩 化 コ リ ン	(mg)	50.0	50.0
カ ル シ ウ ム	(mg)	360	360
マ グ ネ シ ウ ム	(mg)	34	34
ナ ト リ ウ ム	(mg)	168	173
カ　リ　ウ　ム	(mg)	440	440
リ　ン	(mg)	270	270
塩　　　素	(mg)	320	307
鉄	(mg)	6	6
亜　　　鉛	(mg)	2.5	2.5
銅	(mg)	0.28	0.28
ヨ　ウ　素	(µg)	25	25
標 準 調 乳 濃 度	(W/V%)	15 %	15 %
調乳液の浸透圧 　（mOsm/kg・H₂O）		411	385

（特殊ミルク情報，第 58 号，2023 年 2 月）

[11]──嚥下調整食
①学会分類 2021（食事）〈抜粋〉

名　称	形　態	目的・特色	主食の例	必要な咀嚼能力
嚥下訓練 食品 0j	均質で，付着性・凝集性・かたさに配慮したゼリー．離水が少なく，スライス状にすくうことが可能なもの．	重度の症例に対する評価・訓練用．少量をすくってそのまま丸呑み可能．残留した場合にも吸引が容易．たんぱく質含有量が少ない．		（若干の送り込み能力）
嚥下訓練 食品 0t	均質で，付着性・凝集性・かたさに配慮したとろみ水（原則的には，中間のとろみあるいは濃いとろみ*のどちらかが適している）．	重度の症例に対する評価・訓練用．少量ずつ飲むことを想定．ゼリー丸呑みで誤嚥したり，ゼリーが口中で溶けてしまう場合．たんぱく質含有量が少ない．		（若干の送り込み能力）
嚥下調整 食 1j	均質で，付着性・凝集性，かたさ，離水に配慮したゼリー・プリン・ムース状のもの．	口腔外ですでに適切な食塊状となっている（少量をすくってそのまま丸呑み可能）．送り込む際に多少意識して口蓋に舌を押しつける必要がある．0j に比し表面のざらつきあり．	おもゆゼリー，ミキサー粥のゼリーなど	（若干の食塊保持と送り込み能力）
嚥下調整 食 2-1	ピューレ・ペースト・ミキサー食など，均質でなめらかで，べたつかず，まとまりやすいもの．スプーンですくって食べることが可能なもの．	口腔内の簡単な操作で食塊状となるもの（咽頭では残留，誤嚥をしにくいように配慮したもの）．	粒がなく，付着性の低いペースト状のおもゆや粥	（下顎と舌の運動による食塊形成能力および食塊保持能力）
嚥下調整 食 2-2	ピューレ・ペースト・ミキサー食などで，べたつかず，まとまりやすいもので不均質なものも含む．スプーンですくって食べることが可能なもの．		やや不均質（粒がある）でもやわらかく，離水もなく付着性も低い粥類	（下顎と舌の運動による食塊形成能力および食塊保持能力）
嚥下調整 食 3	形はあるが，押しつぶしが容易，食塊形成や移送が容易，咽頭でばらけず嚥下しやすいように配慮されたもの．多量の離水がない．	舌と口蓋間で押しつぶしが可能なもの．押しつぶしや送り込みの口腔操作を要し（あるいはそれらの機能を賦活し），かつ誤嚥のリスク軽減に配慮がなされているもの．	離水に配慮した粥など	舌と口蓋間の押しつぶし能力以上
嚥下調整 食 4	かたさ・ばらけやすさ・貼りつきやすさなどのないもの．箸やスプーンで切れるやわらかさ．	誤嚥と窒息のリスクを配慮して素材と調理方法を選んだもの．歯がなくても対応可能だが，上下の歯槽堤間で押しつぶすあるいはすりつぶすことが必要で舌と口蓋間で押しつぶすことは困難．	軟飯・全粥など	上下の歯槽堤間の押しつぶし能力以上

* 上記 0t の「中間のとろみ・濃いとろみ」については，学会分類 2021（とろみ）を参照されたい．
本表に該当する食事において，汁物を含む水分には原則とろみを付ける．
　ただし，個別に水分の嚥下評価を行ってとろみ付けが不要と判断された場合には，その原則は解除できる．
注）本表を使用するにあたっては必ず「嚥下調整食学会分類 2021」の本文を熟読されたい．
　日摂食嚥下リハ会誌 2021；25（2）：135-49 または日本摂食嚥下リハビリテーション学会ホームページ「嚥下調整食学会分類 2021」https://www.jsdr.or.jp/wp-content/uploads/file/doc/classification2021-manual.pdf を必ず参照されたい．

②学会分類 2021（とろみ）〈抜粋〉

	段階 1 薄いとろみ Mildly thick	段階 2 中間のとろみ Moderately thick	段階 3 濃いとろみ Extremely thick
性状の説明 （飲んだとき）	「drink」するという表現が適切なとろみの程度．口に入れると口腔内に広がる液体の種類・味や温度によっては，とろみが付いていることがあまり気にならない場合もある．飲み込む際に大きな力を要しない．ストローで容易に吸うことができる．	明らかにとろみがあることを感じ，かつ，「drink」するという表現が適切なとろみの程度．口腔内での動態はゆっくりですぐには広がらない．舌の上でまとめやすい．ストローで吸うのは抵抗がある．	明らかにとろみが付いていて，まとまりがよい．送り込むのに力が必要．スプーンで「eat」するという表現が適切なとろみの程度．ストローで吸うことは困難．
性状の説明 （見たとき）	スプーンを傾けるとすっと流れ落ちる．フォークの歯の間からすばやく流れ落ちる．カップを傾け，流れ出た後には，うっすらと跡が残る程度の付着．	スプーンを傾けるととろとろと流れる．フォークの歯の間からゆっくりと流れ落ちる．カップを傾け，流れ出た後には，全体にコーティングしたように付着．	スプーンを傾けても，形状がある程度保たれ，流れにくい．フォークの歯の間から流れ出ない．カップを傾けても流れ出ない（ゆっくりと塊となって落ちる）．

[12]──褥瘡・認知機能評価
①ブレーデンスケール

患者氏名：＿＿＿＿＿＿　　評価者氏名：＿＿＿＿＿＿　　評価年月日：＿＿＿＿＿

知覚の認知 圧迫による 不快感に対 して適切に 反応できる 能力	1．全く知覚なし 痛みに対する反応（うめく，避ける，つかむ等）なし．この反応は，意識レベルの低下や鎮静による．あるいは，体のおおよそ全体にわたり痛覚の障害がある．	2．重度の障害あり 痛みにのみ反応する．不快感を伝えるときには，うめくことや身の置き場なく動くことしかできない．あるいは，知覚障害があり，体の1/2以上にわたり痛みや不快感の感じ方が完全ではない．	3．軽度の障害あり 呼びかけに反応する．しかし，不快感や体位変換のニードを伝えることが，いつもできるとは限らない．あるいは，いくぶん知覚障害があり，四肢の1，2本において痛みや不快感の感じ方が安全ではない部位がある．	4．障害なし 呼びかけに反応する．知覚欠損はなく，痛みや不快感を訴えることができる．	
湿潤 皮膚が湿潤 にさらされ る程度	1．常に湿っている 皮膚は汗や尿などのために，ほとんどいつも湿っている．患者を移動したり，体位変換するごとに湿気が認められる．	2．たいてい湿っている 皮膚はいつもではないが，しばしば湿っている．各勤務時間中に少なくとも1回は寝衣寝具を交換しなければならない．	3．時々湿っている 皮膚は時々湿っている．定期的な交換以外に，1日1回程度，寝衣寝具を追加して交換する必要がある．	4．めったに湿っていない 皮膚は通常乾燥している．定期的に寝衣寝具を交換すればよい．	
活動性 行動の範囲	1．臥床 寝たきりの状態である．	2．座位可能 ほとんど，または全く歩けない．自力で体重を支えられなかったり，椅子や車椅子に座るときは，介助が必要であったりする．	3．時々歩行可能 介助の有無にかかわらず，日中時々歩くが，非常に短い距離に限られる．各勤務時間中にほとんどの時間を床上で過ごす．	4．歩行可能 起きている間は少なくとも1日2回は部屋の外を歩く．そして少なくとも2時間に1回は室内を歩く．	
可動性 体位を変え たり整えた りできる能 力	1．全く体動なし 介助なしでは，体幹または四肢を少しも動かさない．	2．非常に限られる 時々体幹または四肢を少し動かす．しかし，しばしば自力で動かしたり，または有効な（圧迫を除去するような）体動はしない．	3．やや限られる 少しの動きではあるが，しばしば自力で体幹または四肢を動かす．	4．自由に体動する 介助なしで頻回にかつ適切な（体位を変えるような）体動をする．	
栄養状態 普段の食事 摂取状況	1．不良 決して全量摂取しない．めったに出された食事の1/3以上を食べない．蛋白質・乳製品は1日2皿（カップ）分以下の摂取である．水分摂取が不足している．消化態栄養剤（半消化態，経腸栄養剤）の補充はない．あるいは，絶食であったり，透明な流動食（お茶，ジュース等）なら摂取したりする．または，末梢点滴を5日間以上続けている．	2．やや不良 めったに全量摂取しない．普段は出された食事の約1/2しか食べない．蛋白質・乳製品は1日3皿（カップ）分の摂取である．時々消化態栄養剤（半消化態，経腸栄養剤）を摂取することもある．あるいは，流動食や経管栄養を受けているが，その量は1日必要摂取量以下である．	3．良好 たいていは1日3回以上食事をし，1食につき半分以上は食べる．蛋白質・乳製品を1日4皿（カップ）分摂取する．時々食事を拒否することもあるが，勧めれば通常補食する．あるいは，栄養的におおよそ整った経管栄養や高カロリー輸液を受けている．	4．非常に良好 毎食おおよそ食べる．通常は蛋白質・乳製品を1日4皿（カップ）分以上摂取する．時々間食（おやつ）を食べる．補食する必要はない．	
摩擦とずれ	1．問題あり 移動のためには，中等度から最大限の介助を要する．シーツでこすれず体を動かすことは不可能である．しばしば床上や椅子の上でずり落ち，全面介助で何度も元の位置に戻すことが必要となる．痙攣，拘縮，振戦は持続的に摩擦を引き起こす．	2．潜在的に問題あり 弱々しく動く．または最小限の介助が必要である．移動時皮膚は，ある程度シーツや椅子，抑制帯，補助具等にこすれている可能性がある．たいがいの時間は，椅子や床上で比較的よい体位を保つことができる．	3．問題なし 自力で椅子や床上を動き，移動中十分に体を支える筋力を備えている．いつでも，椅子や床上でよい体位を保つことができる．		
© Braden and Bergstrom. 1988 訳：真田弘美（東京大学大学院医学系研究科）／大岡みち子（North West Community Hospital. IL. U.S.A.）				Total	

※カットオフポイント：比較的看護力の大きい病院では14点，施設や在宅では16点
※6〜23点で採点され，点数が低いほど褥瘡発生の危険性は高いと判断し，褥瘡予防・ケアの計画を立案する．

②DESIGN-R® 2020 褥瘡経過評価用

カルテ番号（　　　　　　　　）
患者氏名（　　　　　　　　　）　　月日　／　／　／　／　／　／

Depth*1 深さ　創内の一番深い部分で評価し，改善に伴い創底が浅くなった場合，これと相応の深さとして評価する					
d	0	皮膚損傷・発赤なし	D	3	皮下組織までの損傷
				4	皮下組織を超える損傷
	1	持続する発赤		5	関節腔，体腔に至る損傷
				DTI	深部損傷褥瘡（DTI）疑い*2
	2	真皮までの損傷		U	壊死組織で覆われ深さの判定が不能

Exudate 滲出液					
e	0	なし	E	6	多量：1日2回以上のドレッシング交換を要する
	1	少量：毎日のドレッシング交換を要しない			
	3	中等量：1日1回のドレッシング交換を要する			

Size 大きさ　皮膚損傷範囲を測定：［長径（cm）×短径*3（cm）］*4					
s	0	皮膚損傷なし	S	15	100 以上
	3	4 未満			
	6	4 以上　　16 未満			
	8	16 以上　　36 未満			
	9	36 以上　　64 未満			
	12	64 以上　100 未満			

Inflammation/Infection 炎症/感染					
i	0	局所の炎症徴候なし	I	3C*5	臨界的定着疑い（創面にぬめりがあり，滲出液が多い．肉芽があれば，浮腫性で脆弱など）
	1	局所の炎症徴候あり（創周囲の発赤・腫脹・熱感・疼痛）		3*5	局所の明らかな感染徴候あり（炎症徴候，膿，悪臭など）
				9	全身的影響あり（発熱など）

Granulation 肉芽組織					
g	0	創が治癒した場合，創の浅い場合，深部損傷褥瘡（DTI）疑いの場合	G	4	良性肉芽が創面の 10 ％以上 50 ％未満を占める
	1	良性肉芽が創面の 90 ％以上を占める		5	良性肉芽が創面の 10 ％未満を占める
	3	良性肉芽が創面の 50 ％以上 90 ％未満を占める		6	良性肉芽が全く形成されていない

Necrotic tissue 壊死組織　混在している場合は全体的に多い病態をもって評価する					
n	0	壊死組織なし	N	3	柔らかい壊死組織あり
				6	硬く厚い密着した壊死組織あり

Pocket ポケット　毎回同じ体位で，ポケット全周（潰瘍面も含め）［長径（cm）×短径*3（cm）］から潰瘍の大きさを差し引いたもの					
p	0	ポケットなし	P	6	4 未満
				9	4 以上 16 未満
				12	16 以上 36 未満
				24	36 以上

部位 ［仙骨部，坐骨部，大転子部，踵骨部，その他（　　　　　　　　）］　　合計*1

*1 深さ（Depth：d/D）の点数は合計に加えない
*2 深部損傷褥瘡（DTI）疑いは，視診・触診，補助データ（発生経緯，血液検査，画像診断等）から判断する
*3 "短径" とは "長径と直交する最大径" である
*4 持続する発赤の場合も皮膚損傷に準じて評価する
*5 「3C」あるいは「3」のいずれかを記載する．いずれの場合も点数は 3 点とする

https://www.jspu.org/medical/design-r/docs/design-r2020.pdf

③精神状態短時間検査　改訂日本版（MMSE-J）

見当識	【時に関する見当識】「時」に関するいくつかの質問に答える. 【場所に関する見当識】「場所」に関するいくつかの質問に答える.
記　銘	いくつかの単語を繰り返して言う.
注意と計算	【シリアル7課題】暗算で特定の条件の引き算をする. 【逆唱課題】特定の単語を後ろから言う.
再　生	「記銘」で使用したいくつかの単語を言う.
呼　称	日常的にありふれた物品の名称を言う.
復　唱	教示された頻繁には使われることのない文を正確に繰り返す.
理　解	教示されたいくつかの命令を理解し実行する.
読　字	紙に書かれた文を理解し実行する.
書　字	筋が通った任意の文を書く.
描　画	提示された図形と同じ図形を書く.

索 引

和 文

略語一覧

略 語	欧 文	和 文	頁
AAA	aromatic amino acid	芳香族アミノ酸	24
ACE	angiotensin converting enzyme	アンギオテンシン変換酵素	50
ADHD	attention deficit hyperactivity disorder	注意欠陥多動性障害	169
ADL	activities of daily living	日常生活活動度	162
AI	adequate intake	目安量	77
AIDS	acquired immune deficiency syndrome	後天性免疫不全症候群	70
BCAA	branched chain amino acid	分枝（分岐鎖）アミノ酸	24, 163
BMI	body mass index	体格指数, ボディマスインデックス	19, 74
BMR	basic metabolic rate	基礎代謝量	75
BSE	bovine spongiform encephalopathy	牛海綿状脳症	17
CKD	chronic kidney disease	慢性腎臓病	160, 164
COPD	chronic obstructive pulmonary disease	慢性閉塞性肺疾患	96, 163
CPP	casein phosphopeptide	カゼインホスホペプチド	13
DG	tentative dietary goal for preventing life-style related disease	目標量	77
DHA	docosahexaenoic acid	ドコサヘキサエン酸	134
DMAT	disaster medical assistance team	災害派遣医療チーム	97
DPC/PPS	diagnosis procedure combination/prospective payment system	診断群分類包括評価	99
DXA	dual-energy X-ray absorptiometry	二重エネルギー X 線吸収測定法	165
EAR	estimated average requirement	推定平均必要量	76, 134
EPA	eicosapentaenoic acid	イ（エイ）コサペンタエン酸	12, 29, 63
FAD	flavin adenine dinucleotide	フラビンアデニンジヌクレオチド	3, 28, 46
FAO	Food and Agriculture Organization	国連食糧農業機関	141
FGR	fetal growth restriction	胎児発育不全	134
FMN	flavin mononucleotide	フラビンモノヌクレオチド	46
GABA	gamma-amino butyric acid	γ-アミノ酪酸	63
GDM	gestational diabetes mellitus	妊娠糖尿病	133, 137
HACCP	hazard analysis and critical control point	ハサップ	17
HDL	high density lipoprotein	高密度リポたんぱく質	33
HDP	hypertensive disorders of pregnancy	妊娠高血圧症候群	133, 137
HIV	human immunodeficiency virus	ヒト免疫不全ウイルス	21
HPN	home parenteral nutrition	在宅静脈栄養法	109
ICT	infection control team	感染対策チーム	96, 97
IDL	intermediate density lipoprotein	中間密度リポたんぱく質	34
IFN	interferon	インターフェロン	63
IL	interleukin	インターロイキン	63
ISO	International Organization for Standardization	国際標準化機構	17
JHFA	Japan Health Food Authorization	ジャファ	15
LBM	lean body mass	除脂肪体重	155
LCFA	long chain fatty acid	長鎖脂肪酸	29
LD	learning disorders, learning disabilities	学習障害	169
LDL	low density lipoprotein	低密度リポたんぱく質	34, 42, 155
MCFA	medium chain fatty acid	中鎖脂肪酸	29
MNA®-SF	Mini Nutritional Assessment-Short Form	簡易栄養状態評価表	101, 162, 194
MUFA	monounsaturated fatty acid	一価不飽和脂肪酸	30
NAD	nicotinamide adenine dinucleotide	ニコチンアミドアデニンジヌクレオチド（酸化型）	28

略語	欧文	和文	頁
NADH	nicotinamide adenine dinucleotide	ニコチンアミドアデニンジヌクレオチド（還元型）	3
NCM	nutrition care and management	栄養ケア・マネジメント	119
NPC/N 比	non-protein calorie/nitrogen 比	非たんぱく質カロリー/窒素比	109
NST	nutrition support team	栄養サポートチーム	93, 97
ORS	oral rehydration solution	経口補水液	59
ORT	oral rehydration therapy	経口補水療法	59
OT	occupational therapist	作業療法士	129
PAL	physical activity level	身体活動レベル	75, 134
PDCA サイクル	plan-do-check-act cycle		79, 122
PEG	percutaneous endoscopic gastrostomy	経皮内視鏡的胃瘻増設術	104
PEJ	percutaneous endoscopic jejunostomy	内視鏡的小腸（空腸）瘻造設術	105
PG	plasma glucose	血清グルコース	151
Phe	phenylalanine	フェニルアラニン	18
PICC	peripherally inserted central catheter	末梢挿入型中心静脈カテーテル	108
PKU	phenylketonuria	フェニルケトン尿症	19
PNI	prognostic nutritional index	予後推定栄養指数	101
POMR	problem oriented medical record	問題志向型診療録	103
POS	problem oriented system	問題志向型システム	103
POS システム	point of sale system		17
PPN	peripheral parenteral nutrition	末梢静脈栄養法	105
PT	physical therapist	理学療法士	129
PTEG	percutaneous trans-esophageal gastro-tubing	経皮経食道胃管挿入術	104
PUFA	polyunsaturated fatty acid	多価不飽和脂肪酸	30
QOL	quality of life	生活の質	67, 93, 104, 110, 123, 157, 169
RDA	recommended dietary allowance	推奨量	76, 134
SDGs	Sustainable Development Goals	持続可能な開発目標	69
SOAP	S；subjective, O；objective, A；assessment, P；plan		103
SCFA	short chain fatty acid	短鎖脂肪酸	29
SGA	Subjective Global Assessment	主観的包括的アセスメント（評価）	101, 193
ST	speech-language-hearing therapist	言語聴覚士	129
TEE	total energy expenditure	エネルギー消費の合計	75
TG	triacylglycerol	トリアシルグリセロール	31
TMP	thiamine monophosphate	チアミン 1 リン酸	45
TPN	total parenteral nutrition	中心静脈栄養法	105
TPP	thiamine pyrophosphate	チアミン 2 リン酸	45
TTP	thiamine triphosphate	チアミン 3 リン酸	45
UD	universal design	ユニバーサルデザイン	125
UDP	uridine diphosphate	ウリジンニリン酸	37
UL	tolerable upper intake level	耐容上限量	77
UNU	United Nations University	国連大学	141
VF	swallowing video fluorography	嚥下造影	97
VLDL	very low density lipoprotein	超低密度リポたんぱく質	32, 42
WHO	World Health Organization	世界保健機関	67, 93, 141
WMA	World Medical Association	世界医師会	100
YAM	young adult mean	若年成人平均値	165

【編者略歴】

渡邉早苗（管理栄養士・医学博士）
1971年　女子栄養大学大学院栄養学研究科
　　　　修士課程修了
1993年　女子栄養大学助教授
2004年　女子栄養大学教授
2015年　女子栄養大学名誉教授

土谷昌広（歯科医師・歯学博士）
1998年　東北大学歯学部卒業
2003年　東北大学大学院歯学研究科助教
2004年　米国フォーサイス研究所海外研究員
2013年　東北福祉大学准教授
2019年　東北福祉大学教授

坂本めぐみ（看護師・保健師・保健学博士）
2004年　女子栄養大学大学院栄養学研究科
　　　　博士後期課程修了
2005年　埼玉県立大学保健医療福祉学部講師
2015年　防衛医科大学校医学教育部准教授
2019年　公立小松大学保健医療学部教授

寺本房子（管理栄養士・医学博士）
1974年　徳島大学医学部栄養学科卒業
1974年　川崎医科大学附属病院栄養給食部
1983年　川崎医療短期大学講師
1991年　川崎医療福祉大学助教授
2017年　川崎医療福祉大学特任教授
2022年　川崎医療福祉大学名誉教授

小野若菜子（看護師・保健師・看護学博士）
2009年　聖路加看護大学（現, 聖路加国際大学）大学院
　　　　看護学研究科博士後期課程修了
2009年　聖路加看護大学（現, 聖路加国際大学）助教
2012年　聖路加看護大学（現, 聖路加国際大学）准教授

本書の最新情報（正誤表・補足情報）は，医歯薬出版のウェブサイトでご覧いただけます
☞ https://www.ishiyaku.co.jp/search/details.aspx?bookcode=701270

健康と医療福祉のための栄養学　第2版
身体のしくみと栄養素の働きを理解する　　ISBN 978-4-263-70127-0

2018年12月10日　第1版第1刷発行
2023年 1 月10日　第1版第5刷発行
2024年 3 月25日　第2版第1刷発行

編　者　渡　邉　早　苗
　　　　寺　本　房　子
　　　　土　谷　昌　広
　　　　小　野　若菜子
　　　　坂　本　めぐみ
発行者　白　石　泰　夫
発行所　医歯薬出版株式会社

〒113-8612　東京都文京区本駒込1-7-10
TEL.（03）5395-7626（編集）・7616（販売）
FAX.（03）5395-7624（編集）・8563（販売）
https://www.ishiyaku.co.jp/
郵便振替番号 00190-5-13816

乱丁，落丁の際はお取り替えいたします　　　　　　　印刷・永和印刷／製本・皆川製本所
© Ishiyaku Publishers, Inc., 2018, 2024. Printed in Japan